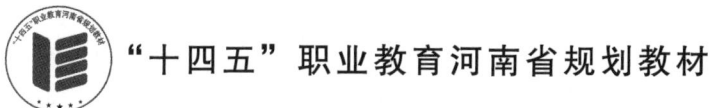
"十四五"职业教育河南省规划教材

老年护理技术

主编 穆荣红 张金华

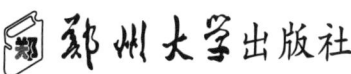
郑州大学出版社

图书在版编目(CIP)数据

老年护理技术 / 穆荣红，张金华主编. -- 郑州：郑州大学出版社，2023.12
ISBN 978-7-5645-9821-1

Ⅰ. ①老… Ⅱ. ①穆…②张… Ⅲ. ①老年医学-护理学-高等学校-教材 Ⅳ. ①R473

中国国家版本馆 CIP 数据核字(2023)第 146847 号

老年护理技术

LAONIAN HULI JISHU

策划编辑	李龙传	封面设计	苏永生
责任编辑	刘 莉	版式设计	苏永生
责任校对	张彦勤	责任监制	李瑞卿
出版发行	郑州大学出版社	地 址	郑州市大学路40号(450052)
出 版 人	孙保营	网 址	http://www.zzup.cn
经 销	全国新华书店	发行电话	0371-66966070
印 刷	辉县市伟业印务有限公司		
开 本	850 mm×1 168 mm 1 / 16		
印 张	13	字 数	370 千字
版 次	2023 年 12 月第 1 版	印 次	2023 年 12 月第 1 次印刷
书 号	ISBN 978-7-5645-9821-1	定 价	39.00 元

本书如有印装质量问题，请与本社联系调换。

作者名单

主　编　穆荣红　张金华
副主编　陶志敏
编　委（按姓名汉语拼音排序）
　　　　　贝家涛　穆荣红　陶志敏
　　　　　田丽颖　张金华　张全英
　　　　　闫泽雨

前　言

在当前人口老龄化的背景下,老年护理服务需求持续增长,完善老年护理服务体系、提升老年护理服务水平是社会关切的问题。《"十四五"国家老龄事业发展和养老服务体系规划》将老年医学、护理、康复等专业的人才纳入卫生健康紧缺人才培养,引导有条件的高校开设老年学、老年护理学、老年社会工作等课程,以加强老年护理教育,推进教材建设,这对提高老年护理人才的整体水平有非常重要的意义。

本教材的编写遵循《"十四五"职业教育规划教材建设实施方案》指导思想和原则,依据职业本科护理类专业培养目标和要求,根据老年护理岗位的实际需要而进行编写,体现了职业本科学生认知特点和先进职业教育理念。本教材以老年健康为目标,以老年人健康需求为主线,融入人文关怀,体现尊老爱老、以人为本的职业素质,着重加强老年护理岗位能力的培养。全书共8章,内容包括老年护理技术概述、老年人健康评估技术、老年人健康促进技术、老年人常见健康问题与护理技术、老年人常见疾病的护理技术、老年人安全用药的护理技术、老年人家庭护理技术、老年人安宁疗护技术。每章节附有"案例与思考",以缩短理论与实践的距离,提高学生的学习兴趣。每章中的"知识拓展"涉及老年护理学的前沿知识和发展,有利于拓宽学生的知识面。每章设置"实训情景",培养学生的探究精神和分析问题、解决问题的能力,引导学生主动学习。配套的数字化资源中有"自测题",便于学生梳理重难点,掌握护士考试要求,检测学习效果;课件、教案便于教师和学习者进行授课和自学使用。本教材主要供职业护理本科及老年服务相关专业使用,也可作为老年护理岗位培训、养老护理员资格培训及老年护理机构工作人员参考用书。本教材在编写过程中,参考了国内外许多同行的宝贵经验,材料来源未能一一注明,在此向原作者表示诚挚的感谢!

尽管各位编委在本教材的编写中付出了许多努力,但鉴于知识水平和能力水平有限,书中可能存在不足之处,敬请各位读者批评指正。

编　者

目 录

第一章 老年护理技术概述 … 001
第一节 人口老龄化相关概念及特征 … 001
一、人口老龄化相关概念 … 001
二、人口老龄化现状及特征 … 003
第二节 老年护理的要求及国内外发展 … 005
一、老年护理的目标和原则 … 005
二、老年护理的工作内容 … 006
三、老年护理的道德准则 … 006
四、国内外老年护理的发展 … 007

第二章 老年人健康评估技术 … 010
第一节 老年人健康评估原则和方法 … 010
一、老年人健康评估原则 … 011
二、老年人健康评估方法 … 011
三、老年人健康评估注意事项 … 012
第二节 老年人躯体健康评估 … 013
一、健康史 … 013
二、体格检查 … 014
三、功能状态 … 018
四、实验室检查 … 019
第三节 老年人心理健康评估 … 021
一、情绪和情感评估 … 021
二、认知功能评估 … 023
第四节 老年人社会健康评估 … 024
一、角色功能评估 … 024
二、环境评估 … 025
三、文化评估 … 026
四、家庭评估 … 026
第五节 老年人生活质量评估 … 027
一、老年人生活质量的内涵 … 027
二、常用的老年人生活质量评估工具 … 027

第三章 老年人健康促进技术 … 029
第一节 老年人饮食与营养健康促进技术 … 029
一、老年人的营养需求 … 030

二、老年人的合理膳食建议 ·· 033
　　三、老年人的饮食护理 ·· 034
　　四、老年人常见营养障碍性疾病的预防 ··· 035
　第二节　老年人运动健康促进技术 ·· 037
　　一、老年人运动与健康 ·· 038
　　二、老年人运动方案的制定 ·· 039
　　三、老年人运动强度的自我监护 ·· 040
　第三节　老年人心理健康促进技术 ·· 040
　　一、老年人的心理变化特点及影响因素 ··· 041
　　二、老年人常见的心理问题与护理 ·· 042
　　三、老年人心理健康的维护与促进 ·· 047

第四章　老年人常见健康问题与护理技术 ·· 053
　第一节　各系统老化的表现 ··· 053
　　一、呼吸系统 ·· 053
　　二、循环系统 ·· 054
　　三、消化系统 ·· 054
　　四、泌尿系统 ·· 055
　　五、内分泌系统 ··· 055
　　六、运动系统 ·· 056
　　七、神经系统 ·· 056
　　八、感觉器官 ·· 057
　第二节　跌倒 ··· 058
　　一、跌倒引起的伤害及危险因素 ·· 059
　　二、跌倒的护理 ··· 060
　第三节　排泄异常 ··· 063
　　一、尿失禁 ··· 064
　　二、大便失禁 ·· 067
　　三、便秘 ·· 070
　第四节　营养缺乏 ··· 072
　　一、营养缺乏的原因及影响因素 ·· 073
　　二、营养缺乏的临床表现 ·· 074
　　三、营养缺乏的护理 ·· 074
　第五节　疼痛 ··· 076
　　一、疼痛的分类 ··· 076
　　二、疼痛的原因及影响因素 ·· 076
　　三、疼痛的临床表现 ·· 077
　　四、疼痛的护理 ··· 077
　第六节　老年性视觉障碍 ·· 080
　　一、老年性视觉障碍的原因 ·· 080
　　二、老年性视觉障碍的临床表现 ·· 080
　　三、老年性视觉障碍的护理 ·· 081

  第七节 老年性耳聋 ··· 082
    一、老年性耳聋的原因 ··· 083
    二、老年性耳聋的临床表现 ··· 083
    三、老年性耳聋的护理 ··· 084

第五章 老年人常见疾病的护理技术 ··· 086
  第一节 老年病的主要特点 ··· 086
    一、病因学与诊断学特点 ··· 087
    二、临床特点 ·· 087
    三、治疗学特点 ··· 087
    四、预后学特点 ··· 087
    五、护理学特点 ··· 088
  第二节 老年慢性阻塞性肺疾病患者的护理 ·· 088
  第三节 老年肺炎患者的护理 ·· 092
  第四节 老年高血压患者的护理 ·· 095
  第五节 老年冠心病患者的护理 ·· 098
    一、老年心绞痛 ··· 098
    二、老年急性心肌梗死 ·· 101
  第六节 老年胃食管反流病患者的护理 ··· 104
  第七节 老年糖尿病患者的护理 ·· 106
  第八节 老年良性前列腺增生患者的护理 ·· 109
  第九节 老年退行性骨关节病患者的护理 ·· 111
  第十节 老年脑卒中患者的护理 ·· 113
    一、老年脑梗死 ··· 114
    二、老年脑出血 ··· 117
  第十一节 老年帕金森病患者的护理 ·· 119
  第十二节 老年期痴呆患者的护理 ·· 122

第六章 老年人安全用药的护理技术 ··· 128
  第一节 老年人药物代谢动力学和药物效应动力学特点 ···································· 128
    一、老年人药物代谢动力学特点 ··· 128
    二、老年人药物效应动力学特点 ··· 131
  第二节 老年人药物不良反应 ·· 133
    一、老年人常见的药物不良反应 ··· 133
    二、老年人药物不良反应的特点 ··· 134
    三、老年人发生不良反应的常见药物 ·· 134
    四、老年人药物不良反应发生率高的原因 ··· 136
  第三节 老年人的用药原则 ··· 137
    一、受益原则 ·· 137
    二、5 种药物原则 ·· 137
    三、小剂量及个体化原则 ·· 138
    四、择时原则 ·· 138
    五、暂停用药原则 ··· 139

六、及时停药原则 ··· 139
　第四节　老年人安全用药的护理 ·· 139
　　一、全面评估老年人用药情况 ·· 139
　　二、密切观察老年人药物不良反应 ·· 140
　　三、老年人安全用药指导 ··· 140
　　四、老年人药物不良反应的预防措施 ··· 143

第七章　老年人家庭护理技术 ·· 146
　第一节　老年人家庭护理的特点及发展趋势 ···································· 146
　　一、家庭护理的分类与服务形式 ·· 147
　　二、老年人家庭护理的特点 ·· 147
　　三、老年人家庭护理的发展趋势 ·· 147
　第二节　老年人家庭日常生活护理 ·· 148
　　一、日常生活护理的注意事项 ··· 148
　　二、居室的环境与布置 ·· 149
　　三、常备物品及使用方法 ··· 150
　　四、日常生活护理 ·· 152
　　五、家庭消毒与隔离方法 ··· 153
　第三节　老年人家庭康复护理技术 ·· 156
　　一、偏瘫老年人的家庭护理 ·· 156
　　二、老年人骨折中后期的家庭护理 ··· 159
　　三、老年人家庭康复常用仪器设备的选择和使用 ··························· 160

第八章　老年人安宁疗护技术 ·· 162
　第一节　安宁疗护简介 ··· 162
　　一、安宁疗护的概念和意义 ·· 162
　　二、国内外安宁疗护的发展 ·· 163
　　三、影响我国安宁疗护的因素 ··· 165
　　四、安宁疗护的组织机构及服务内容 ·· 166
　第二节　老年人及家属的生命教育 ·· 166
　　一、临终老年人及家属生命教育的目的和意义 ······························ 167
　　二、老年人对待死亡的心理类型 ·· 169
　　三、临终老年人及家属生命教育的内容 ······································· 169
　第三节　临终老年人身心舒适的促进技术 ······································· 171
　　一、临终老年人的生理特点 ·· 172
　　二、临终老年人生理舒适促进技术 ··· 172
　　三、临终老年人的心理特点及心理舒适促进技术 ··························· 175
　　四、对丧偶老年人的哀伤辅助 ··· 176

附录 ·· 179
参考文献 ··· 197

第一章

老年护理技术概述

课件　　教案

◎识记：①正确陈述平均期望寿命、最高寿命、健康期望寿命、人口老龄化。②准确说出老年人的年龄划分。③明确老年护理学的目标和原则。

◎理解：①正确描述我国人口老龄化社会进程的特点。②陈述世界人口老龄化的现状及特征。③正确说明老年护理学的工作内容。④正确理解老年护理学的道德准则。

◎应用：①能按照老年护理学的工作内容和道德准则进行老年护理。②能借鉴国外的先进经验去探索、研究我国老年护理理论和技术。

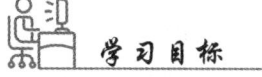

《2020年度国家老龄事业发展公报》(以下简称《公报》)指出，截至2020年11月1日零时，全国60周岁及以上老年人口有26 402万人，占总人口的18.70%；全国65周岁及以上老年人口有190 64万人，占总人口的13.50%；全国老年人口抚养比为19.70%，比2010年提高了7.80个百分点。联合国发布的《世界人口展望2012》预测，到2050年，中国60岁及以上人口比例将达到32.8%，3个人里就有1个老年人。请思考：①人口老龄化的主要原因有哪些？②庞大的老年人群给社会带来了哪些挑战？③护士应如何促进老年人的健康老龄化？

随着社会的进步与经济的发展，人类平均寿命不断延长，这是社会发展的必然结果，也是当今世界人们普遍关心的重要公共卫生问题和重大社会问题。研究老年人的健康问题，满足老年人的健康需求，提高老年人的生活质量，维护和促进老年人的心身健康，实现健康老龄化的战略目标，已成为护理领域所要面临的重要课题。

第一节　人口老龄化相关概念及特征

一、人口老龄化相关概念

每个人都会经历童年、青年、中年和老年，在不同的年龄阶段，人体会发生一系列生理和心理改变。"老年"从生理意义上讲，是生命过程中组织器官走向老化和生理功能走向衰退的阶段。

(一)人的寿命

人的寿命(life span)通常以年龄为单位来衡量。衡量人类寿命主要有以下几种指标:平均期望寿命、最高寿命、健康期望寿命。

1. 平均期望寿命　平均期望寿命(average life expectancy),简称平均寿命或预期寿命,是指通过回顾性死因统计和其他统计学方法,计算出特定人群能生存的平均年数。一般常用出生时的平均预期寿命作为衡量人口老化程度的重要指标。平均期望寿命是以死亡作为终点。

2019年世界人口平均期望寿命已达到72.6岁,2020年我国居民人均期望寿命为77.3岁,略高于世界中高收入国家的平均水平,与高收入国家的差距不断缩小。这不但反映了我国人民生活水平和生活质量的提高,也反映了我国疾病预防、控制、治疗水平的提高。

2. 最高寿命　最高寿命(maximum life span)是指在没有外因干扰的条件下,从遗传学角度而言人类可能生存的最高年龄。现代科学家们用各种方法来推测人的最高寿命,例如按性成熟期(14～15岁)的8～10倍、生长期(20～25岁)的5～7倍、细胞分裂次数(40～60次)的2.4倍等方法推算,人的最高寿命应该是110～175岁。但是由于受到疾病和生存环境的影响,目前人类寿命与最高寿命的差距仍然较大。随着科学的发展,人类的平均期望寿命将逐渐接近或达到最高寿命。中国老年学学会公布的百岁老年人统计数据显示,截至2021年,我国已有百岁老年人近6万,其中最长寿者年龄达128岁。

3. 健康期望寿命　健康期望寿命(active life expectancy)是指去除残疾和残障后所得到的人类生存曲线,即个人在良好状态下的平均生存年数,也就是老年人能够维持良好日常生活活动功能的年限。健康期望寿命的终点是日常生活自理能力的丧失,即进入寿终前依赖期。因此,平均期望寿命是健康期望寿命和寿终前依赖期的总和。健康期望寿命是卫生领域评价居民健康状况的指标之一,是人口健康状况的一个综合指标,体现了生命的质量。

(二)老年人的年龄划分

人体衰老是一个渐进的过程。人体各器官的衰老进度不一,个体差异很大。因此,"老年"只能是个概括的含义,很难准确界定个体进入老年期的时间。为科学研究和医疗护理工作的方便,我们常以大多数人的变化时期为标准。

目前由于世界各国人口平均期望寿命的不同,以及政治、经济情况的差异,老年人的年龄划分尚无统一标准。世界卫生组织对老年人年龄的划分标准:发达国家将65岁以上的人群称为老年人,发展中国家(特别是亚太地区)则将60岁以上的人群称为老年人。

老年期是生命周期中的最后一个阶段,事实上老年期可以再划分为不同阶段。世界卫生组织根据现代人生理、心理结构上的变化,将人的年龄做以下划分:44岁及以下为青年人;45～59岁为中年人;60～74岁为年轻老年人;75岁以上为老年人;90岁及以上为长寿老年人。

中华医学会老年医学学会于1982年建议我国以60岁及以上的人群为老年人;具体来说,45～59岁为老年前期(称中老年人),60～89岁为老年期(称老年人),90岁及以上为长寿期(称长寿老人)。民间常以"年过半百"为进入老年期,并习惯以六十花甲、七十古稀、八十为耋、九十为耄代表老年不同的时期。

(三)人口老龄化

1. 人口老龄化　人口老龄化(aging of population),简称人口老化,是指老年人口占总人口的比例不断上升的一种动态过程。老年人口在总人口中所占的百分比,称为老年人口系数(old population coefficient),是评价人口老龄化程度的重要指标。出生率和死亡率的下降、平均期望寿命的延长是世界人口趋向老龄化的直接原因。

2. 老龄化社会　人口年龄结构是指一定时期内各年龄组人口在全体人口中的比重。它是过去和当前人口出生、死亡、迁移变动对人口发展的综合作用,也是经济增长和社会发展的结果。随着老年人口总数的增加,在社会中老年人口比例不断上升,使社会形成"老年型人口"或"老龄化社会"。世界卫生组织对老龄化社会的划分有两个标准(表1-1)。

(1) 发达国家的标准:65岁以上人口占总人口的7%以上,定义为老龄化社会(老龄化国家或地区)。

(2) 发展中国家的标准:60岁以上人口占总人口的10%以上,定义为老龄化社会(老龄化国家或地区)。

表1-1　发达国家和发展中国家老龄化社会的划分标准

国家	老年人年龄/岁	老年人口系数分型/%		
		青年型	成年型	老年型
发达国家	≥65	<4	4~7	>7
发展中国家	≥60	<8	8~10	>10

二、人口老龄化现状及特征

人口老龄化是世界人口发展的普遍趋势,是人类社会进步的体现,是社会经济发展的标志。人口老龄化不仅是社会现象,而且必然影响经济、政治、文化的发展,只有当科学与经济发展达到一定水平后才会出现人口相对老化。

(一) 世界人口老龄化的现状及特征

1. 人口老龄化速度普遍加快　21世纪以来,全世界总体上步入人口老龄化社会,发达国家人口老龄化程度明显加深,发展中国家总体上还未进入老龄化行列。2000—2020年,60岁及以上老年人口由6.1亿人增至10.5亿人,老年人口比重由9.9%增至13.5%。预计到2050年,可达19.64亿,老年人口将占人口总数的21%,平均每年增长9 000万。2020年65岁及以上老年人总数达到了7.2亿人,首次突破7亿。

2. 发展中国家老年人口增长快速　发展中国家的老年人口增长率是发达国家的2倍,也是世界总人口增长率的2倍。目前全世界65岁及以上的老年人每月以80万的速度增长,其中66%在发展中国家。2000年发展中国家的老年人口占全球老年人口总数的60%。2000—2020年,发展中国家(不含中国)60岁及以上老年人口数量从2.5亿人增至4.7亿人,占总人口比重从6.8%增至9.2%。

3. 高龄老年人增长速度最快　80岁以上高龄老年人是老年人口中增长最快的群体,1950—2050年,平均每年以3.8%的速度增长,大大超过60岁以上人口增长的平均速度。2019年全球80岁以上老年人口超过1.43亿,预计到2025年,高龄老年人约3.8亿。

4. 人类平均寿命不断延长　人类平均寿命是指人类的平均期望寿命。19世纪许多国家的平均寿命是40岁左右,20世纪末达到60~70岁。随着社会经济的发展,人类平均寿命不断延长。日本人拥有世界上最长的平均寿命84.2岁,我国人平均寿命为76.7岁。

5. 女性老年人比例加大　2016年《世界卫生统计》报告,目前全球人口平均寿命为71.4岁,其中女性73.8岁、男性69.1岁;日本女性平均寿命为86.8岁,居于首位,日本男性平均寿命为

80.5岁；美国女性平均寿命为81岁，男性为76岁；中国人的平均寿命为男性74.6岁、女性77.6岁。这种性别差异致使多数国家老年人中女性人数超过男性。

（二）我国人口老龄化的现状及特征

我国是较早进入老龄化社会的发展中国家之一，也是世界上老年人最多的国家。截至2020年底，我国60岁及以上人口超过2.64亿，老年人的数量占到了18.7%，其中65岁及以上人口为1.91亿，占到了13.5%。《中国人口老龄化发展趋势预测研究报告》指出，中国的人口老龄化可以分为3个阶段：2001—2020年是快速老龄化阶段，此期老年人口最终将达到2.48亿；2021—2050年是加速老龄化阶段，此期老年人口最终将超过4亿；2051—2100年是稳定的重度老龄化阶段，老年人口规模将稳定在3亿~4亿。也就是说，中国人口老龄化将伴随21世纪始终，且2030—2050年是最严峻的时期。不仅如此，由于重度人口老龄化和高龄化的日益突出，中国将面临人口老龄化和人口总量过多的双重压力。我国自1999年进入老龄化社会，人口老龄化社会进程有以下特点。

1. 老年人口增长迅速　我国是世界上人口老化速度最快的国家之一，社会老龄化虽晚于欧洲，但老龄化速度大大快于发达国家。人口老龄化速度一般以65岁及以上人口比例由7%增长到14%所用时间表示。由于每一个国家的人口状况不同，人口老龄化速度也不同。从发达国家的情况看，65岁及以上人口比例由4%上升到7%一般经过几十年甚至上百年的时间。如日本用了50年，美国用了70年，而英国、法国和瑞士等国家经历了近百年。我国65岁及以上人口比例由1982年的4.9%上升到2010年的8.9%，只用了短短28年，远远快于其他国家的增长速度。

2. 老年人口规模大　根据2020年第七次全国人口普查结果，60岁及以上人口为2.64亿，占18.70%，其中65岁及以上人口为1.91亿，占13.50%。与2010年第六次全国人口普查相比，60岁及以上人口比例上升5.44个百分点，65岁及以上人口比例上升4.63个百分点。

3. 老龄化发展不平衡　我国老龄化呈由东向西梯次发展，东部地区增长速度明显快于西部地区。1979年上海市最早进入老龄化，与最晚进入老龄化的宁夏回族自治区相比，时间跨度长达33年。我国的老龄化进程有明显的城乡差异，世界发达国家的老龄化进程是城镇快于农村，而我国农村的老龄化进程要快于城镇1.24%，根据预测，城乡倒置的状况将持续到2040年。

4. 高龄化与空巢化、少子化等问题伴随　我国高龄老年人正以2倍于老年人口增长速度增加。截至2020年底，80周岁及以上老年人口有3 580万人，占比13.56%，年均增长100万人的态势将持续到2025年。预计到2050年我国高龄老年人口总数将达到9 448万，平均每5个老年人中就有1个是高龄老年人。民政部的数据显示，目前中国城乡空巢家庭超过30%，部分大中城市达到70%。此外，家庭小型化使家庭养老功能明显弱化，导致部分老年人经济、生活状况较差，心理问题突出。这些给应对人口老龄化增加了新难度。

5. 人口老龄化超前于现代化　发达国家进入老龄化时，人均国内生产总值在5 000~10 000美元。我国进入老龄化时，人均国内生产总值为800多美元，即使到现在，人均国内生产总值刚刚超过1 000美元，仍属于中等偏低收入水平的国家。我国应对老龄化的经济实力还比较薄弱，呈现"未富先老"和"未备先老"的状态，老年人的社会保障与卫生保健服务面临巨大挑战。

基于以上5个特征，我国面临的人口老龄化和带来的问题更复杂、更具有挑战性，我们解决人口老龄化的任务非常艰巨。

第二节 老年护理的要求及国内外发展

老年护理是以老年人为对象,利用现代护理技术,研究、诊断和处理老年人已有的和潜在的健康问题。

一、老年护理的目标和原则

老年人面临诸多老年期生理和心理的变化及慢性病的折磨,我们进行老年护理的最终目标就是保持机体最佳的生理功能,避免老年人过早走向失能,提高他们的生活质量,减轻疾病导致的痛苦。

(一)老年护理的目标

1. 延缓机体功能衰退,保持最佳生理功能　根据知-信-行的理论模型,广泛开展健康教育,提高老年人自我保健意识,改变不良的生活方式和行为,促进其生命的健康。对老年人的管理,采用三级预防的策略,对危害老年人的疾病或者不良的生活方式进行预测性的干预,做到早发现、早诊断、早治疗、积极康复,防止病情恶化,预防并发症的发生,防止伤残。

2. 增强自我照护能力　老年人各项生理功能逐渐衰退,导致虚弱和照护需求,医护人员常考虑利用自身或其他社会资源进行协助,很少关注老年人"还保留"的功能,导致老年人常常以被动的形式生活,自我照护意识日渐淡化,久而久之将会丧失生活自理能力。因此,我们要善于运用老年人自身的资源,以健康教育为干预手段,采取不同的措施,鼓励老年人巩固和强化自我照护能力,尽量维持其自我照护能力,提升老年人的自身价值感,避免过分依赖他人护理,促进老年人成功老龄化。

3. 提高生活质量　护理的目标不仅是完成疾病的治疗,还应促进老年人在生理、心理和社会适应方面的完美状态,遵从老年人实现自身价值的愿望,提高其生活质量。主动幸福健康养老是老年照护的新趋势,老年人要在健康基础上长寿,做到年高不老、寿高不衰,更好地发挥自身的价值,享受余生。

4. 安享生命末期　对待临终的老年人,医护人员通过给予老年人及家属生理关怀、心理关怀、社会关怀和灵性关怀等全方位的照护,满足老年人及家属的临终需求。早期识别、积极评估并控制疼痛和治疗其他痛苦症状,来预防疾病和缓解临终老年人及家属生理、心理伤痛,使老年人坦然面对死亡,让其走得平静,给家属以安慰,使他们感受到医护人员的关爱和帮助。

(二)老年护理的原则

老年护理指的是为老年人提供医疗护理、预防保健、精神慰藉、康复娱乐等一系列服务,以促使其达到最佳身体、心理、社会功能状态。因此,老年护理工作有其特殊的规律和专业的要求,为了实现护理目标,在护理实践中还应遵循以下护理原则。

1. 满足需求　人的需求满足程度与健康成正比。因此,首先应以满足老年人的多种需求为基础。护理人员应加强对老化过程的认识,识别生理性老化、病理性老化,关注老年人独特的心理社会特点,以及时发现老年人现存的和潜在的健康问题和各种需求,给予相应的护理应对,真正有助于其健康发展。

2. 早期防护　了解老年人常见病的病因、危险因素和保护因素,采取有效的预防措施,从中青年时期开始着手预防,防止个体进入老年期后疾病的发生和发展。对于有慢性病的老年人、残疾老年人,实施康复医疗和护理的时间越早越好,尽最大可能提高老年人的自理能力,改善预后,提高老年人的生活质量。

3. 关注整体　老年人多病共存,病程长,并发症多,在生理、心理、社会适应能力等方面与其他人群相比,有许多不同之处。因此,护理人员必须树立整体护理的观念,研究多种因素对老年人健康的影响,提供多层次、全方位的护理,在工作中不仅要注重老年人的心身健康的统一,而且要在各个护理环节上进行整体配合,保证护理水平的整体提高,进而解决老年人整体的健康问题。

4. 个性化护理　衰老是全身性的、多方面的、复杂的退化过程,衰老程度因人而异。影响衰老和健康的因素也错综复杂,特别是出现病理性改变后,老年个体状况差别很大,加上老年人的文化程度、病情、家庭、经济等各方面的情况不同,因此,既要遵循一般性护理原则,又要注意因人施护,执行个体化护理的原则,做到针对性和实效性护理。

5. 面向社会　老年护理的对象不仅是老年患者,还包括健康的老年人及其家庭成员。因此,老年护理必须兼顾医院、家庭和社区,护理工作的场所不仅仅是病房,也应包括社区和全社会,从某种意义上讲,家庭社会护理更重要,不仅可使老年人本人受益,还可大大减轻家庭和社会的负担。

6. 长期照护　老年病病程长,合并症和并发症多,后遗症多。老年人出院后并不意味着护理工作的结束,大多数老年人的生活自理能力下降,有的甚至出现严重的生理功能障碍和心理障碍,对护理工作有较大的依赖性,需要连续性照顾。因此,出院后的延续护理尤为重要,开展长期照护是极其必要的。社区和家庭是绝大多数失能失智老年人的居所,需要将医院护理延伸至社区和家庭,建立连续性的"全程服务线",才是老年人健康管理的根本。另外,对各年龄段健康老年人、患病老年人均应做好细致、耐心、持之以恒的护理,减轻老年人因疾病和残疾所遭受的痛苦,缩短临终依赖期,对生命的最后阶段提供系统的护理和社会支持。

二、老年护理的工作内容

老年护理就是根据老年人的身心特点,运用现代护理理念,以老年人为中心,以社区和家庭为重点,以解决老年人常见健康护理问题、促进康复和最大限度减少致残为目标,运用护理程序,在不同条件下利用现代护理手段对老年人进行的护理活动。

老年护理的主要工作内容是以老年人健康功能形态分类知识和护理技能为基础,评估老年人健康及功能形态、老年期变化和危险因素;制订护理计划,运用现代老年护理技术为老年人提供适当的护理和其他健康照顾;指导老年人避免或减少各种危险因素,并指导家人和家庭照顾者共同参与护理,评价护理效果。老年护理工作的重点在于通过护理干预,延缓老年期的衰老性变化和减少各种危险因素给老年人带来的消极影响,提高老年人的机体功能。老年护理的基本任务是运用现代老年护理技术帮助老年人尽可能地保持心身健康,延长生命,维护尊严,平静走向人生的终点。护理人员不仅要学会老年病的护理知识和技巧,还要掌握维护老年人健康的知识和方法,以维持老年人的最佳功能状态,提高老年人的生活质量,增强其自我照护能力,减轻社会负担。

三、老年护理的道德准则

老年患者是一个庞大的弱势群体,由于他们生理、心理、社会的特殊性,他们处于可能发生不良后果的较大危险中,因而老年护理是一种具有社会意义和人道主义精神的工作,对护理人员的道德修养提出了更严格的要求。

1. 尊老爱老,扶病解困　老年人由于具有特殊的生理、心理特点,对护理有着特殊的要求,在日常生活照料、精神慰藉和医疗保健等方面的服务需求尤为迫切。尊老、爱老、敬老是我们中华民族的传统美德,因此,作为护理工作者,更应该秉承我们中华民族的传统美德,急老年人所急,想老年人所想,将尊老、敬老、爱老落到护理工作实处,为老年人分忧解难、扶病解困。老年人操劳了一生,对社会做出了很大贡献,在晚年的生活中,理应受到社会的尊重和敬爱,医护人员也有义务保障老年人的各项权益不受损害。

2. 热忱服务、一视同仁　热忱服务是护理人员满足患者需要的具体体现。由于老年人的文化程度、社会地位、病情轻重等的不同,护理人员要时刻注意老年人病情和心理的变化,对患者一视同仁,始终贯彻诚心、爱心、细心、耐心的原则,尽量满足其合理要求,保证他们的安全和舒适,并提供个性化的护理。

3. 严谨负责,精益求精　老年人由于病情发展迅速,且他们不善于表达自己的感受,对疾病的反应也不敏感,故很容易延误病情。这就要求护理人员应具有娴熟的专科护理知识技能和强烈的责任心,在工作中运用自己的专业知识,细心观察,以及早发现患者的病情变化,仔细、审慎、周密、千方百计地减轻患者的后遗症和并发症。尤其是对待感觉迟钝、反应不灵敏和昏迷的老年患者,绝不能因为工作中的疏忽而贻误了患者的治疗,要有"慎独精神",在任何情况下都应将患者的健康利益放在首位。除了要具备强烈的责任心之外,护理人员还应具备精湛的护理技术,要刻苦钻研护理业务,不断扩展、完善和更新知识结构,熟练掌握老年人生理病理特点和各项护理操作技术,这样才能及时准确地发现和判断病情变化,处理遇到的各项复杂问题,最大限度地减轻患者的痛苦。

四、国内外老年护理的发展

随着社会的发展,世界上多数国家已经进入老龄化社会。为了应对人口老龄化,一些发达国家已经形成了特色的老年护理模式,即以社区、居家式服务为主体,机构护理为辅助的长期护理模式。

(一)国外老年护理的发展

世界各国老年护理发展状况不尽相同,各有特点,这与人口老龄化程度、国家经济水平、社会制度和护理教育发展等有关。

1. 老年护理专业化的发展　老年护理作为一门学科最早出现于美国,美国老年护理的发展对世界各国老年护理的发展起到了积极的推动作用。20世纪60年代,美国护理协会先后成立老年护理专科小组和老年病护理分会,确立了老年护理专科委员会,老年护理真正成为护理学中一个独立的分支。1970年正式公布老年病护理执业标准,1975年开始颁发老年护理专科证书,同年《老年护理杂志》诞生,老年病护理分会更名为"老年护理分会",老年护理服务范围也由老年患者扩大至老年人群。1976年美国护理学会提出发展老年护理学,关注老年人对现存的和潜在的健康问题的反应,从护理的角度和范畴执行业务活动。至此,老年护理显示出其完整的专业化发展历程。

20世纪70年代以来,美国老年护理教育开始发展,特别是开展了老年护理实践的高等教育,培养高级实践护士(advanced practice registered nurse)。经过认证,老年护理高级实践护士能够以整体的方式处理老年人复杂的健康问题。高级执业护士包括老年病开业护士(nurse practitioner,NP)、老年病学临床护理专家(clinical nurse specialist,CNS)。美国老年护理发展的实践证明,开业护士和临床护理专家的引进对患者、家庭、社区、卫生机构及医疗费用等具有深远影响,不仅有效地贯彻了初级预防保健的相关政策,极大地降低了再入院率和不必要的卫生服务使用率,促进了患者康复,也为国家和保险公司节省了大量的医疗费用,为患者、家庭和养老院员工之间的相互沟通发挥了桥梁作用。

随着老年人口增加和医疗需求日益凸显,美国更加重视老年护理教育的发展。例如,将老年护理内容渗透到非老年高级实践护士和本科护理教育所有护理课程中;允许非老年高级实践护士通过老年专科证书教育而拥有美国护士认证中心(ANCC)颁布的非老年开业护士和临床护理专家的

47项老年护理技能;将老年护理技能教育渗透到非老年高级实践护士的课程中,非老年高级实践护士在毕业时便满足ANCC的老年护理技能要求,并有资格参加老年证书注册考试。此外,美国以约翰·哈特佛德(John Hartford)基金会为代表的民营机构,积极投资于老年护理的发展,定向培养老年护理的师资力量,有力地促进了老年护理教育、临床实践和科研的发展,并通过官方网站发展和推广老年护理内容。经过将近半个世纪的不断发展和完善,美国老年护理已处于世界领先地位。

2. 不同国家老年护理的发展

(1) 美国多元化的护理服务:美国拥有较完善的养老保障体系,老年护理保险实施的是商业保险,健康状况差的人一般不能投保。老年人可根据自己的身体状态和经济条件选择不同级别的养老机构进行老年护理,从而促进了美国老年护理服务的多元化。除了医院的老年护理外,主要的护理模式有:①健康家庭护理,是最基本的老年护理形式,由具备护理专业知识的专业人员提供服务;②机构性专业护理,如护理院、继续照料退休社区、临终关怀机构、介助居住等提供的服务,主要对需要连续照顾的老年人提供服务;③依托社区的居家护理,老年人可以选择在自己家还是在社区中心接受统一安排的护理服务。

(2) 日本完善的家庭护理和法律保障:日本是老龄化较严重的国家之一,随着老年护理的发展,通过对老龄化问题的探索,建立了集疾病护理、预防保健和生活照料为一体的网络系统,提供"医院—社区—家庭护理机构"的连续性服务。家庭护理制度日趋完善,对家庭护理的对象、内容、流程、方式、从业人员要求及收费等都有明确的规定。而日本老年护理的迅速发展得益于较完善的各种法律制度的支持,尤其2000年实施了《护理保险法》。该法律明确规定,对于"处于需要看护状态"的老年人,在他们需要时,"有必要为其提供享受保健医疗服务和福利服务时的费用"。保险的形式为强制性保险,具有社会保险性质。日本老年护理服务理念鲜明,即以支持老年人自立为基本理念,将康复和自理训练融入一切活动中。

(3) 瑞典网络化的服务管理:瑞典具备完善的老年护理服务网站和机构,由政府管理和公共财政支出建立。在20世纪90年代初期,瑞典就建立了国家、地区各级健康管理委员会,主要负责家庭护理、老年人护理院及其他老年护理机构的事务,包括精神和智力障碍老年人的护理。老年人如有相应需求,需要自己提出申请,得到健康管理委员会核实批准后,护理人员就能到家中提供医疗等服务,并且所有的服务老年人是免费享受的。各地区健康护理管理委员会下设4个理事会和4个区域办公室,每个区域再划分10个护理中心,分别负责康复中心、老年护理院、老年公寓和家庭护理工作。对有需要的老年人配有专门的警报器,监护部门可以全天候监测警报和呼叫。

(4) 挪威安全快捷的护理服务:挪威对老年人照顾和护理主要通过居家养老、老年中心、老年人护理员和老年疾病医院4种形式进行。居家养老即家庭病床,每位老年人均有固定的社区医生,为老年人提供24 h服务。政府为每一位75岁以上居家养老的老年人免费配备一个随身携带的安全警报器,发生特殊情况时,老年人可启动警报器,经过专业训练的人员通过网络定位快速赶到现场施救。10%左右的挪威老年人住在老年护理院,由多学科医护人员提供全面的服务。

(二) 我国老年护理的发展

我国老年护理学长期以来被归入成人护理学范围。长期以来,老年护理以医院护理占主导地位,如综合医院成立老年病科,开设老年门诊与病房,按专科收治和管理患者;很多大城市均建立了老年专科医院,按病情不同阶段,提供不同的医疗护理、生活护理、心理护理和临终关怀。可见,老年护理对满足老年人的医疗需求发挥了重要的作用,但若患病老年人长期住院,必然导致医疗照护成本不断攀升,加重政府和社会的负担。大多数老年人由于经济收入有限,选择居家养老,由家属或保姆照顾,然而他们专业知识不足和缺乏相应指导,难以满足老年人的健康需求,难以保障老年人的生活质量。

1988年我国第一所老年护理医院在上海成立后,老年人专业机构护理逐步发展。此后随着社会经济的发展,各地相继成立了多种性质和形式的老年人长期护理机构,如老年护理院、老年服务中心、老年公寓、托老所等,为社区内的高龄病残、孤寡老年人提供上门医疗服务和生活照顾;对老年重病患者建立档案,定期进行巡回医疗咨询。服务对象、服务内容和服务层次都有快速的拓展,在一定程度上适应了城市人口老龄化的需要。中共中央"十四五"规划提出了构建"居家社会机构相协调,医养康养相结合"养老服务体系的要求。近年来,随着社区卫生服务的深入普及,"社区居家养老"成为我国政府引导的、服务范围广泛的养老护理的主体方向,社区护理已将老年护理服务融入居家环境中,建立以居家为基础、社区为依托、机构为支撑的养老服务体系,为广大老年群体提供专业化的健康与生活服务。

1988年以来,高等护理院校陆续增设老年护理学课程。《老年护理学》本科教材于2000年12月正式出版。此后,各种老年护理的专著、教材、科普读物相继出版。有关老年护理的研究开始起步,护理研究生教育中也设立了老年护理研究方向。国内外老年护理方面的学术交流逐步开展,有的院校还与国外护理同行建立了科研合作关系,如共同开展了中日老年健康社区干预效果对照研究,以及欧盟国际助老会资助的老年人健康教育项目等。我国老年护理教育起步较晚,仍处于探索和发展阶段,与发达国家相比,存在较大的差距,老年护理学科的发展尚不能满足老年人群的护理需求。

人口老龄化带来最大的难题是日益增多的老年人的抚养和照料问题,特别是迅速增长的"空巢"、高龄、带病老年人的服务需求及寿命延长与"寿而不康"造成的医疗卫生和护理的压力。目前,我国老年护理存在护理制度不健全,缺乏老年护理研究,尚未发布全国统一的老年专科护士执业规范,老年护理人员相对不足、学历水平整体偏低等问题。因此,应借鉴国外的先进经验,积极营造健康老龄化的条件和环境,扩大护理教育规模,缓解护理人力紧张状况;开设老年护理专业;加强老年护理教育;加快专业护理人才培养;适应老年护理市场的需求;加强老年人常见疾病的防治护理研究,解决好老年人口的就医保健问题;开拓专业护理保健市场,发展老年服务产业;逐步建立以"居家养老为基础、社区服务为依托、机构养老为补充"的养老服务体系;开发老年护理设备、器材,为社区护理和家庭护理提供良好的基础条件;真正满足老年群体在日常生活照顾、精神慰藉、临终关怀、紧急救助等方面日益增长的需求。广大医护人员要努力探索、研究和建立我国老年护理的理论和技术,构建有中国特色的老年护理理论和实践体系,不断推进我国老年护理事业的发展。

(张金华 张全英)

自测题

第二章 老年人健康评估技术

课件

教案

学习目标

◎识记：①陈述老年人健康评估的原则。②列举老年人健康评估的方法。③准确说出老年人健康评估的内容和注意事项。

◎理解：①正确描述老年人躯体和心理特点。②举例说明老年人社会健康评估。③举例说明老年人常见辅助检查结果的解析。

◎应用：①能针对不同健康问题的老年人，进行全面细致的健康评估。②能正确运用常用评估量表、问卷，对老年人开展健康评估并进行结果分析。

随着人口老龄化的进展，老年人慢性病患病率增加，往往存在多病共存，患病后常呈现症状不典型、病情急、进展快、并发症多、易反复等特征。面对老年人的健康问题，全面、准确的健康评估是确认老年人健康问题、针对性制定护理目标及相应措施、实施优质护理服务的重要前提。本章将从躯体情况、心理健康、社会环境、功能状态等多个维度系统阐述老年人健康评估的内容与方法，为后续内容奠定基础。护理人员要认真把握老年人健康评估的原则和方法，正确解析辅助检查的结果，以便及时发现老年人的健康问题，为制定科学、有效的临床护理决策提供依据。

第一节 老年人健康评估原则和方法

案例与思考

王大妈，70岁，退休在家，子女均已工作。平素性格开朗，但近两年来自觉记忆力下降明显，头脑一片空白，不愿与人交流，很少的家务劳动需要很长时间才能完成，日常生活依赖丈夫照顾。经常感到无助和无望，食欲明显减退，活动减少，入睡困难、易早醒，认为自己碌碌无为、一事无成，多次有自杀企图，多家医院检查均未发现明显异常。请思考：①王大妈目前存在的护理问题有哪些？②护理人员对王大妈进行健康评估时应注意哪些事项？

老年人健康评估是指采用多学科方法系统地收集老年人健康状况资料，并对资料进行综合判断，从而对老年人进行全面、综合的评价，确定老年人有无功能受损及医疗、心理和/或社会问题，并据此制订以维持和改善老年人健康和功能状态为目的的治疗、护理、保健计划，最大限度地改善老年人的整体功能和提高其生活质量。老年人健康评估的内容主要包括躯体健康、心理健康、社会健康、生活质量等。

一、老年人健康评估原则

由于老年人机体功能老化和多病共存比例较高的特点，护理人员在对其进行健康评估的过程中，应遵循以下评估原则。

1. 了解老年人的身心变化特点　　充分了解老年人生理性和病理性改变的特点，是护理人员全面、客观地收集老年人健康资料的基础。生理性改变是指随着年龄的增长，机体内部的分子细胞、组织器官及各系统发生的各种结构退行性变和功能衰退，属于正常的变化；病理性改变则是指由物理的或化学的等各种外来性因素所导致的老年病引起的变化，属于异常的变化。在老年人身上，这两种变化过程往往同时存在，相互影响，难以严格区分，需要护理人员认真实施健康评估，正确区分正常老化和现存/潜在的健康问题，采取适宜的干预措施。

老年人心理变化有以下特点：①身心变化不同步；②心理发展具有潜能和可塑性；③个体差异性大；④老年人的情感和意志变化相对稳定。在智力方面，受感知觉功能减退的影响，老年人反应速度减慢，学习新知识、接受新事物的能力较年轻人低；在记忆方面，老年人记忆力下降，以有意识记忆为主、无意识记忆为辅，机械记忆减退较早、意义记忆减退较晚，再认能力明显比回忆能力好；在思维方面，老年人逻辑推理和解决问题的能力下降，尤其是思维的敏捷度和灵活性比中青年时期要差，但个体之间的差异性很大；在人格（个性）方面，老年人可出现孤独、任性、保守、把握不住现状而产生怀旧、焦虑、烦躁等。

2. 明确老年人与其他人群辅助检查的差异　　老年人辅助检查结果的异常有3种可能：①疾病引起的异常改变；②正常的老年期变化；③某些药物引起的变化。目前关于专属老年人辅助检查结果标准值的资料较少，老年人检查标准值（参考值）可通过年龄校正可信区间或参照范围的方法确定，但对每个临床病例都应个别看待。护理人员应正确解读老年人的辅助检查数据，结合病情，确认辅助检查值的异常是生理性老化还是病理性改变所致，采取适当的处理方式，避免延误诊断或处理不当造成严重后果。

3. 重视老年病的非典型临床表现　　非典型临床表现是指老年人因感受性降低，加之常并发多种疾病，发病后往往没有典型的症状和体征。例如，老年抑郁症早期常以躯体不适为主诉，如心悸、胸闷、失眠等，而情绪低落的表现并不明显；老年人主动脉夹层、急性心肌梗死、甲状腺危象等疾病也常以腹痛为突出表现；老年人阑尾炎并发穿孔，临床表现可能没有明显的腹肌紧张等腹膜炎体征，仅主诉轻微疼痛。老年人的这种非典型临床表现的特点，为及时、准确的诊治带来了一定的困难，容易出现误诊、漏诊。因此对老年人要更加重视客观检查，尤其体温、脉搏、血压及意识的评估极为重要。

二、老年人健康评估方法

对老年人开展健康评估的方法主要包括以下几种。

1. 交谈法　　交谈法是指护理人员通过与老年人、家属、照顾者及相关的医务人员进行谈话沟通，以有效获取老年人的健康资料和信息的方法。在交谈过程中，护理人员应运用有效的沟通技巧，注意保护老年人隐私，仔细询问并耐心倾听。常用的交谈方式有正式交谈和非正式交谈。

2. 观察法　　观察法是指护理人员运用感官，根据一定目的有计划地直接观察老年人的精神状态、各种身体症状和体征、心理反应及所处环境，从而获得老年人的健康资料和信息，以发现潜在/

现存健康问题的方法。在观察过程中,必要时可采用一定的辅助仪器,以增强观察效果。观察是一个连续、动态的过程,通过观察所获得的资料多为客观资料。

3. 体格检查　体格检查是指护理人员运用视诊、触诊、叩诊、听诊、嗅诊等体格检查的方法,对老年人的组织、器官、系统的结构和功能进行有目的的全面检查。通过体格检查所获得的资料多为客观资料,是老年人健康状况的真实反映。

4. 阅读法　阅读法是指护理人员通过查阅病历、各种医疗与护理记录、辅助检查结果等资料,获取老年人健康信息的一种评估方法。

5. 测试法　测试法是指用标准化的量表或问卷,测量老年人身心状况的评估方法。量表或问卷的选择必须根据老年人的具体情况来确定,并且需要考虑量表或问卷的信度及效度。

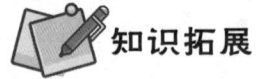知识拓展

老年人健康评价量表

健康老年人评价标准应综合躯体状况、躯体功能、精神心理、社会参与和自我评价等多个方面。国际上广泛使用的对老年人进行健康评价的量表包括美国老年人资源和服务操作功能评价量表(OARS)、综合评价量表(CARE)、费城老年中心多水平评价量表(PGCMAI)、世界卫生组织生活质量量表老年模块(WHOQOL-OLD)等,量表涵盖多个维度如社会关系资源、日常生活活动能力、身体健康、精神健康和经济资源等。我国目前的老年人群多维健康量表主要是由国外成熟量表翻译而来,少数为我国内学者自制量表。

[来源:刘尚昕,李佳蔚,周白俞,等.中国健康老年人标准评估指标体系的构建[J].中华老年医学杂志,2022,41(6):725-730]

三、老年人健康评估注意事项

在老年人健康评估的过程中,结合老年人身心变化的特点,应注意以下事项。

1. 提供适宜的环境　因机体代谢率下降、感觉功能减退,以及体温调节功能降低,老年人对温度变化的耐受性较差,容易受凉而出现上呼吸道感染。体格检查时应注意调节室内温度和湿度,室温以22~24 ℃为宜。老年人视力和听力下降,评估时应避免对老年人的直接光线照射,环境尽可能要安静、无干扰,可留1~2位熟悉老年人病情的陪护人员,注意保护老年人的隐私。

2. 安排充分的时间　伴随着感官的退化,老年人反应较迟钝、行动迟缓、思维能力下降、语速较慢,评估所需的时间相对较长。老年人往往又患有多种慢性病,很容易感到疲劳。护理人员应根据老年人的具体情况,合理分次进行短时间健康评估(如每次15~20 min),让其有充足的时间回忆和思考过去发生的事件,这样既能避免老年人出现疲惫,又可以获得详尽的健康史。注意不要催促老年人,以免使其疲乏、紧张而得不到正确的信息。

3. 选择适当的方法　对老年人进行身体评估时,应根据评估的要求,选择合适的体位,在全面评估的基础上,重点检查已发生病变或有潜在病变的部位。对有移动障碍的老年人,可选择任何合适的体位;有条件的情况下可准备特殊检查床;检查口腔和耳部时,要注意取下活动义齿和助听器;有些老年人部分触觉功能减退甚至消失,需要较强的刺激才能引出,在进行感知觉检查时,尤其是

痛觉和温觉检查时,注意刺激要适当,不要损伤老年人;尽量避免进行引起老年人不适或痛苦的操作,如检查关节被动运动时不要用力过大,避免造成损伤或关节脱位。

4. 运用沟通的技巧　对老年人进行健康评估时,为进行有效沟通,护理人员应充分考虑他们因听觉、视觉、记忆、思维等功能衰退而出现的反应迟钝、语言表达不清等情况,要适当运用有效的沟通技巧,包括语言沟通和非语言沟通。例如,采用关心、体贴的语气提出问题,语速减慢,语音清晰,选用通俗易懂的语言,注意适时停顿和重复,运用倾听、触摸等技巧,注意观察非语言性信息,增进与老年人的情感交流,以便收集到完整而准确的资料。在收集存在记忆障碍、语言表达障碍及认知障碍的老年人资料时,询问要简洁得体,必要时可由其家属或照顾者协助提供资料。

5. 获取客观的资料　对老年人的健康评估应在全面收集资料的基础上,进行客观准确的判断分析,避免因为护理人员的主观判断引起偏差。尤其是在进行功能状态评估时,护理人员应通过直接观察进行合理判断,避免受老年人自身因素的影响。

6. 进行全面的评估　全面、系统地评估老年人的整体健康状况,包括躯体健康、心理健康、功能状态、社会环境、生活质量及特有问题的评估。评估时应综合考虑所有因素及其之间的相互影响,重点放在预防问题的发生上,而非处理已发生的问题。

第二节　老年人躯体健康评估

案例与思考

程先生,72岁,原某机关公职人员,有40年余吸烟史,每日吸1~2包烟。最近有明显的咳嗽、咳痰,上下楼梯时感到上气不接下气。有高血压、糖尿病病史。2年前出现右侧肢体活动无力症状,经头颅CT检查后以"脑梗死"住院治疗,好转出院后未有明显活动障碍症状。半个月前再次出现右侧肢体活动不灵活,MRI检查提示"急性脑梗死",遂住院治疗。现右手持物仍然不稳,情绪低落,少动懒言,家人及朋友多次劝其戒烟无果,他反而抱怨:"离休后虽然无职无权,可连烟都不能吸吗?"请思考:①程先生目前存在哪些问题?②综合评估时应注意些什么?③根据评估结果,应对程先生做哪些方面的健康教育?

老年人躯体健康评估的关键是辨别正常老化和异常病理性变化。对老年人躯体健康的评估,除评估生理功能及疾病本身外,还要对其日常生活活动能力进行评估。评估内容主要包括健康史、体格检查、功能状态、实验室检查等。

一、健康史

健康史包括老年人过去的、现在的健康状况及老年综合征的病史,是评估老年人躯体健康最基本的环节。老年人的健康史跨越数十年,易出现回忆性偏倚,多渠道采集相关资料有助于确保健康史的全面性和准确性。

(一)基本情况

包括老年人的姓名、性别、年龄(出生年月)、民族、婚姻状况、职业、籍贯、文化程度、宗教信仰、经济状况、医疗费用的支付方式、家庭住址与联系方式、入院时间等。

(二)健康状况

1. **现病史** 主要了解目前有无急、慢性病,疾病发生的时间,发病时的主要症状和体征,疾病的变化情况(有无加重或减轻),治疗及疗效情况,疾病的严重程度,对睡眠、排泄、活动等日常生活活动能力和社会活动的影响。

2. **既往史** 主要了解既往疾病,手术史,外伤史,健康体检史,食物、药物等过敏史,药物(包括中草药和非处方药物)使用情况,参与日常生活活动和社会活动的能力。注意询问老年人的生活方式和行为、有无不良嗜好、既往健康状况及曾患疾病的诊治和转归情况。

3. **家族史** 主要了解患者直系亲属的健康状况及患病情况,有无遗传病、传染病、家庭聚集性疾病,以及家属死亡的年龄和原因等。

(三)老年综合征

老年综合征(geriatric syndrome,GS)是指老年人由多种慢性病或衰老引起的老年人功能状态失衡而表现出的一系列临床表现或问题的症候群。老年综合征目前尚无统一的界定,常见的老年综合征有阿尔茨海默病、尿失禁、谵妄、跌倒、多重用药(药物滥用)、晕厥、睡眠障碍、疼痛、认知障碍和老年帕金森综合征等。老年综合征的评估可采用整体评估量表,如生活质量量表、我国研究者在世界卫生组织生活质量量表基础上研制的 WHOQOL-OLD、美国哈特福德老年护理研究所设计的 SPICES 量表,亦可根据需要采用单个老年综合征评估量表。

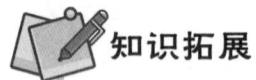
知识拓展

老年衰弱综合征

衰弱是指一种由于机体退行性改变和多种慢性病引起的机体易损性增加的老年综合征,发病机制目前尚不明确,相关因素主要包括下丘脑-垂体-肾上腺及神经内分泌失调、慢性炎症与免疫系统衰老、细胞衰老、能量代谢受损和社会环境心理因素及躯体疾病等。我国老年衰弱患病率的系统评价显示,社区老年人的衰弱和衰弱前期患病率分别为 12.8% 和 45.4%;住院患者衰弱和衰弱前期患病率分别为 22.6% 和 41.3%;养老机构人员衰弱患病率为 96.82%。

[来源:马丽娜.老年衰弱综合征的发病机制[J].中华老年医学杂志,2021,40(3):379-382)]

二、体格检查

随着年龄的增长,老年人罹患心脑血管病、癌症等疾病的危险因素增加。一般情况下,老年人应 1~2 年进行一次全面的健康检查。检查时,护理人员按要求协助老年人选择适宜的舒适体位,采用视诊、触诊、叩诊、听诊、嗅诊等方法,有目的、有重点地进行,了解其身体健康状况及重要脏器常见疾病的相关高危因素。

(一)全身状态

1. **营养状态** 评估老年人每日活动量、饮食状况及有无饮食限制,测量皮脂厚度,或测量身高、体重,计算体重指数(BMI)。老年人 50 岁以后身高逐渐缩短,男性平均缩短 2.9 cm,女性平均缩短

4.9 cm。老年人体重逐渐增加,在65~75岁达高峰,随后下降。由于肌肉和脂肪组织的减少,80~90岁的老年人体重明显减轻。

2. 生命体征

(1)体温:老年人基础体温较成年人低,70岁以上的患者感染常无明显发热的表现。如果午后体温比清晨高1℃,应视为发热。

(2)脉搏:老年人测量脉搏的时间每次不应少于30 s,并且应注意脉搏的不规则性。若有异常脉搏,应测量1 min。对偏瘫或肢体有损伤的老年人,应测量健侧。

(3)呼吸:评估呼吸时应注意呼吸的型态、节律及有无呼吸困难。老年人正常呼吸频率为16~25次/min,在其他临床症状和体征出现之前,如老年人出现呼吸>25次/min,可能是下呼吸道感染、充血性心力衰竭或其他疾病的信号。

(4)血压:高血压和体位性低血压在老年人中较常见,一般建议老年人平卧10 min后测量血压,再于直立1、3、5 min后分别测量一次血压,如直立时任何一次收缩压比卧位降低≥20 mmHg或舒张压降低≥10 mmHg,称为体位性低血压。若老年人需要长期检测血压,应做到"四定":定时间、定部位、定体位、定血压计。

(5)疼痛:疼痛是老年人常见的一种症状,也被称为第五大生命体征。临床上常用的疼痛评估工具有数字分级评分法(NRS)(图2-1)和面部表情疼痛量表(FPS-R)(图2-2),分别用0~10或不同表情描述不同程度的疼痛,适用于不同年龄、不同文化背景的患者,尤其适用于表达能力丧失或文化程度较低的老年人。疼痛与其他4项生命体征不同的是,它不具备客观的评价依据,护理人员应以整体的观点选用合适的工具对疼痛患者进行个体化的评估,对疼痛的来源、程度、性质等方面做出综合判断。

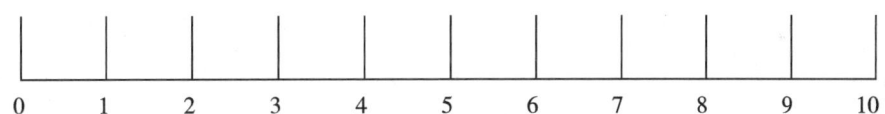

0~10的数字代表不同程度的疼痛:0为无痛;1~3为轻度痛;4~6为中度痛;7~10为重度痛。

图2-1 数字分级评分法

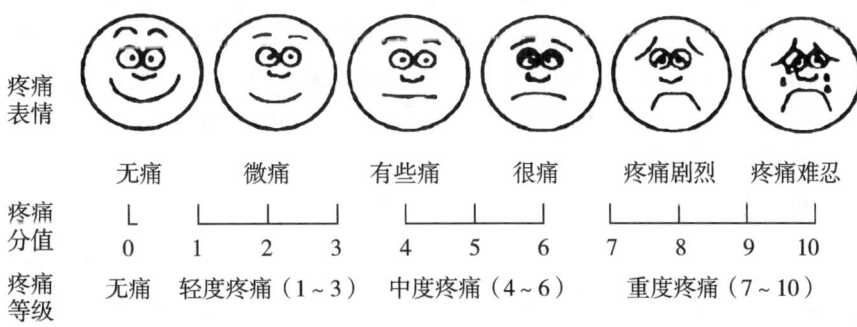

图2-2 面部表情疼痛评分量表

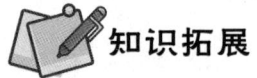 **知识拓展**

口头评分法

0级：无疼痛。
1级：轻微的疼痛，能正常生活睡眠。
2级：引起不适感的疼痛，适当干扰睡眠，需用镇痛药。
3级：比较疼痛/难受，干扰睡眠，需要用麻醉镇痛药。
4级：严重的疼痛，干扰睡眠较重，伴有其他症状。
5级：剧烈的疼痛，严重干扰睡眠，伴有其他症状或被动体位。

该评分适用于老年人和教育程度低的患者。优点：该评分容易被患者理解，评估简单快捷。缺点：需要评估对象有一定的语言理解能力，且容易受文化程度、方言等因素影响；精确度不够，只能进行非参数检验。

[来源：万丽，赵晴，陈军，等.疼痛评估量表应用的中国专家共识(2020版)[J].中华疼痛学杂志，2020，16(3):177-187]

3. 意识状态 意识状态主要反映机体对周围环境的认识和对自身所处状况的识别能力，对判断老年人有无颅内病变及代谢性疾病有帮助。

4. 姿势与步态 姿势和步态的维系有赖于运动、感觉和小脑功能。疾病常可使体位发生改变，如心、肺功能不全者，可出现强迫坐位。步态的类型对疾病诊断有一定帮助，评估老年人步态时，应注意识别因继发于关节炎或关节疼痛而导致的步态异常。老年人常见的步态异常包括慌张步态(见于帕金森病)、痉挛步态(见于脑卒中)、醉酒步态(见于小脑病变)等。

(二) 皮肤

评估内容包括老年人皮肤的颜色、温度、湿度，皮肤的完整性与特殊感觉，有无癌前/癌病变。卧床不起的老年人应重点检查身体易受压迫部位，如腰骶部，观察有无压力性损伤(压疮)发生。老年人的皮肤变薄且不透明，皮肤干燥、皱纹多、缺乏弹性、没有光泽、常伴有皮损，常见的皮损有老年色素斑、老年疣(脂溢性角化病)、老年性白斑、日光性角化病等。老年斑是稍隆起似扁豆至蚕豆大小的淡褐色或黑色疣状物，边缘清楚，呈圆形或椭圆形，常见于脸、手背、前臂、小腿等处。40岁后常可见浅表的毛细血管扩张。老年人皮肤温度和表浅静脉的充盈度有助于对血流量的判断，如手短暂下垂4~5 s手背静脉即可充盈且手足温暖，表示循环血量充足；若手下垂超过5 s手背静脉仍不充盈且四肢发冷，表示循环血量不足。

(三) 头面部和颈部

1. 头面部

(1) 头发：随着年龄的增长，黑色素生成减少，头发变成灰白色，发丝变细，头发稀疏，并有脱发现象。

(2) 眼和视力：由于眼窝内的脂肪组织减少，老年人眼球凹陷，眼睑下垂；瞳孔直径缩小，对光反射变慢；泪腺分泌减少，易出现眼干；角膜周围有类脂性浸润，随着年龄的增加，角膜上出现灰白色云翳，称为"老年环"。老年人晶状体弹性变差，睫状肌肌力减弱、调节能力减退，迅速调解远、近视力的功能下降，出现老视。老年人因瞳孔缩小，视网膜的再生能力减退，使其区分色彩、适应暗室或强光的能力有不同程度的衰退和障碍。与年龄相关的异常病变有白内障、斑点退化、眼压增高或青光眼、眼底血管性病变、糖尿病性视网膜病变等。

(3) 耳和听力：为使用助听器的老年人检查耳部时，应注意取下助听器。①外耳道：外耳检查可发现老年人的耳郭增大，皮肤弹性差，耳垢干燥。注意耳郭有无牵拉痛，外耳道有无堵塞、红肿或分泌物。②听力：老年人的听力随着年龄的增加逐渐减退，对高音量或噪声易产生焦虑，常有耳鸣，特别在安静的环境下明显。由于中耳听骨的退行性改变，内耳听觉感受细胞蜕变、数目减少、耳蜗动脉血流减少而出现老年性耳聋，甚至听力丧失。

(4) 鼻腔：老年人鼻腔黏膜萎缩、变薄，鼻腔内的腺体也会逐渐萎缩，导致鼻腔内的分泌物减少，出现鼻腔干燥及容易出血的现象。常有不同程度的嗅觉减退。

(5) 口腔和咽喉：由于血管硬化和毛细血管血流减少，老年人唇周失去红色，口腔黏膜及牙龈显得苍白；黏膜处的小涎腺明显萎缩，涎腺分泌减少及味蕾的退化导致口腔黏膜干燥、黏膜烧灼感和味觉减退。受长期损害、外伤、治疗性调整和老化等因素的影响，老年人多有牙龈萎缩、牙齿颜色发黄、变黑，以及牙齿磨耗、松动、断裂、缺失等，常有固定或活动义齿。评估口腔时，还应注意检查有无齿龈出血或肿胀、经久不愈的黏膜白斑等。

2. 颈部　包括颈部活动范围、甲状腺和血管状况。颈部结构与成年人相似，无明显改变。脑膜受刺激、痴呆、脑血管病、颈椎病、颈部肌肉损伤和帕金森病患者可有颈项强直。

(四) 胸部

1. 乳房　一般采取视诊和触诊。随年龄的增长，女性乳腺组织减少，乳房出现下垂、松弛、变平坦。乳腺癌的高发年龄为40～60岁，检查时如发现老年人乳头溢液或肿块，要高度怀疑癌症。男性如有乳房发育，常常是由体内雌激素增多或药物的不良反应导致。

2. 胸、肺部　按视、触、叩、听的顺序进行。老年人因胸廓前后径增大、左右径缩小，胸廓常呈桶状胸改变，尤其是患有阻塞性肺疾病者更加明显；由于生理性无效腔增多，肺部叩诊多为过清音；因胸廓弹性降低、顺应性下降，胸廓扩张受限，呼吸肌肌力减弱，肺部通气功能减弱，老年人常出现胸式呼吸减弱、腹式呼吸增强、呼吸音减弱。

3. 心前区　按视、触、叩、听的顺序进行。老年人因驼背或脊柱侧弯引起心脏下移，使心尖冲动出现在锁骨中线旁；胸廓坚硬，使心尖冲动幅度减小；静息时心率变慢；听诊第一心音及第二心音减弱，心室顺应性减低，可闻及第四心音；主动脉瓣和二尖瓣的钙化、纤维化、脂质堆积，导致瓣膜僵硬和关闭不全，听诊时可闻及异常的舒张期杂音。由于心排血量减少、冠状动脉硬化，老年人易发生缺血性心脏病、心律失常，严重时出现心力衰竭。老年人心脏检查应重点检查有无心脏杂音、心肌肥厚及心脏扩大等改变。

(五) 腹部

按视、触、叩、听的顺序进行。随着年龄增加，老年人腹部常表现为韧带松弛、内脏下垂、骨盆比例增大、下腹明显膨隆等特点。老年肥胖常会掩盖一些腹部体征；而消瘦者则因腹壁变薄松弛，腹膜炎时也不易产生腹肌紧张，但肠梗阻时则很快出现腹部膨胀。由于肺扩张，膈肌下降致肝脏浊音界下移，肋缘下可触及。老年人因肠蠕动功能下降，腹部听诊可闻及肠鸣音减少。随着年龄增加，膀胱容量减少，很难触诊到充盈的膀胱。

(六) 泌尿生殖器

老年女性由于雌激素缺乏，外阴发生变化：阴毛稀疏，呈灰色；阴唇皱褶增多，阴蒂变小，常出现外阴瘙痒、外阴炎等。老年女性阴道变窄，阴道壁干燥苍白，皱褶不明显，阴道自净作用减弱甚至消失，易受细菌侵袭而发生老年性阴道炎；子宫颈变短，子宫及卵巢缩小。男性外阴改变与激素水平降低相关,表现为阴毛变稀及变灰,阴茎、睾丸变小,双阴囊变得无皱褶。此外,随着年龄增加,老年男性前列腺逐渐发生组织增生,增生的组织引起排尿阻力增大,导致后尿道梗阻,出现排尿困难。对老年男性排尿进行评估时,应注意排尿频率、尿量、尿液性状,以及有无尿潴留、尿失禁等异常排尿情况,必要时可测量膀胱残余尿量。

(七)脊柱与四肢

评估以视诊为主,结合触诊和叩诊。老年人肌张力下降,脊柱生理性弯曲减退,腰脊变平,导致颈部脊柱和头部前倾;椎间盘退行性改变可使脊柱后凸。由于关节退行性变或骨关节炎、软骨变性和骨质增生,关节腔狭窄,致使部分关节活动范围受限。评估四肢时,应检查各关节及活动范围、水肿及末梢动脉搏动情况,注意有无疼痛、肿胀、畸形及运动障碍等情况。如出现下肢皮肤溃疡、足冷痛、坏疽及脚趾循环不良,常提示下肢动脉供血不足。

(八)神经系统

最常用的是运动功能和感觉功能评估。随着年龄增加,神经的传导速度变慢,对刺激反应的时间延长,因此老年人精神活动能力可出现不同程度的下降,如易疲劳、注意力不易集中、记忆力减退、反应迟钝、平衡能力降低、动作不协调、睡眠时间缩短等。

三、功能状态

功能状态主要是指老年人处理日常生活的能力,其完好与否影响着老年人的生活质量。定期对老年人的功能状态进行客观评估,有助于了解老年人的功能状态和判断功能的缺失程度,对维持和促进老年人独立生活能力、提高生活质量,具有重要的指导作用。

(一)评估内容

老年人的功能状态受年龄、视力、躯体疾病、运动功能、情绪等因素的影响,评估时要结合其身体健康、心理健康、社会健康状态进行全面衡量和考虑。功能状态的评估内容包括日常生活活动能力、工具性日常生活活动能力、高级日常生活活动能力3个层次。

1. 日常生活活动能力 日常生活活动(activities of daily living,ADL)能力是指老年人自我照顾、从事每天必需的日常生活的能力,是老年人最基本的自理能力。日常生活活动包括衣(穿脱衣、鞋、帽,修饰打扮,整理仪容)、食(进餐)、行(行走、变换体位、上下楼)、个人卫生(洗漱、沐浴、如厕、控制大小便)等方面。这一层次的功能受限,将影响老年人基本生活需要的满足,从而影响老年人的生活质量。因此日常生活活动能力不仅是评估老年人功能状态的指标,也是评估老年人是否需要补偿服务的指标。

2. 工具性日常生活活动能力 工具性日常生活活动(instrumental activities of daily living,IADL)能力,也称独居生活能力,是指老年人在家中或寓所内进行自我照顾、自我护理活动的能力,包括做饭、洗衣、家庭清洁和整理、使用电话、购物、付账单、旅游等。这一层次的功能反映了老年人是否能独立生活并具备良好的日常生活功能。这一层次的功能受限,老年人将难以达到良好的日常生活状态。

3. 高级日常生活活动能力 高级日常生活活动(advanced activities of daily living,AADL)能力是指反映老年人的智能能动性和社会角色功能,包括主动参加社交活动、娱乐、职业工作的能力。随着老年期生理变化及疾病的困扰,这种能力可能会逐渐丧失。例如,股骨颈骨折使一位经常参加各种社交和娱乐活动的老年人失去了参与这些活动的能力,这将使这位老年人的整体健康受到明显影响。高级日常生活活动能力的缺失,要比日常生活活动能力和工具性日常生活活动能力的缺失出现得早,一旦出现,就预示着更严重的功能下降。因此如果发现老年人有高级日常生活活动能力的下降,就需要及时做进一步的功能状态评估,即日常生活活动能力和工具性日常生活活动能力的评估。

(二)评估工具

功能状态评估的常用工具是评估量表。在医院、社区、康复中心等开展老年护理时,有多种标准化的评估量表可供护理人员使用(表2-1)。使用较广泛的工具包括Katz日常生活功能指数评价量表和Lawton工具性日常生活活动量表。

表2-1 评估日常生活活动能力的常用量表及其功能

量表	功能
Katz日常生活功能指数评价量表	评估基本自理能力
Barthel指数评定量表	评估自理能力和行走能力
Kenny自护量表	评估自理能力和行走能力
工具性日常生活活动量表	评估烹饪、购物、家务等复杂活动能力
Lawton工具性日常生活活动量表	评估工具性日常生活活动能力

1. Katz日常生活功能指数评价量表　Katz等人设计制定的语义评定量表,用于评价老年人的基本自理能力,同时可用于评价慢性病的严重程度及治疗效果,也可用于预测某些疾病的发展。该量表简明易懂,非专业人员也可使用(附表1)。

(1)量表的结构和内容:此量表将日常生活活动分为6个方面,即进食、如厕、更衣、控制大小便、移动、沐浴,以判定各项功能完成的独立程度。

(2)评定方法:通过与被测者、照顾者交谈或被测者自填问卷,确定各项评分,计算总分。

(3)结果解释:总分为0~12分,分值越高,提示被测者的日常生活活动能力越高。

2. Lawton工具性日常生活活动能力量表　由美国Lawton等人设计制定,主要用于评定被测者的工具性日常生活活动能力(附表2)。

(1)量表的结构和内容:此量表将工具性日常生活活动分为7个方面。

(2)评定方法:通过与被测者、照顾者等知情人交谈或被测者自填问卷,确定各项评分,计算总分。

(3)结果解释:总分为0~14分,分值越高,提示被测者工具性日常生活活动能力越高。

3. 社会功能活动问卷　社会功能活动问卷(functional activity questionnaire, FAQ)由Pfeffer于1982年编制,目的是更好地筛选和评价功能障碍不太严重的老年人,即早期或轻度痴呆患者。该量表评定一次仅需要5 min,常在社区调查或门诊中应用(附表3)。

(1)量表的结构和内容:此量表将日常生活功能分为10个方面,我国结合实际情况进行了修订。

(2)评定方法:通过与被测者、照顾者等知情人交谈或被测者自填问卷,确定各项评分,计算总分。

(3)结果解释:总分为0~30分。总分≤5分为正常;总分>5分表示被测者在家庭和社区中不可能独立。

四、实验室检查

实验室检查可以帮助判断老年人机体功能是否正常,是诊断老年病的重要依据,也是护理评估的重要方面。老年人机体形态和功能的一系列进行性、退行性改变,可不同程度影响实验室检查结果,护理人员应予以正确的解读和分析。

(一)常规检查

1. 血常规　随着机体的老化,老年男性血红蛋白逐渐下降,女性绝经后血红蛋白缓慢回升,故老年人的红细胞计数和血红蛋白水平在男、女之间差别不大。目前关于老年人的贫血诊断标准存在一定的争议,国内一般以红细胞$<3.5\times10^{12}$/L、血红蛋白<110 g/L作为老年男、女贫血的诊断标准。但贫血并非老年期正常生理变化,多数老年人贫血的原因与消化道疾病所致的出血有关,因而需要进行全面系统的评估和检查,还应考虑是否对老年人的生理功能和生存质量存在影响。多数学者认为白细胞、血小板计数无增龄性变化;在白细胞分类中,T淋巴细胞减少,B淋巴细胞则无增龄性变化。

2. 尿常规　老年人尿蛋白、尿胆原与成年人之间无明显差异。老年人肾排糖阈值升高,可出现血糖升高而尿糖阴性的现象。老年人对尿路感染的防御功能随年龄增长而降低,其尿沉渣中的白细胞>20个/HP才有病理意义。老年人中段尿培养污染率高,可靠性较低,老年男性中段尿培养菌落计数$\geq1\times10^3$/mL、女性$\geq1\times10^4$/mL为判断真性菌尿的界限。

3. 红细胞沉降率　在健康老年人中,红细胞沉降率变化范围很大。一般红细胞沉降率在30~40 mm/h无病理意义;如红细胞沉降率超过65 mm/h,应考虑感染、肿瘤及结缔组织病。

(二)生化与功能检查

1. 检查内容　①电解质、血脂、血糖等实验室检查。②肝功能、肾功能、肺功能、内分泌功能等功能检查。

2. 结果判断　对检查结果判断时要注意,老年人的检查结果与成年人是有差异的。这就要求必须结合老年人的躯体状况,全面、综合评估老年人的检查结果,以判断检查值的异常是生理性老化还是病理性改变所致,避免贻误疾病的诊断和治疗。老年人生化与功能检查中常见的生理变化见表2-2。

表2-2　老年人生化与功能检查指标正常值及生理变化

检查指标	正常值	生理变化
空腹静脉血糖	3.9~6.1 mmol/L	轻度升高
肌酐清除率	80~100 mL/min	降低
血尿酸	120~240 μmol/L	轻度升高
乳酸脱氢酶	50~150 U/L	轻度升高
碱性磷酸酶	20~100 U/L	轻度升高
总蛋白	60~80 g/L	轻度升高
总胆固醇	2.8~6.0 mmol/L	60~70岁达高峰,随后逐渐降低
低密度脂蛋白	<3.1 mmol/L	60~70岁达高峰,随后逐渐降低
高密度脂蛋白	1.1~1.7 mmol/L	60岁后稍升高,70岁后开始降低
甘油三酯	0.23~1.24 mmol/L	轻度升高
三碘甲腺原氨酸	1.08~3.08 nmol/L	降低
甲状腺素	63.2~157.4 nmol/L	降低
促甲状腺素	(2.21±1.1) mU/L	轻度升高或无变化

(三)心电图检查

心电图检查有利于及时发现老年人无症状性心肌缺血、心肌梗死等病变,故应作为老年人体检的必查项目。随着年龄的增长,老年人的心电图常有非特异性变化,如 P 波轻度低平、P-R 间期延长、T 波变平、ST 段非特异性改变等。

(四)影像学及内镜检查

影像学检查已广泛应用于老年病的诊治,如 CT、MRI 对急性脑血管病、颅内肿瘤的诊断有很大价值;彩超多用于腹部脏器检查;超声多普勒对心血管疾病的诊断具有重要的临床价值。内镜检查对老年人胃肠道肿瘤、消化性溃疡及呼吸、泌尿系统疾病的诊断,具有重要意义。

第三节 老年人心理健康评估

进入老年期,老年人常有一些特殊的精神心理活动,常常表现为焦虑、抑郁、孤独、恐惧、缺乏自信、缺乏安全感等。老年人的精神心理活动直接影响其身体健康和社会功能状态,正确评估老年人的精神心理健康状况,对维护和促进老年人的心身健康、开展针对性的心理健康指导具有重要作用。老年人的精神心理状况常从情绪和情感、认知功能、压力与应对等方面进行评估。

一、情绪和情感评估

情绪与情感是心身健康的重要标志,其正常与否不但反映老年人的心理状态,而且直接影响躯体的功能状态。老年人的情绪相对纷繁复杂,其中焦虑和抑郁是最常见也是最需要进行护理干预的情绪障碍。

(一)焦虑

焦虑(anxiety)是个体感受到威胁时的一种紧张的、不愉快的情绪状态,多表现为紧张不安、急躁、注意力不集中、痛苦,严重时会伴有自主神经系统失调,如头晕、心悸、失眠、做噩梦与夜惊、感觉异常等。常用的评估方法有以下 4 种。

1. 交谈法 交谈法主要用于收集有关情绪、情感的主观资料,是最常用的评估方法。

2. 观察与测量 主要用来观察和测量老年人随情绪改变而发生的一系列生理变化,如呼吸频率、心率、血压、睡眠等。通过对老年人的生理变化进行观察和测量,获得其情绪、情感的客观资料。

3. 心理测试 可用于评估老年人焦虑状态的量表有汉密尔顿焦虑量表(Hamilton anxiety scale,HAMA)、状态-特质焦虑问卷(state-trait anxiety inventory,STAI)、焦虑自评量表(self-rating anxiety scale,SAS)、贝克焦虑量表(Beck anxiety inventory,BAI)等,其中使用较多的是汉密尔顿焦虑量表和状态-特质焦虑问卷。

(1)汉密尔顿焦虑量表:该量表由 Hamilton 于 1959 年编制,是一个广泛用于评定焦虑严重程度的他评量表(附表4)。

1)量表的结构和内容:该量表包括 14 个条目,分为精神性和躯体性两大类,各由 7 个条目组成。前者包括第 1~6 条及第 14 条;后者包括第 7~13 条。

2)评定方法:采用 0~4 分的 5 级评分法。0 分=无症状;1 分=轻度;2 分=中等,有肯定的症状但不影响生活与劳动;3 分=重度,症状重且已影响生活和劳动,需要处理;4 分=极重度,症状极重且严重影响生活。由经过训练的两名专业人员对被测者进行联合检查,然后各自独立评分。除第

1条需结合观察外,所有条目均根据被测者的口头叙述进行评分。

3)结果解释:总分>29分,提示可能为严重焦虑;总分>21分,提示有明显焦虑;总分>14分,提示有肯定的焦虑;总分>7分,提示可能有焦虑;总分≤7分,提示没有焦虑。

(2)状态-特质焦虑问卷:该问卷是由Spieberger等人编制的自我评价问卷,能直观地反映被测者的主观感受(附表5)。Cattell和Spieberger提出状态焦虑和特质焦虑的概念,前者用来描述一种不愉快的情绪体验,如紧张、恐惧、忧虑和神经质,伴有自主神经系统的功能亢进,一般为短暂性的;而后者用来描述相对稳定的,作为一种人格特质且具有个体差异的焦虑倾向。

1)量表的结构和内容:该量表包括40个条目,第1~20条为状态焦虑分量表,其中半数为描述负性情绪的条目,半数为描述正性情绪的条目,主要评定即刻或最近某一特定时间的体验或感受,也可以用来评定应激情况下的状态焦虑;第21~40条为特质焦虑分量表,其中11条为描述负性情绪的条目,9条为描述正性情绪条目,用于评定人们经常的情绪体验。

2)评定方法:每一个条目进行1~4级评分。由受测者根据自己的体验选择最合适的分值。凡正性情绪条目均为反序计分,分别计算状态焦虑分量表与特质焦虑分量表的累加分,最小值为20分,最大值为80分。

3)结果解释:状态焦虑分量表与特质焦虑分量表的累加分可以反映状态或特质焦虑的程度。分值越高,说明焦虑程度越严重。

4. 焦虑可视化标尺技术　请被测者在可视化标尺相应位点上标明其焦虑程度(图2-3)。

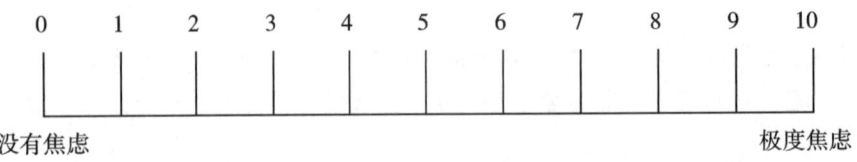

图2-3　焦虑可视化标尺

(二)抑郁

抑郁(depression)是个体失去某种其重视或追求的东西时产生的情绪状态,以显著而持久的情绪低落为主要临床特征。典型抑郁的表现为"三低"症状,即情绪低落、意志运动减退、思维活动减少。常用的评估方法有以下4种。

1. 交谈法　交谈法主要用于收集有关情绪、情感的主观资料,是最常用的评估方法。

2. 观察与测量　用来观察和测量随情绪改变而发生的一系列生理变化,该方法获得老年人情绪、情感的客观资料。

3. 心理测试　可用于评估老年人抑郁状态的量表有汉密尔顿抑郁量表(Hamilton depression scale,HAMD)、老年抑郁量表(the geriatric depression scale,GDS)、流行病学调查中心用抑郁量表(the Center for Epidemiological Studies Depression,CES-D)、抑郁自评量表(self-rating depression scale,SDS)、贝克抑郁量表(Beck depression inventory,BDI)和患者健康问卷抑郁量表(the depression module of the patient health questionnaire-9,PHQ-9)。其中HAMD、GDS是临床上应用简便且已被广泛接受的量表;CES-D广泛用于社区人群的流行病学调查,用来筛查有抑郁症状的对象,不能用于临床诊断,亦不能用于对治疗过程中抑郁严重程度变化的监测。

(1)汉密尔顿抑郁量表:该量表由Hamilton于1960年编制,是临床上评定抑郁状态时应用最普遍的量表(附表6)。

1) 量表的结构和内容:该量表经过多次修订,现在版本有17、21、24项3种。本书所列为24项版本。

2) 评定方法:所有问题指被测者近几天或近1周的情况。大部分项目采用0~4分的5级评分法,其评分标准:0分=无;1分=轻度;2分=中度;3分=重度;4分=极重度。少数项目采用0~2分的3级评分法,其评分标准:0分=无;1分=轻~中度;2分=重度。由经过训练的两名专业人员对被测者进行联合检查,然后各自独立评分。

3) 结果解释:总分能较好地反映疾病的严重程度,即病情越重,总分越高。按照 J. M. Davis 的划界分,总分超过35分,可能为严重抑郁;超过20分,可能是轻或中等度抑郁;小于8分,则无抑郁症状。

(2) 老年抑郁量表:该量表由 Brink 等人于1982年创制,是专用于老年人的抑郁筛查表(附表7),针对老年人1周以来最切合的感受进行测评。

1) 量表的结构和内容:该量表共30个条目,包含情绪低落、精神运动减退、思维活动减少等症状。

2) 评定方法:每个条目要求被测者回答"是"或"否",其中第1、5、7、9、15、19、21、27、29、30条用反序计分(回答"否"表示存在抑郁)。每项表示抑郁的回答得1分。

3) 结果解释:该表可用于筛查老年抑郁症,但其临界值仍然存在疑问。用于一般筛查目的时建议采用:总分0~10分,正常;11~20分,轻度抑郁;21~30分,中重度抑郁。

4. 抑郁可视化标尺技术　请被测者在抑郁可视化标尺相应位点上表明其抑郁程度(图2-4)。

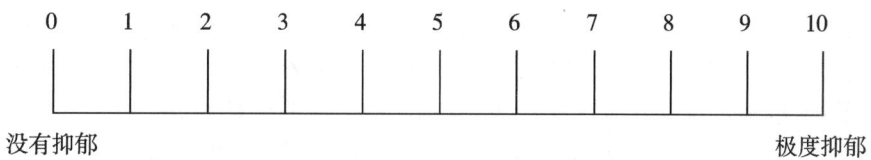

图2-4　抑郁可视化标尺

二、认知功能评估

认知是个体认识、理解、判断、推理客观事物的思维过程,通过行为和语言表达出来,反映了个体的思维能力和完成各种活动所需要的基本能力。老年人认知功能评估内容包括个体的感知觉、记忆力、理解判断能力、思维能力、语言能力、注意力及定向力等方面。在已经确定的认知功能失常的筛选测试中,对老年人的测试最普及的是简易智力状态检查量表(mini-mental state examination,MMSE)和简易操作智力状态问卷(short portable mental status questionnaire,SPMSQ)。此外,一些较短的筛查表也被证实有效,主要包括1 min回忆复述3个事项、画钟测试和简易认知功能测试等。

(一)简易智力状态检查量表

该量表由 Folstein 于1975年编制,主要用于筛查有认知缺陷的老年人,是最具影响力的认知缺陷筛查工具,适合于社区老年人群调查。中文版简易智力状态检查量表见附表8。

1. 量表结构和内容　该量表评估范围共包括11个方面、19项内容、30个小项(表2-3)。

表2-3 简易智力状态检查量表评估范围和项目

评估范围	项目	评估范围	项目
时间定向	1,2,3,4,5	重复能力	15
地点定向	6,7,8,9,10	阅读能力	16
语言即刻记忆	11(分3小项)	语言理解	17(分3小项)
注意和计算能力	12(分5小项)	语言表达	18
短期记忆	13(分3小项)	绘图	19
物品命名	14(分2小项)		

2. 评定方法　评定时,向被测者直接询问,被测者回答或操作正确计"1分",错误计"5分",拒绝和说不会做分别计"9分"和"7分"。全部答对总分为30分。

3. 结果解释　简易智力状态检查量表的主要统计量是所有计"1分"的项目(和小项)的总和,即回答或操作准确的项目和小项数,称为该检查的总分,范围是0~30分。分界值与受教育程度有关,未受教育组17分,教育年限≤6年组20分,教育年限>6年组24分,若测量结果低于分界值,可认为被测者有认知功能损害。

(二)简易操作智力状态问卷

简易操作智力状态问卷由Pfeiffe于1975年编制,适用于评定老年人认知功能改变前后的比较(附表9)。

1. 问卷的结构与内容　问卷评估包括定向力、短期记忆、长期记忆和注意力4个方面、10项内容,如"今天是几号?""今天是星期几?""这是什么地方?""你的电话号码是多少?""你住在什么地方?""你几岁了?",以及由被测者回答20减3、再减3,直至减完的计算。

2. 评定方法　评定时,向被测者直接询问,被测者回答或操作正确计"1分"。

3. 结果解释　问卷满分为10分,评估时需要结合被测者的教育程度做出判断。错0~2题,表示认知功能完整;错3~4题,为轻度认知功能损害;错5~7题,为中度认知功能损害;错8~10题,为重度认知功能损害。受过初等教育的老年人允许错1题以上,受过高等教育的老年人只能错1题。

第四节　老年人社会健康评估

要全面认识和衡量老年人的健康水平,除要评估生理、心理功能外,还应评估其社会健康状况。社会健康评估是对老年人的社会健康状况和社会功能进行评定,具体包括角色功能评估、环境评估、文化评估、家庭评估等方面。

一、角色功能评估

对老年人角色功能的评估,其目的是明确被评估者对角色的感知、对目前承担的角色是否满意,是否存在角色适应不良,以便及时采取干预措施,避免角色功能障碍给老年人带来身心不良影响。

(一) 角色的承担

1. 一般角色　了解老年人过去的职业、离退休年份和现在的工作状况,有助于防范退休带来的不良影响,也可以确定是否适应目前的角色。评估角色的承担情况,可询问:你过去从事什么职业、担任什么职务？最近一星期内做了什么事情？哪些事情占去了大部分时间？等等。

2. 家庭角色　老年人离开工作岗位后,家庭成了主要的生活场所,并且大部分家庭有了第三代,老年人由父母的地位上升到祖父母的位置,家庭角色增加,常常承担起照料第三代的任务；老年期又是丧偶的主要阶段,若老伴去世,则要失去一些角色。另外,性生活的评估,可以了解老年人的夫妻角色功能,有助于判断老年人家庭角色型态。要求护理人员在评估时持非评判、尊重事实的态度,询问老年人过去及现在的家庭角色变化情况。

3. 社会角色　社会关系型态的评估,可提供有关自我概念和社会支持资源的信息。收集老年人每日活动的资料,对其社会关系型态进行分析评价,如果被评估者对每日活动不能明确表述,提示其存在社会角色的缺失或是不能融合到社会活动中去；被评估者不明确的反应,也要考虑其是否存在认知障碍或其他精神障碍。

(二) 角色的认知

询问老年人对自己角色的感知、别人对其所承担的角色的期望,老年期对其生活方式、人际关系方面的影响。同时,还应询问别人对其角色期望是否认同。

(三) 角色的适应

询问老年人对自己承担的角色是否满意及与自己的角色期望是否相符,观察有无角色适应不良的身心行为反应,如经常头痛、头晕、疲乏、心悸、睡眠障碍、焦虑、抑郁、忽略自己的疾病、对治疗护理的依从性差等。

二、环境评估

老年人的健康与其生存的环境存在密切联系,如果环境因素的变化超过了老年人体的调节范围和适应能力,就会引起疾病。环境评估包括物理环境评估和社会环境评估,通过评估,可以充分利用环境中对老年人健康有利的因素,消除和改善环境中不利的因素,从而提高老年人的生活质量。

(一) 物理环境

物理环境是指一切存在于机体外环境的物理因素的总和。由于人口老龄化的出现,空巢家庭日益增多,大量老年人面临着独立居住生活的问题。居住环境是老年人的生活场所,是学习、社交、娱乐、休息的地方,评估时应注意了解其生活环境、社区中的特殊资源及其对目前生活环境和社区的特殊要求,其中居家环境安全因素是评估的重点,评估范围包括居室、厨房、浴室、楼梯等,共4个方面18项内容(附表10),通过家访可以获得这方面的资料。

(二) 社会环境

社会环境是一个庞大的系统,包括制度、法律、经济、文化、教育、人口、生活方式、社会关系及社会支持等诸多方面。这些因素与人的健康有密切关系,本节着重于经济状况、生活方式、教育水平、社会关系和社会支持的评估。

1. 经济状况　在社会环境因素中,经济因素是健康的物质基础,对老年人的健康及角色适应影响最大。这是由于老年人退休后固定收入减少,经济状况低下可导致其失去家庭、社会地位或生活的独立性。缺乏医疗费用的老年患者,更易发生角色适应不良。评估时,护理人员可通过询问以下问题来了解老年人的经济状况：①个人经济来源有哪些？单位工资福利如何？收入是否足够支付食品、生活用品？②家庭经济来源有哪些？家中是否有失业、待业人员？有无经济困难？③医疗费用的支付形式是哪种？

2. 生活方式　生活方式受地区、民族、职业和社会阶层等因素影响而不同，与个人喜好及习惯也有关系。通过交谈或直接观察，评估老年人在饮食、睡眠、排泄、活动、娱乐等方面的爱好与习惯，以及有无吸烟、酗酒甚至吸毒等不良嗜好。目前公认吸烟、酗酒、赌博、吸毒、饮食不当、缺乏运动是对健康不利的生活方式。老年人若有不良生活方式，应进一步了解该生活方式对其产生的影响。

3. 教育水平　教育水平在很大程度上决定了人们的思想观念，良好的教育有助于人们正确认识和对待疾病、提高自我保健水平、改变不良习惯及提高卫生服务的利用水平。评估老年人教育水平时，可直接与被评估者或其家属交谈，了解其与主要家庭成员的受教育程度及是否具备健康照顾所需的知识与技能。

4. 社会关系与社会支持　社会关系是社会环境中非常重要的一项。个体社会关系越健全，人际关系越融洽，越容易得到所需的情感、信息及物质方面的支持与满足。评估时应重点了解老年人是否有支持性的社会关系网络，如家庭关系是否稳定？家庭成员是否相互尊重？与邻里、同事之间相处是否和谐？家庭成员向老年人提供帮助的能力及对老年人的态度如何？是否有可联系的专业人员和可获得的支持性服务？

三、文化评估

1. 文化评估的目的　文化是特定人群为适应社会环境和物质环境而形成的共同的行为和价值模式，是人类社会特有的现象。文化评估的目的是了解老年人的文化差异，为制定符合老年人文化背景和切合其实际的个体化护理措施提供依据。

2. 文化评估的内容　人们在适应环境的过程中所形成的价值观、信念、宗教信仰和风俗习惯等是文化的核心要素，这些因素与老年人的健康密切相关，决定着人们对健康、疾病、老化和死亡的看法及信念，是文化评估的主要内容。老年人的文化评估同成年人，可通过访谈、提问的方式进行。

3. 文化休克的评估　老年住院患者因环境改变、医患沟通障碍、与家人分离等原因所产生的压力称为文化休克，主要表现为焦虑、恐惧、沮丧、绝望等情感反应，分为陌生期、觉醒期、适应期3个阶段。护理人员应仔细观察并结合实际进行询问；如果老年人独居，还应详细询问是否有亲近的朋友、亲属。

四、家庭评估

家庭评估的目的是了解老年人家庭对其健康的影响，以便制定有益于老年人疾病恢复和健康促进的护理措施。家庭评估的内容主要包括家庭成员基本资料、家庭类型、家庭结构、家庭成员的关系、家庭功能、家庭资源及家庭压力等方面。家庭的主要功能是满足家庭成员衣、食、住、行、教育、感情交往、抚养与赡养、娱乐等方面的基本需求，是家庭评估的重点。常用观察法、交谈法和量表评定等方法。

常用于家庭评估的量表包括：①APGAR家庭功能评估表（附表11），涵盖了家庭功能的5个重要部分，即适应度（adaptation，A）、合作度（partnership，P）、成长度（growth，G）、情感度（affection，A）和亲密度（resolve，R），通过评分可以了解老年人有无家庭功能障碍及其障碍的程度；②Procidano和Heller的家庭支持量表，用于评估老年人的家庭支持情况。

第五节 老年人生活质量评估

一、老年人生活质量的内涵

世界卫生组织对生活质量的定义为:不同文化和价值体系中的个体对他们的生存目标、期望、标准及所关心的事情和相关的生存状况的感受。

中国老年医学会对老年生活质量的定义为:60岁或65岁以上的老年人群对自己身体、精神、家庭和社会生活满意的程度及老年人对生活的全面评价。

二、常用的老年人生活质量评估工具

老年人生活质量综合评价的常用评估工具有生活满意度指数A、幸福度量表、生活质量评定表等。

1. 生活满意度的评估　生活满意度是指个人对生活总的观点及对现在的实际情况与期望之间、与他人之间差距的认知。常用的评估量表是生活满意度指数A,它从对生活的兴趣、决心和毅力、知足感、自我概念、情绪等方面进行评估,通过20个问题反映生活满意度(附表12)。

2. 主观幸福感的评估　主观幸福感主要是指人们对其生活质量所做出的情感性和认知性的整体评价。在这种意义上,决定人们是否幸福的不是实际发生了什么,而是人们对所发生的事情在认知上进行了怎样的加工、在情绪上做出了何种解释。主观幸福感包括认知和情感两个基本成分。Kozma于1980年制定的纽芬兰纪念大学幸福度量表(附表13)是老年人精神卫生测定和研究的有效工具之一。

3. 生活质量的综合评估　生活质量是一个全面评价生活优劣的概念。生活质量有别于生活水平的概念,生活水平回答的是为满足物质、文化生活需要而消费的产品和劳务的多少,生活质量回答的是生活得好不好。生活质量以生活水平为基础,但它更侧重于对人的精神文化等高级需求满足的程度和环境状况的评价。常用的适合老年人群生活质量评估的量表有老年人生活质量评定表(附表14)和生活质量综合评定问卷。

实训情景

【实训目的】　①能正确判断老年人的身体老化现象和病理改变。②能够运用健康评估方法对老年人进行躯体评估和心理评估。③能够掌握与老年人有效沟通的技巧,培养学生尊重、关爱老年人的良好品质。

【实训情景一】　李某,男,78岁,患2型糖尿病、高血压,既往有脑梗死病史。李某于凌晨上厕所时因双下肢无力不慎跌倒,臀部先着地,疼痛明显,家人发现后随即将其送至医院。被诊断为"骶骨骨折"。①请运用观察法对李某的健康状况进行评估,找到李某跌倒的危险因素。②请为李某进行体格检查。

【实训情景二】

王某,女,75岁,因"发作性头晕、头痛2周"入院。2周前患者出现头晕、头痛,发作时伴血压升高,常感口干、喜饮水、大便干。因其丈夫常年体弱多病,患者长期情绪紧张、睡眠差。家属反映其有尿失禁情况,咳嗽、打喷嚏时尿液不自主溢出,但是碍于"面子",她不愿意和护理人员说明这一情况。①请模拟与王某交谈的情景,思考如何运用交谈法获得她的真实情况,并对她的尿失禁情况进行评估。②评估现存或潜在的较突出的健康问题(列出依据)。

【实训要点】 ①情景模拟越贴近现实,表演者越易进入角色,效果越好。②请学生尽可能回想自己见过的同类情景,讨论后进行情景训练。③学生可以分小组进行角色扮演,每组4~5人,分别扮演老年人、老年人家属、观察者、指导者等角色。在各组模拟结束后,每组由1名汇报者汇报感受和收获。

(贝家涛)

自测题

第三章

老年人健康促进技术

课件

教案

学习目标

◎ 识记:①说出老年人常见营养障碍性疾病的预防措施。②正确描述老年人运动方案制定的基本要素及注意事项。③陈述老年人心理变化的影响因素、常见心理问题的表现及老年心理健康的概念。

◎ 理解:①阐述老年人的合理膳食建议。②阐述老年人运动应遵循的原则并分析老年人运动的潜在危险。③分析老年人的心理变化特点及老年人常见心理问题的原因。

◎ 应用:运用身心社会综合评估和健康促进技术,对老年人进行营养、运动、心理健康促进,制订维护与促进老年人健康的护理计划。

老年人的健康促进对维护和促进老年人的健康非常重要。如何延缓衰老、预防疾病,提高老年人的生活自理能力和生活质量也是现代老年护理学的研究内容。必须高度关注老年人的身心状况,以促进健康老龄化。本章将重点介绍老年人的饮食与营养、运动、心理3个方面的健康促进技术。

第一节 老年人饮食与营养健康促进技术

案例与思考

小黄是一名社区护士,今天要进行社区的入户健康宣教工作。家住3号楼的赵阿姨今年63岁,和老伴一起生活,孩子在外地工作。半年前她因多尿、口干、多饮、多食伴消瘦,体重明显减轻,血糖升高,被诊断为"2型糖尿病"。下午2时,小黄来到赵阿姨家,赵阿姨正坐在沙发上,手放在左胸心前表示有点心慌。小黄检查了赵阿姨的情况,发现其面色苍白、出汗,脉率为104次/min。询问有没有饮食,赵阿姨说:"今天中午胃口不好,饭吃得少,自己是糖尿病,也不敢吃糖。"小黄用随身携带的"保健箱"中的快速血糖检测仪为赵阿姨测量了血糖,显示2.6 mmol/L,证明发生了低血糖。小黄立即让赵阿姨口服白糖水,待赵阿姨症状缓解后,对其进行饮食指导。请思考:①糖尿病患者在日常生活中应该如何控制饮食?②糖尿病患者发生低血糖时应如何处理?

饮食与营养是维持人类生长发育的基础。与青年人、中年人对比，老年人胃肠道、内分泌和代谢等功能都发生了不同程度的改变，间接影响营养素的消化和吸收。因此，了解老年人的营养需求，给予合理膳食建议，对预防饮食导致的营养缺乏或营养过剩及治疗糖尿病、高血压等慢性病至关重要。

一、老年人的营养需求

老年人的食物应该多样化，保证热量及营养的摄入。合理的营养，不但能够预防疾病的发生，还能对预防慢性病恶化发挥重要的作用。

(一) 碳水化合物

随着年龄增加，体力活动和代谢活动逐步减少，老年人对于热量的消耗也相应减少。一般来说，50～60岁每日热量摄入为8 000～13 000 kJ，60～70岁为7 530～9 200 kJ，70岁以后7 100～8 800 kJ即可满足日常生活需要。也可以根据劳动程度进行估计，以一般的家务劳动为例，60～80岁男性的热量推荐摄入量约为8 000 kJ/d，女性约为7 500 kJ/d。但是由于劳动强度和性别等因素的影响，热量的摄入也可有所调整，以免热量过剩导致超重或肥胖，甚至诱发一些常见的老年病。摄入充足的碳水化合物，可以促进蛋白质发挥功能，使蛋白质利用率得到很大程度的提高。

碳水化合物主要来源于全谷类食物，如燕麦、荞麦、水稻、大麦、小麦、玉米和高粱等，这些食物中80%为淀粉，在体内可被消化分解为葡萄糖。老年人糖耐量逐渐降低，血糖调节作用减弱，易发生血糖增高，为避免饮食造成的血糖水平波动过大，应注意选择低血糖指数的食物。另外，由于老年人肠道蠕动弱，机体活动减少，容易发生便秘，故摄入多种来源的碳水化合物十分必要。且尽可能选择豆类、蔬菜和水果，粗细粮合理搭配，以得到足够的膳食纤维。

(二) 蛋白质

蛋白质是生命的物质基础，充足的蛋白质可以增强抵抗力，降低感染性疾病、自身免疫病或肿瘤的发病率。根据人的营养状况及生长发育等要求，蛋白质供给的热量应占总热量的15%，达到供求平衡。

老年人体内的分解代谢大于合成代谢，蛋白质的合成能力下降，同时对蛋白质的吸收利用度也降低，易出现负氮平衡；由于其体内的胰蛋白酶分泌减少，过多的蛋白质可加重老年人的消化负担；加之老年人肝、肾功能随年龄增加而有不同程度的降低，过多地摄入蛋白质反而加重了肝、肾的负担。一般来说，蛋白质摄入量以1.0～1.2 g/(kg·d)为宜，多选用优质蛋白，尽量保证优质蛋白占摄取蛋白质总量的50%以上，因为优质蛋白中的氨基酸比例与人体本身蛋白质相似，更利于机体吸收。蛋白质包括动物蛋白和植物蛋白，其中鱼、虾、禽肉和猪、牛、羊肉（瘦肉）中的动物蛋白含量较高，豆制品中的植物蛋白含量较高，这些食物含有较高的优质蛋白和微量元素，对维持老年人肌肉合成有益。一餐中蛋白质的含量占11%～14%，最多不超过20%，辅以玉米、小米及新鲜的蔬菜、水果等，能增加非必需氨基酸的摄入，使营养价值明显提高。

(三) 脂肪

脂肪是人体必需的三大产热营养素之一，每1 g脂肪可产生约37 kJ的热量，是蛋白质、碳水化合物的2倍多，是产生热量最高的一种营养素。老年人对脂肪的消化功能下降，且通常老年人体内脂肪组织所占比例随年龄增长而增加，因此膳食中的脂肪不宜过多。每餐中脂肪的产热量应占总热量的20%～30%，并尽量减少饱和脂肪酸和胆固醇的摄入，如尽量避免猪油、肥肉、牛油等动物性脂肪，多选用花生油、豆油、橄榄油、玉米油等植物油，且交替食用各种植物油优于单独食用一种。

若脂肪供给的热量高于总热量的30%,可造成体内脂肪蓄积,长期摄入不但容易使人发胖,还容易使人发生高脂血症、糖尿病等慢性病。但另一方面,若进食脂肪过少,又将导致必需脂肪酸缺乏而发生皮肤疾病,并影响脂溶性维生素的吸收,严重者可发生营养不良。

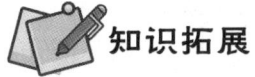
知识拓展

血糖指数

血糖指数(glycemic index,GI)是衡量食物引起餐后血糖反应的一项指标,表示在进食后2 h内,含有50 g有价值的碳水化合物的食物和相当量的葡萄糖分别引发的血糖应答水平的百分比。一般认为,GI<55为低GI食物,GI在55~75为中等GI食物,GI>75为高GI食物。GI越高,该食物进入胃肠后消化越快,葡萄糖释放越快,血糖升高越明显。

[来源:《中国食物成分表》(第2版),由北京大学医学出版社出版]

(四)膳食纤维

膳食纤维是碳水化合物中不能被人体消化酶所分解的多糖类物质,是健康饮食不可缺少的营养素,存在于谷、薯、豆、蔬果类等食物中。食物中的膳食纤维分为可溶性和不可溶性两种,前者包括水果中的果胶、海藻中的藻胶及从魔芋中提取的葡甘聚糖等,在稞麦粉、酸梅、柿子干、荞麦中含量也较丰富;后者主要指纤维素、木质素、半纤维素等,大量存在于谷物的麦皮,全谷类食物如麦片、全麦粉、糙米、燕麦、荞麦、莜麦、玉米面等,以及蔬菜的茎叶、豆类及豆制品里也有。

膳食纤维对人体健康至关重要,被誉为"肠道清洁夫"。膳食纤维的作用非常广泛,虽然不被人体所吸收,但它可以延缓碳水化合物的消化吸收,预防肥胖;改善神经末梢对胰岛素的感受性,调节血糖水平;促进肠道运动,刺激其蠕动,防止便秘,预防结肠癌等恶性肿瘤;降低胆固醇吸收,防止心血管疾病;调节肠内微生物菌群的组成,提高人体免疫力,增强抵抗疾病的能力。

如果饮食中的膳食纤维缺乏,可能导致肥胖、糖尿病、高脂血症、高血压的发生。此外,包括乳腺癌、直肠癌在内的不少癌症都和膳食纤维缺乏有关;膳食纤维摄入过量会造成腹胀、消化不良,还会影响钙、铁、锌等营养素的吸收,降低蛋白质的消化吸收率,因此,建议老年人选择全谷、全麦食物做早点,用部分粗粮代替细粮,适当增加豆类食物,每日必吃蔬菜和水果,以保证膳食纤维的供应。

世界卫生组织提出,成年人应当摄入的总膳食纤维量为27~40 g/d,中国营养学会提出我国成年人每日膳食纤维适宜摄入量为30.2 g。但我国膳食营养调查发现,我国居民膳食纤维的实际平均摄入量远远没有达到推荐量,以致影响了老年人的健康。

(五)维生素

维生素是机体维持正常功能所必需的物质,在维持身体健康、调节生理功能、延缓衰老过程中起着极其重要的作用,体内不能合成或合成较少,主要由食物供给。老年人对维生素的吸收率较低、排泄量大,因此老年人维生素缺乏是一种常见现象。

维生素根据其溶解性质的不同分为脂溶性维生素和水溶性维生素。①脂溶性维生素包括维生素A、维生素D、维生素E、维生素K。这些脂溶性维生素与食物中的脂类并存,随同脂类一起被人体吸收。维生素A有两种:一种是维生素A醇,主要在动物性食物中,如肝脏,在鱼卵、全奶、奶油、蛋类中含量亦较高;另一种是胡萝卜素,可以从植物性食物中摄取,如菠菜、西兰花、莴苣、青椒等黄绿色蔬菜,另外在橘黄色水果中含量也较多。天然食品中维生素 D 的含量较低,维生素 D 相对含量高的食品主要有海鱼、鱼卵、动物肝脏、蛋黄、奶油、奶酪等,瘦肉和奶类中含量很少。维生素 E 主要存在于各种植物油中,坚果、某些谷类尤其是麦胚、绿叶蔬菜中也含有一定数量的维生素 E。②水溶性维生素包括 B 族维生素、维生素 C、烟酸、生物碱等,这类维生素不溶于有机溶剂。B 族维生素主要存在于谷类、豆类、瘦猪肉、动物内脏中,动物肝脏、牛奶及发酵的豆制品中含量也较丰富。维生素 C 主要存在于各种新鲜的蔬菜、水果中,如绿叶蔬菜、青椒、番茄、大白菜及枣、橘子、山楂、柠檬、猕猴桃。

虽然维生素是人体必需的,但是维生素摄入过多也会导致中毒,因此应严格控制每种维生素的摄入量,尤其是代谢不良的老年人。中国老年人膳食维生素推荐摄入量见表3-1。

表3-1 中国老年人膳食维生素推荐摄入量

年龄/岁	维生素 A/($\mu g/d$)	维生素 B_1/(mg/d)	维生素 B_2/(mg/d)	维生素 B_6/(mg/d)	维生素 B_{12}/$\mu g \cdot d$	维生素 C/(mg/d)
≥60	男800/女700	男1.4/女1.2	男1.4/女1.2	1.6	2.4	100
≥80	男800/女700	男1.4/女1.2	男1.4/女1.2	1.6	2.4	100

年龄/岁	维生素 D/($\mu g/d$)	维生素 E/(mg/d)	泛酸/(mg/d)	叶酸/($\mu g/d$)	烟酸/(mg/d)
≥60	15	14	5	400	男14/女11
≥80	15	14	5	400	男13/女10

(六) 无机盐

1. 钙　老年人容易发生钙代谢的负平衡,如果不能摄入充足的钙,容易发生骨质退化性疾病,特别是绝经后的女性,内分泌功能的衰减可导致骨质疏松症的高发。《中国居民膳食指南(2022版)》推荐老年人钙的摄入量为 1 000 mg/d。因此应强调适当增加富含钙质的食物摄入,并增加户外运动和日光照射,以促进维生素 D 的合成,帮助钙的吸收。老年人消化功能减退,因此应选择容易吸收的钙质,如奶类及奶制品、豆类及豆制品,以及坚果(如核桃、花生)等,也可适当食入一些海产品。

2. 铁　铁是血红蛋白合成的重要原料,食物中缺铁或铁吸收不良可导致缺铁性贫血。为避免贫血的发生,《中国居民膳食指南(2022版)》推荐老年人铁的摄入量为 12 mg/d。老年人应注意选择含铁丰富的食物,如瘦肉、动物肝脏、黑木耳、菠菜等,并注意维生素 C 可促进人体对铁的吸收。

3. 钾　老年人往往喜欢偏咸的食物,容易引起钠摄入过多但钾摄入不足,钾缺乏可使肌力下降而导致人体有倦怠感。含钾量较高的食物有香蕉、橘子、红枣、菠菜、莴苣、木耳、紫菜、海带、瘦肉等。

4. 锌和铬　二者有调节血糖代谢和加强胰岛素作用的功能。

5. 硒　它既能保护心肌免受自由基损伤,又能保护视网膜免受损伤,都应适当补充。

(七) 水分

水是构成人体的重要组成成分,失水 10% 就会影响机体功能,失水 20% 即可威胁人的生命。如果水分不足,再加上结、直肠的肌肉萎缩,肠道中黏液分泌减少,老年人很容易发生便秘,严重时还可发生电解质紊乱、脱水等。但饮水过多也会增加心、肾等器官的负担,因此老年人饮水量(除去饮食中的水)一般以每日每千克体重 30 mL 左右为宜。饮食中可适当增加汤羹类食品,既能补充营养、利于消化,又可补充相应的水分。

 **知识拓展**

一般老年人膳食核心推荐

食物品种丰富,动物性食物充足,常吃大豆制品。
鼓励共同进餐,保持良好食欲,享受食物美味。
积极户外活动,延缓肌肉衰减,保持适宜体重。
定期健康体检,测评营养状况,预防营养缺乏。

80 岁以上高龄老年人膳食核心推荐

食物多样,鼓励多种方式进食。
选择质地细软、能量和营养素密度高的食物。
多吃鱼、禽、蛋、奶和豆,适量蔬菜配水果。
关注体重丢失,定期营养筛查评估,预防营养不良。
适时合理补充营养,提高生活质量。
坚持健身与益智活动,促进心身健康。

[来源:中国居民膳食指南(2022 版)]

二、老年人的合理膳食建议

由于年龄增加,老年人的器官功能出现不同程度的衰退,因此老年人更应该注意饮食及营养的摄入,防止营养过剩或营养缺乏的发生。患有慢性病的老年人在饮食方面也要注意,防止并发症的发生。《中国居民膳食指南(2022)》指出,老年人的饮食应遵循以下原则。

(一)食物品种丰富,合理搭配

老年人更需要注意丰富食物品种,努力做到餐餐有蔬菜,尽可能选择不同种类的水果,动物性食物换着吃,吃不同种类的奶类和豆类食物。

(二)营造良好氛围,鼓励共同制作和分享食物

制作和分享食物已成为改善、调整心理状态的重要途径,有利于帮助老年人保持积极、乐观的情绪。家人、亲友应劝导和鼓励老年人一同挑选、制作、品尝、评论食物,让他们对生活有新认识,感受到来自家人、亲友的关心与支持,保持良好的精神状态。

(三)努力增进食欲,享受食物美味

老年人身体功能的衰退,特别是味觉、嗅觉、视觉敏感度的下降,可以明显降低老年人的食欲;而因罹患慢性病,长期服用药物的老年人也容易出现食欲减退,表现为餐次、食量减少,食物品种单一。老年人和护理人员应采取积极措施,避免营养缺乏。

(四)合理营养,延缓肌肉衰减

良好的营养状况对延缓老年人肌肉衰减具有关键作用,主要关注如下营养素和食物。

1. **蛋白质** 建议老年人在一般情况下每日蛋白质摄入量在每千克体重 1.0~1.2 g,日常进行抗阻训练的老年人每日蛋白质摄入量为每千克体重 1.2~1.5 g。来自鱼、虾、禽肉和猪、牛、羊肉等动

物性食物及大豆类食物的优质蛋白比例不低于50%,如每天畜肉类50 g,鱼、虾、禽肉类50~100 g。

2. 奶及奶制品　有研究结果表明,牛奶中的乳清蛋白对促进肌肉合成、预防肌肉衰减很有益处。建议每人每天饮300~400 g鲜牛奶或相当量蛋白质的奶制品;乳糖不耐受的老年人可以考虑饮用低乳糖奶或酸奶。

3. 动物性食物　每日都应有动物性食物,如早餐可食用鸡蛋、牛奶、豆类等,中餐、晚餐可食用畜肉、禽肉、鱼、蛋、大豆及豆制品等。不宜集中在一餐摄入大量蛋白质。

(五)及时测评营养状况,纠正不健康饮食行为

鼓励老年人关注自己的饮食,经常自我测评营养状况;定期称量体重,如果体重在短时间内出现较大波动,应及时查找原因,进行调整。另外,可以记录自己的饮食情况,使食物种类尽可能达到《中国居民膳食指南(2022版)》中每天12种、每周25种食物的推荐,判断所食的谷物、水产品、肉、蛋、奶、大豆、蔬菜等食物的量是否达到《中国居民膳食指南(2022版)》中推荐的摄入量。通过自我测评,了解自己的饮食是否基本合理。

对于患有多种慢性病、身体功能明显变差的老年人来说,由于活动受限,并在进行医学治疗,其有着特殊的营养需求,应该接受专业的营养不良风险评估与评定,接受医学营养专业人员的指导,科学精细调控饮食,做好疾病治疗和康复中的营养支持。

三、老年人的饮食护理

(一)烹饪时的护理

1. 咀嚼、消化吸收功能低下者的护理　蔬菜要切细,肉类最好制成肉末,烹制方法可采用煮或炖,必要时可捣碎,尽量使食物变松软而易于吞咽和消化。但应注意易咀嚼的食物对肠道的刺激作用减少而易引起便秘,因此应多选用富含纤维素的蔬菜类,如青菜、根菜类等烹制后食用。

2. 吞咽功能低下者的护理　对于吞咽反射低下者,过碎的食物或液态食物易导致憋呛。固体食物可以做得尽量松软或直接做成糊状,而液态食物则可酌情选用食物调节剂(如凝胶、琼脂、淀粉等)将其变成糊状,以易于吞咽。还应注意一些黏稠度极高的食物,如汤圆、年糕、糍粑等,也不容易吞咽,应尽量减少甚至避免选择。

3. 味觉、嗅觉等感觉功能低下者的护理　饮食的色、香、味能够明显刺激食欲,因此味觉、嗅觉等感觉功能低下的老年人喜欢吃味道浓重的饮食,特别是盐和糖,而这些调味品食用太多对健康不利,使用时应格外注意。有时老年人进餐时因感到食物味道太淡而没有胃口,烹调时可用醋、姜、蒜等调味品来刺激食欲。

(二)进餐时的护理

1. 一般护理　室内应定时通风换气、去除异味,以保持空气新鲜;尽量安排老年人与他人一起进餐以增加食欲;鼓励老年人自行进食,对卧床的老年人要根据其病情采取相应的措施,如帮助其坐在床上并使用特制的餐具(如床上餐桌等)进餐;在老年人不能自行进餐,或因自己单独进餐而摄取量少并有疲劳感时,可协助喂饭,但应注意尊重其生活习惯,掌握适当的速度与其相互配合;无论是自行进餐还是喂饭,都要注意保证老年人的头颈部处于自然前倾位,因此时口的位置不会高于咽喉,可避免食物不受控制地滑入咽喉,且仰头时喉部会厌软骨无法遮蔽气道而易引起误咽甚至窒息。

2. 上肢障碍者的护理　老年人上肢出现麻痹、挛缩、变形、肌力低下、震颤等障碍时,自己摄入食物较困难,但是有些老年人还是愿意自行进餐,此时可以选择各种特殊的餐具。如老年人专用的叉、勺,其柄很粗,适用于无法握紧手的老年人,亦可将纱布或布条缠在普通勺把上;有些老年人的口张不大,可选用婴儿用的小勺加以改造;使用筷子的精细动作对大脑是一种良性刺激,因此应尽量维持老年人的这种能力,可选用套筷或用绳子将两根筷子连在一起以防脱落。

3. 视力障碍者的护理　对于视力障碍的老年人,做好自行进餐的护理非常重要。照顾者首先要向老年人说明餐桌上食物的种类和位置,并帮助其用手触摸以便确认。要注意保证安全,提醒老年人注意热汤、茶水等易引起烫伤的食物,鱼刺等要剔除干净。视力障碍的老年人可能因看不清食物导致食欲减退,因此,食物的味道和香味更重要,或者让老年人与他人一起进餐,营造良好的进餐气氛以增进食欲。

4. 吞咽能力低下者的护理　由于存在会厌反应能力低下、会厌关闭不全或声门闭锁不全等情况,吞咽能力低下的老年人很容易将食物误咽入气管。尤其是卧床老年人,舌控制食物的能力减弱,更易引起误咽。因此进餐时老年人采取坐位或半坐位比较安全,偏瘫的老年人可采取侧卧位,最好是卧于健侧。进食过程中应有照顾者在旁观察,以防发生事故。同时随着年龄的增加,老年人的唾液分泌相对减少,口腔黏膜的润滑作用减弱,因此进餐前及进餐中应注意喝水湿润口腔,脑血管障碍及神经失调的老年人更应如此。

四、老年人常见营养障碍性疾病的预防

营养障碍是指存在一种或多种营养物质过少、过多或比例不当,也可以兼有热量的过多或不足。这类疾病多与膳食营养密切相关,合理的膳食调配是治疗和预防相关疾病的基础,也是关键措施。老年人由于身体功能减弱、器官衰退等原因,更易发生营养障碍,患有慢性病的老年人表现尤为突出。临床上常见的与营养障碍相关的疾病主要有肥胖、高血压、糖尿病、骨质疏松症、痛风、营养缺乏性贫血及高脂血症等,这些疾病多与某种营养物质摄入过多或缺乏相关,因此调整饮食习惯或饮食结构对于延缓疾病的发展非常重要。

(一)肥胖

肥胖是指体内脂肪堆积过多和/或分布异常,超过正常生理需要量,且逐渐达到一定值,是一种多因素引起的慢性代谢性疾病。通常用体重指数(BMI)来衡量是否达到肥胖的标准,BMI = 体重(kg)×身高^2(m^2),也可用肥胖度进行判断。

1. 肥胖度判断　标准体重简易算法如下。

男性:标准体重(kg)= 身高(cm)-105

女性:标准体重(kg)= 身高(cm)-100

肥胖度(%)=[实际体重(kg)-标准体重(kg)]/标准体重(kg)×100%

判断标准:肥胖度≥10%为超重;>20%为肥胖,其中>20%～30%为轻度肥胖,>30%～50%为中度肥胖,>50%为重度肥胖。

2. 病因　引起肥胖的原因较多,有遗传、饮食、精神及其他疾病的影响等,其中饮食是主要因素。

3. 预防措施　专家共识认为,老年人的BMI在20.0～26.9 kg/m^2更适宜(成年人BMI正常值为18.5～23.9 kg/m^2)。不应采取极端措施让体重在短时间内产生大幅变化,应该分析可能的原因,逐步解决,特别是在饮食和身体活动方面进行适度调整,让体重逐步达到正常值。

(1)控制总热量:在保证能从事正常活动的前提下,逐渐降低饮食的总热量。

(2)营养素供给均衡:饮食上要严格控制脂肪的摄入、限制碳水化合物的摄入、保证足够的蛋白质摄入。每餐中脂肪、碳水化合物和蛋白质的摄入比例分别为10%、65%和25%,同时限制碳水化合物的摄入。

(3) 适当补充维生素和微量元素:多食新鲜的蔬菜、水果,同时适当补充维生素和矿物质,尤其是维生素C、钙、铁。

(4) 多食含纤维素丰富的食物:该类食物中的纤维成分不易被消化道吸收,在增加饱腹感的同时可以促进胃肠道蠕动,预防便秘,排除肠道内废物。

(5) 纠正不良的饮食习惯:一日三餐,定时定量,细嚼慢咽,切勿暴饮暴食,忌食油炸食品,戒烟限酒。

(二) 高血压和糖尿病

二者是老年人常见的慢性病,详见第五章。

(三) 骨质疏松症

骨质疏松症是一种以低骨量和骨组织细微结构破坏为特征,导致骨骼脆性增加,易发生骨折的代谢性疾病,最常见的症状是发生在全身各部位的疼痛,以腰背痛多见;还表现为身长缩短、驼背等躯体形变。本病各年龄阶段均可发病,多见于老年人。

1. 病因　正常成熟骨的代谢主要以骨重建形式进行,在激素、细胞因子等的调节下,骨组织不断吸收旧骨,生成新骨,骨吸收和骨生成在体内达到平衡,骨质净量无改变。骨质疏松症主要是由骨吸收和骨生成之间失去平衡而引发。根据病因将骨质疏松症分为原发性和继发性,原发性有两种亚型,即Ⅰ型(绝经后骨质疏松症)和Ⅱ型(老年性骨质疏松症)。Ⅰ型多与激素有关,Ⅱ型多见于老年人,主要由于骨吸收不良和骨生成受到影响而发生,如维生素D的缺乏、钙摄入量减少,或吸烟、高蛋白和高盐饮食等,病变主要集中在脊柱和髋骨。

2. 预防措施

(1) 补充钙剂和活性维生素D。钙元素摄入量>800~1 200 mg/d,同时服用维生素D 5 μg/d (生理需要量),以利于钙吸收,注意增加阳光照射。

(2) 补充含维生素A、维生素C的食物,以利于钙吸收。

(3) 纠正不良的生活习惯,如戒烟酒,不饮咖啡、浓茶,适量摄入蛋白质,限制盐的摄入。

(4) 阳光下的户外运动有利于人体内维生素D的合成,延缓骨质疏松和肌肉衰减的发展,因此老年人应积极进行户外活动。根据老年人的生理特点,可在天气温暖、晴朗的时候到户外开展步行、快走、做操、打太极拳等活动。锻炼可以增强心、肺功能,使头颈、躯干、四肢活动灵活,身体柔韧,减缓骨矿物质丢失、肌肉衰减,有效预防骨折和跌倒。

(四) 痛风

痛风是慢性嘌呤代谢障碍所致的一组异质性疾病,主要以高尿酸血症、反复发生的痛风型关节炎、痛风石及肾炎为主要表现,临床可出现关节畸形及功能障碍,严重影响老年人的生活质量。

1. 病因　痛风分为原发性和继发性,前者属于遗传性疾病,与高血压、肥胖、血脂异常及糖尿病关系密切。痛风的发生主要是体内嘌呤代谢的最终产物——尿酸增多,人体尿酸的80%来源于内源性。尿酸生成过多或肾脏排泄减少,尿酸以结晶形式沉积在关节周围组织并影响其功能是引起痛风急性发作和/或痛风石疾病的主要原因。

2. 预防措施

(1) 控制总热量:饮食中热量应限制在5 020~6 276 kJ。

(2) 蛋白质的摄入量为1 g/(kg·d),碳水化合物供给的热量占总热量的50%~60%。

(3) 限制嘌呤食物如动物内脏、鱼虾蟹类、肉类、菠菜、蘑菇、黄豆、豌豆、咖啡等的摄入,饮食以清淡、易消化为主。

(4) 戒烟忌酒。

(5)可适当进食碱性食物,以碱化尿液,减少尿酸盐的沉积,如马铃薯、各类蔬菜、柑橘类水果等。

(五)营养缺乏性贫血

1. 病因　引起营养缺乏性贫血的原因主要有两种:一种为巨幼细胞贫血,主要是由于维生素 B_{12} 和叶酸的缺乏;另一种为缺铁性贫血,主要与缺铁相关。老年人由于消化吸收功能减弱,维生素及矿物质的吸收减少,同时伴有流失量增大,更易发生贫血。

2. 预防措施

(1)纠正不良的饮食习惯,因为偏食、长期素食等都可造成贫血。

(2)多摄入含铁、维生素 B_{12} 和叶酸丰富的食物。含铁丰富的食物主要有动物肉类、肝脏、血制品,以及蛋黄、海带、黑木耳等;含叶酸较丰富的食物有绿叶蔬菜、水果、谷类和动物肉类;维生素 B_{12} 含量丰富的食物有动物肉类、肝脏、肾脏、禽蛋、海产品等。

(3)根据世界卫生组织推荐,烹饪可使用铁锅、铁铲等炊具,另外,多食富含维生素 C 的食物能够促进铁的吸收,如小白菜、芹菜、苦瓜、柚子、南瓜、柿子等。

(4)去除影响铁吸收的因素,如与牛奶、咖啡、浓茶及抗酸药同服,可阻碍铁的吸收。

(5)掌握烹饪的技巧及注意事项,避免营养素流失。

(六)高脂血症

血脂异常是由于脂肪代谢或转运异常,是一种或几种脂质高于或低于正常的代谢紊乱状态。其中高脂血症表现为高胆固醇血症、高甘油三酯血症或混合型高脂血症(两者兼有)。

1. 病因　高脂血症与心血管疾病的发病密切相关,如冠心病、糖尿病、高血压等,常常同时出现。

2. 预防措施　饮食治疗是本病治疗的基本措施,应长期坚持。

(1)避免进食高脂肪、高胆固醇的食物,如动物内脏、肉类,尤其是肥肉,禽类食物应去皮。另外,还要注意烹调用油的选择,可选用植物油,少食用动物油。

(2)控制饮食总热量,限制碳水化合物的摄入,防止多余的碳水化合物转化为甘油三酯而使血脂水平升高。

(3)多进食含纤维素丰富的食物。

第二节　老年人运动健康促进技术

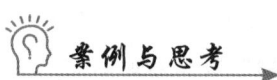
案例与思考

刘爷爷,71岁,年轻时是单位的运动健将,喜欢体育运动,经常去社区活动中心打乒乓球。今天下午,刘爷爷去运动的时候却出了意外,原来刘爷爷为了接住打来的乒乓球时,急于向前跨步,不慎将脚扭伤了。社工小王慌慌张张将刘爷爷送到了医院,急诊科值班的郭护士进行了简单的检查,发现刘爷爷的右脚踝肿胀得厉害,经过 X 射线检查,幸好并未发生骨折。郭护士用轮椅将刘爷爷安排到观察室休息,并指导其用物理方法缓解疼痛。请思考:①老年人运动时应注意什么?②如何指导老年人进行运动?

老年人的骨骼、肌肉及关节的功能和结构会发生不同的改变,合理的运动能促进老年人身体健康,增强心、肺功能,改善情绪,还能预防肥胖、心血管疾病、糖尿病的发生。护理人员可根据老年人的年龄、身体状况及耐受程度,从运动时间、地点、项目等方面对老年人进行指导,帮助老年人找到适合自己的运动方式,促进老年人健康。

一、老年人运动与健康

运动或活动是保持能量平衡和身体健康的重要方法,能够有效地消耗能量,保持精神和机体代谢的活跃性。因此要鼓励老年人养成每天运动的习惯,坚持每天多做一些消耗性活动,充分发挥运动对老年人健康的促进作用。

(一)运动对老年人的益处

1. 神经系统　运动通过对肌肉活动的刺激,协调大脑皮质兴奋和抑制过程,促进细胞的供氧能力,有助于大脑疲劳的恢复,减缓脑动脉硬化,延缓神经元衰老,促进智力的发展,并有助于休息和睡眠。

2. 心血管系统　运动一方面可以增强心肌收缩力,增加冠状动脉供血量,改善心肌缺氧情况;另一方面可以促进冠状动脉侧支循环建立,增加血管弹性,加速脂肪代谢,加强肌肉发育,延缓心脏的衰老进程。

3. 呼吸系统　运动可以增强呼吸肌的力量,提高胸廓活动度,改善肺功能,保证脏器和组织的氧气需要量;还能使肺泡壁弹性保持良好状态,减慢肺组织纤维化过程,增强肺的抵抗力。长期锻炼可以使呼吸肌强壮有力,呼吸频率减慢,呼吸变深而均匀。

4. 消化系统　运动可以增加胃肠道蠕动,促进消化液分泌,有利于消化和吸收;同时膈肌和腹肌的收缩对胃肠道、肝、脾也具有直接作用,加速新陈代谢,改善肝、肾功能。

5. 肌肉骨骼系统　运动可以促使老年人骨密度增加,肌肉韧性和弹性增加,预防老年性骨质疏松症的发生;可以使肌纤维变粗,肌肉的耐受力增加,防止肌肉萎缩,同时增加老年人的平衡能力,减少摔倒的发生。

6. 免疫系统　长期锻炼可以增强免疫功能,提高抗病能力。

7. 泌尿系统　运动可以增加肾脏的血液供给,提高肾脏的排泄功能,有益于机体内环境的稳态;增强膀胱和盆底肌肉的力量,有助于维持正常的排尿形态。

8. 其他　运动能增加胰岛素的敏感性,改善血糖和脂肪代谢紊乱;还能调整老年人情绪,有利于智力和体能的维持和促进,并能预防心身疾病的发生。

(二)影响老年人运动的因素

1. 心、肺功能　心、肺功能是影响老年人运动效果及质量的主要因素,尤其是患有心、肺疾病的老年人,必须在医生的指导下进行锻炼。当运动后出现心脏供血不足的表现时,应立即退回到上一次的活动量。

2. 肌肉骨骼系统　老年人肌细胞退化、肌张力下降,使骨骼系统的弹性、张力、反应时间及执行能力都受到影响,最终导致老年人活动减少。

3. 神经系统　神经系统的老化对于不同的老年人程度是不同的,它可以造成脑组织血流减少、大脑萎缩、运动纤维丧失、神经树突数量减少、神经传导速度变慢,导致对刺激的接收能力延长,这些均可以使老年人的运动协调性及步态发生改变。老年人前庭器官特别敏感,对姿势的改变耐受能力下降,平衡感缺失,在活动时尤应注意安全。

4. 其他　老年人患慢性病者居多,使其对运动的耐受能力下降,比如骨质疏松症会使运动能力受到限制,并且容易跌倒造成骨折;帕金森病会形成步态迟缓,影响身体平衡感等。

(三)老年人运动的潜在危险

1. 运动强度过大　运动可使老年人心情愉悦,容易导致老年人在不知不觉中运动过久或者强度较大,以致出现不能耐受,严重者可引发疾病。
2. 有受伤的危险　由于老年人的身体活动灵敏度下降,在危险出现时不能及时避开,容易受伤,常见的有扭伤、摔伤,甚至骨折。
3. 有呼吸道感染的危险　寒冷、雾霾等天气变化可加重老年人发生呼吸道感染的概率,因此,要选择在合适的天气和时间运动。

二、老年人运动方案的制定

(一)制定老年人运动方案应遵循的原则

1. 选择合适的运动项目　老年人可根据自己的身体状况及兴趣爱好选择适合自己的运动项目,以有氧运动为最佳,如散步、慢跑、跳舞、打太极拳与练气功,有条件的也可以选择游泳或者在水中行走。对于有心脏病的老年人,则要根据心功能级别选择运动。
2. 选择合适的运动强度　老年人运动量要循序渐进,从小运动量开始,以增强体质为目的,身体适应以后逐步调整运动持续的时间和运动量,不可盲目开展大量运动。运动过程中随时评估老年人对运动的耐受性,老年人在运动时的心率以不超过170-年龄为宜,如运动后出现胸闷、气短或呼吸困难,则立即停止该强度的活动,调回以前的运动量。
3. 固定运动时间　建议老年人运动时间为每次30 min,每周3~4次,饭后不可立即运动,以免出现心脏及脑供血不足。
4. 注意运动地点和天气的变化　运动时选择空气清新、安静清幽的场地,注意气候的变化,遇到雨雪天气可以选择室内活动,以免发生跌倒和受凉。夏季避免在高温的时候运动,以免中暑。
5. 其他　老年人外出运动时随身携带监护人联系卡,以便发生意外时能够及时联系到家人;年老体弱者应在医生指导下进行锻炼,若出现心绞痛或呼吸困难,应立即停止运动,就地休息;有慢性病的老年人外出运动时应携带急救药物,如糖尿病患者随身携带糖果,冠心病患者随身携带速效救心丸或硝酸甘油,并将药物放在方便取放的地方。

(二)老年人运动方案制定的基本要素

1. 制定运动方案　老年人特别是有基础疾病的老年人,应由专业的医生或者护士进行体格检查后制订合理的运动计划,并评估老年人对运动的耐受性,包括面色、精神状态、生命体征,并且询问老年人的主观感受,以运动后感觉精力充沛、睡眠好、食欲佳为适宜运动。
2. 运动前的准备工作　运动前选择合适的衣裤,衣裤以宽松、舒适为主,最好选择纯棉的运动服;冬季注意保暖,夏季注意透气;运动鞋大小合适、软硬适中,冬季的鞋应具有防滑作用,夏季的鞋要透气,鞋底不可过软;袜子以纯棉、透气的运动袜为最佳。运动选择在饭后30 min左右进行,且运动前不要喝含有咖啡因的饮料;每次运动前先进行肢体及关节活动,避免突然运动增大而造成软组织损伤或者骨折。
3. 运动中的监测　教会老年人在运动时如何呼吸,减轻压力,尤其是患有慢性肺部疾病的老年人。运动过程中老年人要随时感受自己的耐力,如感到胸闷、气短、心悸或者全身不适时,应立即停止运动,就地休息,以及时就诊。
4. 运动后的放松　运动后不宜立即停下、蹲坐休息,要逐步放松,可以做慢步走或者甩手等活动,直到心率降至比静息状态下的心率高10~15次/min;运动结束后也不要立即洗澡,以免发生虚脱或晕厥。

5. 防止跌倒　运动时跌倒会造成组织损伤、骨折、硬脑膜下血肿等。经常发生跌倒,会使老年人对自己的运动能力丧失信心而尽量减少运动,这样又会导致骨骼肌萎缩,走路更加不稳,更易发生跌倒,从而形成恶性循环。所以,老年人在运动过程中应防止跌倒。

三、老年人运动强度的自我监护

(一)老年人运动强度判断标准

科学的锻炼对人体健康最有益,有效的运动要求有足够而安全的强度,健康老年人的运动强度应根据个人的能力及身体状况来选择,运动时间不受限制,运动量以消耗 355 kJ 热量为最佳。每周至少要进行 150 min 的中等强度的有氧运动,也可以每天做操 20~30 min、大扫除 20 min、投球 10 min、上楼梯 5~10 min、跳绳 10~15 min、跑步 10~15 min、游泳 5 min。老年人在安排运动负荷时要量力而行,应注意运动要循序渐进,从相对适中的身体运动开始,逐渐向较大运动量过渡。切忌因强度过大造成运动损伤,甚至跌倒或急性事件。合适的运动负荷应该是锻炼后睡眠正常、食欲良好、精神振奋、情绪愉快。

(二)老年人运动强度自我监护的方法

1. 呼吸　老年人在运动过程中耗氧量会增加,频率增快,但每分钟呼吸的次数不可超过 24 次。如在运动中出现频繁咳嗽、气喘、胸闷和呼吸困难,则应减少运动量或停止继续运动。

2. 心率　老年人可以在运动过程中通过自测心率了解心脏情况,常以"运动时心率(次/min)= 170-年龄(岁)"作为运动目标心率,如 70 岁老年人运动后即刻心率为 100 次/min(由 170-70=100 计算得出),表明运动强度恰到好处。如运动结束后心率在 3~5 min 恢复至运动前的心率,同时运动时全身有热感或微微出汗,运动后自觉精力充沛、睡眠好、食欲佳,表明运动量适宜;运动时身体不发热或无出汗,心率不增或增加不多,心率在运动结束后 3 min 内恢复到运动前心率,则表明运动量小;如果运动后达到了最适宜心率,但需要 10 min 以上才能恢复到运动前心率,而且运动后感到疲劳、头晕、心悸、气促、睡眠不良,则说明运动量过大。

3. 饮食　老年人通过适当运动,胃肠的消化分泌功能提高,可出现食量增加的现象。如果食欲减退,需考虑运动是否过量、过急,应该及时咨询专业人士调整。

第三节　老年人心理健康促进技术

案例与思考

甘大爷,60 岁,半年前从领导岗位退休回家后,因不能适应退休后生活出现失落感。不愿与过去的同事和朋友来往,一直闭门不出,整天沉默不语,常常独坐一隅发呆,有时暗自感叹人走茶凉的悲哀,感到无奈的孤独和寂寞。近期甘大爷经常睡不着觉,还伴有头痛、头晕、疲惫无力、胸闷、血压偏高、食欲减退、体重下降、尿频、尿急等症状。甘大爷曾服用大量的催眠药自杀,因发现及时被抢救过来。持续的情绪低落使甘大爷的思维明显变得迟钝,记忆力也有所下降。请思考:①甘大爷存在什么心理问题?老年人常见的心理问题有哪些?如何预防?②为预防老年人再次出现自杀行为,应采取哪些措施?

随着社会的发展,医疗水平不断提高,人类躯体疾病得到了很大程度的控制,人们的寿命逐渐增长,老年人的数量也逐年增长,随之而来的各种心理问题及社会问题困扰了许多老年人,因此了解老年人的心理需求,促进老年人心理健康势在必行。

一、老年人的心理变化特点及影响因素

(一)老年人的心理变化特点

心理变化是指心理能力和心理特征的改变,包括感知觉、记忆、智力、思维、人格、情感与意志等的变化。老年人的心理变化特点如下。

1. **感知觉的变化** 随着老化,老年人的感觉器官功能逐渐衰退,出现视力下降、听力下降、味觉减退等,这些都会给老年人的生活和社交活动带来诸多不便。例如,由于听力下降,老年人容易误听、误解他人的意思,出现敏感、猜疑甚至有心因性偏执观念。知觉一般尚能保持,只是易发生定向力障碍,影响老年人对时间、地点、人物的辨别。

2. **记忆的变化** 神经递质乙酰胆碱影响人的学习记忆,老年人因中枢胆碱能递质系统的功能减退,导致记忆力减退。老年人记忆变化特点为:有意记忆为主,无意记忆为辅;近事容易遗忘,而远事记忆尚好;再认能力可,回忆能力相对较差,有命名性遗忘;机械记忆较年轻人变差,在规定时间内速度记忆衰退,但理解性记忆、逻辑性记忆常不逊色。记忆与人的生理因素、健康精神状况、记忆的训练、社会环境等相关。

3. **智力的变化** 智力分为流体智力和晶体智力两大类。流体智力是指获得新观念、洞察复杂关系的能力,如知觉速度、机械记忆、识别图形关系等,主要与人的神经系统的生理结构和功能有关。晶体智力是指对词汇、常识等的理解能力,与后天的知识、文化和经验的积累有关。随着年龄增长,老年人的流体智力呈逐渐下降的趋势,高龄后下降明显;而晶体智力则保持相对稳定,随着后天的学习和经验积累,有的甚至还有所提高,到高龄后才缓慢下降。大量研究证实,智力与年龄、受教育程度、自理能力等有密切关系。

4. **思维的变化** 思维是人类认知过程的最高形式,是更复杂的心理过程,但由于老年人记忆力减退,无论是概念形成、解决问题的思维过程,还是创造性思维和逻辑推理方面都受到影响,而且个体差异较大。

5. **人格的变化** 人到了老年期,人格(即人的特性或个性,包括性格、兴趣、爱好、倾向性、价值观、才能和特长等)逐渐发生相应改变,如由于记忆力减退,说话重复唠叨,再三叮嘱,总怕别人和自己一样忘事;学习新事物的能力降低、机会减少,故多根据老经验办事,保守、固执、刻板,因把握不住现状而易产生怀旧和发牢骚等;因对健康和经济的过分关注与担心,易产生不安与焦虑情绪。

6. **情感与意志的变化** 老年人的情感和意志因社会地位、生活环境、文化素质的不同而存在较大差异。老化过程中情感活动是相对稳定的,即使有变化,也是生活条件、社会地位变化所造成的,并非年龄本身所决定。

(二)老年人心理变化的影响因素

1. **各种生理功能减退** 随着年龄的增加,老年人各种生理功能减退,出现老化现象,如神经组织尤其是脑细胞逐渐发生萎缩并减少,神经递质功能减退,导致精神活动减弱,反应迟钝,记忆力减退,特别表现在近期记忆方面。视力及听力也逐渐减退,感知觉随之降低。

2. **社会地位的变化** 社会地位的变化可使一些老年人发生种种心理上的变化,如孤独感、自卑、抑郁、烦躁等。

3. **家庭人际关系** 退休后,老年人主要活动场所由工作单位转为家庭。家庭成员之间的关系

对老年人影响很大,如子女对老年人的态度、代沟产生的矛盾、相互间的沟通理解程度等,对老年人的心理也会产生影响。

4. 营养状况　为维持人体组织与细胞的正常生理活动,老年人需要足够的营养,如蛋白质、碳水化合物、脂肪、水、矿物质、微量元素、维生素等都是必需的营养物质。当营养缺乏时,尤其是神经组织及细胞缺乏营养时,老年人常可出现精神不振、乏力、记忆力减退、对外界事物不感兴趣,甚至出现抑郁及其他精神神经症状。

5. 体力或脑力过劳　体力或脑力过劳均会使记忆力减退、精神不振、乏力、思想不易集中,甚至产生错觉、幻觉等异常心理。

6. 睡眠障碍　绝大多数老年人存在入睡困难、觉醒次数多、早醒等睡眠问题,严重者导致睡眠障碍,容易引起注意力不能集中、记忆力减退、烦躁、焦虑、易怒、抑郁,甚至引发心理障碍和精神疾病。

7. 疾病　有些疾病会影响老年人的心理状态,如脑动脉硬化后脑组织供血不足,使记忆力减退加重,晚期甚至会发生痴呆等;脑卒中可使老年人卧床不起,生活不能自理,以致产生悲观、孤独等心理状态。因此,应积极防治各种疾病,以使老年人保持良好的心理状态。

二、老年人常见的心理问题与护理

(一)焦虑

焦虑是一种很普遍的现象,几乎每个人都有过焦虑的体验。适度的焦虑有益于个体更好地适应变化,有利于个体通过自我调节保持身心平衡等。但持久过度的焦虑则会严重影响个体的心身健康。

1. 原因　造成老年人焦虑的可能原因:①体弱多病,行动不便,力不从心;②疑病性神经症;③各种应激事件,如退休、丧偶、丧子、经济窘迫、家庭关系不和、搬迁、社会治安及日常生活常规被打乱等;④某些疾病如抑郁症、老年失智症、低血糖、体位性低血压等,以及某些药物如抗胆碱能药物、咖啡因、β受体阻滞药、皮质类固醇、麻黄碱等的不良反应。

2. 表现　焦虑包括指向未来的害怕不安和痛苦的内心体验、精神运动性不安及伴有自主神经功能失调表现三方面症状,分急性焦虑和慢性焦虑两类。

急性焦虑主要表现为惊恐发作。老年人发作时突然感到不明原因的惊慌、紧张不安、心烦意乱、坐卧不安、失眠,或激动、哭泣,常伴有潮热、大汗、口渴、心悸、气促、脉搏加快、血压升高、尿频、尿急等躯体症状。严重时,可以出现阵发性气喘、胸闷,甚至有濒死感,并产生妄想和幻觉。急性焦虑发作一般持续几分钟到几小时,之后症状缓解或消失。

慢性焦虑表现为持续性精神紧张。慢性焦虑老年人可表现为经常提心吊胆,有不安的预感,平时比较敏感,处于高度的警觉状态,容易激怒,生活中稍有不如意就心烦意乱,易与他人发生冲突,注意力不集中,健忘等。

持久过度的焦虑可严重损害老年人的心身健康,加速衰老,增加失控感,损害自信心,并可诱发高血压、冠心病。急性焦虑发作可导致脑卒中、心肌梗死,以及跌伤等意外的发生。

3. 预防与护理　必须积极防治护理老年人的过度焦虑。

(1)评估焦虑程度:可用汉密尔顿焦虑量表(附表4)和状态-特质焦虑问卷(附表5)对老年人的焦虑程度进行评定。

(2)针对原因处理:指导和帮助老年人及其家属认识和分析焦虑的原因和表现,正确对待退休问题,努力解决家庭经济困难,积极治疗原发疾病,尽量避免使用或慎用可引起焦虑的药物。

(3)指导老年人保持良好心态:帮助老年人学会自我疏导和自我放松,建立规律的活动与睡眠习惯。

(4)子女要理解、尊重、帮助老人:子女应学会谦让和尊重老人,理解老人的焦虑心理,鼓励和倾听老人的内心宣泄,真正从心理、精神上关心体贴老人。

(5)重度焦虑用药治疗:重度焦虑者应遵医嘱使用抗焦虑药物进行治疗,如地西泮、氯氮䓬等药物。

(二)抑郁

抑郁是一种极复杂的情绪状态,正常人也经常以温和的方式体验到。抑郁症状持续时间较长时,作为病理性情绪,可使心理功能下降或社会功能受损。抑郁程度和持续时间不一,当抑郁持续2周以上,表现符合诊断标准时则为重性抑郁障碍或抑郁症。

抑郁高发年龄多在50~60岁。抑郁症是老年期最常见的功能性精神障碍之一,抑郁情绪在老年人中更常见,老年人的自杀通常与抑郁障碍有关。

1. 原因 导致老年人抑郁的可能原因:①增龄引起的生理、心理功能退化;②慢性病如高血压、冠心病、糖尿病及癌症等,以及因病致残导致自理能力下降或丧失;③较多的应激事件,如退休、丧偶、失独、经济窘迫、家庭关系不和等;④低血压;⑤孤独;⑥消极的认知应对方式等。

2. 表现 抑郁的典型表现是"三低"症状,即情绪低落、思维迟缓和行为活动减少3个主要方面。老年人抑郁多以躯体症状为主要表现形式,心境低落表现不太明显,称为隐匿性抑郁;或疑病症状较突出,可出现"假性痴呆"等。重度抑郁症老年人的自杀行为很常见,也较坚决,如疏于防范,自杀成功率也较高。

3. 预防与护理 老年抑郁症的防护原则是减轻抑郁症状,减少复发,提高生活质量,促进健康状况,降低医疗费用和死亡率。主要措施包括严防自杀,避免促发因素,采用认知心理治疗、药物治疗,药物治疗无效或不能耐受者和有自杀企图者需采用电休克治疗。

(1)日常生活护理

1)保持合理的休息和睡眠:生活要有规律,鼓励老年人白天参加各种娱乐活动和适当的体育锻炼,按摩安眠、神门、内关、三阴交等穴位促进睡眠;晚上入睡前喝热饮,用热水泡脚或洗热水澡,避免看过于令人兴奋、激动的电视节目或会客、谈病情。为患者创造舒适安静的入睡环境,确保患者有充足的睡眠。

2)加强营养:饮食方面既要注意营养成分的摄取,又要保持食物清淡。多吃高蛋白质、富含维生素的食品,如牛奶、鸡蛋、瘦肉、豆制品、水果、蔬菜,少吃糖及淀粉食物。

(2)用药护理:因抑郁症患者治疗用药时间长,应密切观察药物疗效和可能出现的不良反应,及时向医生反映。患者长期服药往往对治疗信心不足或不愿治疗,可表现为拒药、藏药或随意增减药物。要耐心说服患者严格遵医嘱坚持服药,不可随意增减药物,更不可因药物不良反应而中途停服。另外,由于老年抑郁症容易复发,因此强调长期服药,大多数患者应持续服约2年,而有数次复发的患者服药时间应该更长。

(3)严防自杀:自杀观念与行为是抑郁症患者最严重且危险的症状。患者往往事先计划周密,行动隐蔽,甚至伪装病情好转以逃避医务人员与家属的注意,并不惜采取各种手段与途径,以达到自杀的目的。

1)识别自杀动向:应与患者建立良好的治疗性人际关系,在与患者的接触中,应能识别自杀动向,如在近期内曾经有过自我伤害或自杀未遂的行为,或焦虑不安、失眠、沉默少语,或抑郁情绪突然"好转",在危险处徘徊,拒食、卧床不起等;给予心理上的支持,使他们振作起来,避免意外的发生。

2)环境布置:患者住处应光线明亮、空气流通、整洁舒适,墙壁以明快色彩为主,并挂上壁画,摆放适量的鲜花,以利于调动患者积极良好的情绪,焕发其对生活的热爱。

3)专人守护:对于有强烈自杀企图的患者,要专人24 h看护;必要时经解释后予以约束,以防发生意外。尤其在夜间、凌晨、午间、节假日等人少的情况下,要特别注意防范。

4)工具及药物管理:自杀多发生于一刹那,凡能成为患者自伤的工具都应被管理起来;妥善保管好药物,以免患者一次性大量吞服,造成急性药物中毒。

(4)心理护理

1)阻断负向的思考:抑郁症患者常会不自觉地对自己或事情保持负向的看法,护理人员应该协助患者确认这些负向的想法并加以取代和减少;还可以帮助患者回顾自己的优点、长处、成就来增加正向的看法。此外,要协助患者检视其认知、逻辑与结论的正确性,修正不合实际的目标,协助患者完成某些建设性的工作和参与社交活动,减少患者的负向评价,并提供正向增强自尊的机会。

2)鼓励患者抒发自己的想法:重度抑郁症患者思维过程缓慢,思维减少,甚至有虚无罪恶妄想。在接触语言反应很少的患者时,应以耐心、缓慢及非语言的方式表达对患者的关心与支持,通过这些活动逐渐引导患者注意外界,同时利用治疗性的沟通技巧,协助患者表述其看法。

3)怀旧治疗:怀旧治疗是通过引导患者回顾以往的生活,重新体验过去的生活片段,并给予新的诠释,协助患者了解自我,减轻失落感,增加自尊及增进社会化的治疗过程。怀旧治疗作为一种心理社会治疗手段在国外已经被普遍应用于老年抑郁症、焦虑症及阿尔茨海默病的干预,在我国也得到了初步运用,其价值已经得到肯定。也有研究显示,怀旧功能存在个体差异,某些个体不适宜怀旧治疗。

4)学习新的应对技巧:为患者创造和利用各种个人或团体人际接触的机会,以协助患者改善处理问题、人际互动的方式,增强社交的技巧;教会患者亲友识别和鼓励患者的适应性行为,忽视不适应行为,从而改变患者的应对方式。

(5)健康指导

1)不脱离社会,培养兴趣:老年人要面对现实,合理安排生活,多与社会保持密切联系,常动脑,不间断学习;参加一定强度的力所能及的劳作;按照自己的兴趣培养爱好,如种花、钓鱼、跳舞、书法、摄影、下棋、集邮等。

2)鼓励子女与父母同住:子女对于父母,不仅要在生活上给予照顾,而且要在精神上给予关心,提倡精神赡养。和睦、温暖的家庭和社交圈,有助于老年人预防和度过灰色的抑郁期。避免或减少住所的搬迁,以免老年人不易适应陌生环境而感到孤独。

3)社会重视:社区和老年护理机构等应创造条件让老年人进行相互交往和参加一些集体活动,针对老年期抑郁症的预防和心理健康促进等开展讲座,有条件的地区可设立网络和电话热线进行心理健康教育和心理指导。

(三)孤独

孤独是一种心灵的隔膜,是一种被疏远、被抛弃和不被他人接纳的情绪体验。

1. 原因　导致老年人孤独的可能原因:①退休后远离社会生活;②无子女或因子女独立成家后成为空巢家庭;③体弱多病,行动不便,降低了与亲朋来往的频率;④性格孤僻;⑤丧偶。

2. 表现　孤独寂寞、社会活动减少会使老年人产生伤感、抑郁情绪,精神萎靡不振,常偷偷哭泣,顾影自怜,若体弱多病、行动不便,上述消极感会明显加重。久之,机体免疫功能降低,容易导致躯体疾病。孤独也会使老年人选择更多的不良生活方式,如吸烟、酗酒、不爱活动等。不良生活方式与心脑血管疾病、糖尿病等慢性病的发生和发展密切相关。有的老年人会因孤独而转化为抑郁症,有自杀倾向。

3. 预防与护理

(1) 社会予以关注和支持:对离开工作岗位而尚有工作能力和学习要求的老年人,各级政府和社会要为他们创造工作和学习的机会。社区应经常组织适合老年人的各种文体活动,如广场交谊舞、打腰鼓、书画及剪纸比赛等,鼓励老年人积极参加;对于卧病在床、行动不便的老年人,社区应派专干定期上门探望。

(2) 子女注重精神赡养:子女必须从内心深处诚恳地关心父母,充分认识到空巢老年人在心理上可能遭遇的危机。和父母住同一城镇的子女,与父母房子的距离最好不要太远;身在异地的子女,除了托人照顾父母外,更要注重对父母的精神赡养,尽量常回家看望父母,或经常通过电话与父母进行感情交流。丧偶的老年人独自生活,易感到寂寞,子女照顾也非长久,别人代替不了老伴的照顾,如果有合适的对象,子女应该支持老年人的求偶需求。

(3) 老年人需要再社会化:老年人应参与社会,积极而适量地参加各种力所能及的有益于社会和家人的活动,在活动中扩大社会交往,做到老有所为,既可消除孤独与寂寞,更从心理上获得生活价值感的满足,增添生活乐趣;也可以通过参加老年大学的学习以消除孤独,培养广泛的兴趣爱好,挖掘潜力,增强幸福感和生存的价值。

(四) 自卑

自卑即自我评价偏低,就是自己瞧不起自己,它是一种消极的情感体验。当人的自尊需要得不到满足,又不能恰如其分、实事求是地分析自己时,就容易产生自卑。

1. 原因　老年人产生自卑心理的可能原因:①老化引起的生活能力下降;②疾病引起的部分或全部生活自理能力和适应环境的能力的丧失;③退休后,角色转换障碍;④家庭矛盾。

2. 表现　一个人形成自卑心理后,往往从怀疑自己的能力到不能表现自己的能力,从而怯于与人交往甚至孤独地自我封闭。本来经过努力可以达到的目标,他们也会认为"我不行"而放弃追求。他们看不到人生的希望,领略不到生活的乐趣,也不敢憧憬美好的明天。

3. 预防与护理　应为老年人创造良好、健康的社会心理环境,尊老敬老;鼓励老年人参与社会活动,做力所能及的事情,挖掘潜能,得到一些自我实现,增加生活的价值感和自尊;对生活完全不能自理的老年人,应注意保护,在不影响健康的前提下,尊重他们原来的生活习惯,使老年人尊重的需要得到满足。

(五) 退休综合征

退休综合征是指老年人由于退休后不能适应社会角色、生活环境和生活方式的变化而出现焦虑、抑郁、悲哀、恐惧等消极情绪,或因此产生偏离常态行为的一种适应性的心理障碍。这种心理障碍往往会引发其他生理疾病,影响身体健康。

退休综合征患者经过心理疏导或自我心理调适,大部分在1年内可以恢复常态,个别人需较长时间才能适应,少数患者可能转化为严重的抑郁症,或并发其他心身疾病,极大地危害了老年人的健康。

1. 原因　老年人出现退休综合征的可能原因:①退休前缺乏足够的心理准备;②退休前后生活境遇反差过大,如社会角色、生活内容、家庭关系等的变化;③适应能力差或个性缺陷;④社会支持缺乏;⑤失去价值感。

退休综合征还与个性特征、个人爱好、人际关系、职业性质、性别有关。事业心强、好胜而善辩、拘谨而偏激、固执的人退休综合征发病率比较高;无心理准备突然退下来的人发病率高且症状偏重;平时活动范围小、兴趣爱好少的人容易发病;退休前为领导干部者比工人发病率高;男性比女性适应慢,发病率较女性高。

2. 表现　退休综合征是一种复杂的心理异常反应,主要体现在情绪和行为方面,具体表现为坐卧不安,行为重复或无所适从,有时还会出现强迫性定向行走;注意力不能集中,做事常出错;性格变化明显,容易急躁和发脾气,多疑,对现实不满,常常怀旧,可存有偏见。大多数当事者有失眠、多梦、心悸、阵发性全身燥热等症状。心理障碍的特征可归纳为无力感、无用感、无助感和无望感。

3. 预防与护理　可采取以下措施进行预防与护理。

(1)正确看待退休:老年人到了一定的年龄,由于职业功能的下降,退休是一个自然的、正常的、不可避免的过程。

(2)做好退休心理行为准备:快到退休年龄时,老年人可适当地减少工作量,多与已退休人员交流,主动及早地寻找精神依托;退休前积极做好各种准备,如经济上的收支、生活上的安排,若能安排退休后即做一次探亲访友或旅游,则有利于老年人的心理平衡;培养几种爱好,根据自己的体力、精力及爱好,安排好自己的活动时间,或预计找一份轻松的工作,使自己退而不闲。

(3)避免因退休而产生消极不良情绪:老年人离开工作岗位,常常有"人走茶凉"的感觉,因此造成心理上的失落、孤独和焦虑。老年人应该勇于面对诸如此类的消极因素,不妨顺其自然,不予计较。对涉及个人利益的事,尽可能宽容。刚刚退休下来,不妨多与亲朋好友来往,将自己心中的郁闷、苦恼通过交谈等方式进行宣泄,以及时消除和转化不良情绪,求得心理上的平衡和舒畅。

(4)营造良好的环境:要为老年人营造坦然面对退休的良好环境。家人要热情温馨地接纳老年人,尽量多陪伴老年人;单位要经常联络、关心退休的老年人,发挥退休党支部桥梁作用,有计划地组织退休人员学习、外出参观,从而减少心理问题。

(5)建立良好的社会支持系统:作为老年人退休后的第二活动场所,社区要及时建立退休老年人的档案,并组织各种有益于老年人心身健康的活动,包括娱乐、学习、体育活动,或老有所为的公益活动,如帮助照顾那些因父母工作繁忙而得不到照顾的孩子、陪伴空巢老年人等,让老年人感到老有所用、老有所乐。此外,还要为社区中可能患有退休综合征或其他疾病或经济困难的老年人提供特殊帮助。

(六)空巢综合征

空巢家庭是指家中无子女或子女成人后相继分离出去,只剩下老年人独自生活的家庭。生活在空巢家庭中的老年人常由于人际疏远、缺乏精神慰藉而产生被疏离、舍弃的感觉,出现孤独、空虚、寂寞、伤感、精神萎靡、情绪低落等一系列心理失调症状,称为空巢综合征。

1. 原因　老年人出现空巢综合征的可能原因:①对退休后的生活变化不适应,从工作岗位上退下来后感到冷清、寂寞;②对子女情感依赖性强,有"养儿防老"的传统思想,以及需要依靠儿女时儿女却不在身边,不由得心头涌起孤苦伶仃、自卑、自怜等消极情绪;③本身性格方面的缺陷,如对生活兴趣索然,缺乏独立自主、振奋精神、重新设计晚年美好生活的信心和勇气。

2. 表现

(1)精神空虚,无所事事:子女离家之后,父母原来多年形成的紧张、有规律的生活被打破,突然转入松散的、无规律的生活状态,他们无法很快适应,进而出现情绪不稳、烦躁不安、消沉抑郁等。

(2)孤独、悲观、社会交往少:长期的孤独使空巢老年人在情感和心理上失去支柱,对自己存在的价值表示怀疑,陷入无趣、无欲、无望、无助状态,甚至出现自杀的想法和行为。

(3)躯体化症状:受空巢应激影响产生的不良情绪可导致一系列的躯体症状和疾病,如失眠、早醒、睡眠质量差、头痛、食欲减退、心悸气短、消化不良、高血压、冠心病、消化性溃疡等。

3. 预防与护理 为避免空巢综合征的侵袭,可采取以下措施。

(1) 未雨绸缪,正视空巢:随着人们寿命的延长,以及人口的流动性和竞争压力的增加,年轻人自发地选择离开家庭来应对竞争,从前那种"父母在,不远行"的思想已经不再适用于今天的社会。做父母的要做好充分的思想准备,计划好子女离家后的生活方式,有效防止空巢带来的家庭情感危机。

(2) 夫妻扶持,相惜相携:夫妻之间可通过重温恋爱时和婚后生活中的温馨时刻,感受、珍惜对方能与自己风雨同舟、一路相伴,促进夫妻恩爱;并培养一种以上共同的兴趣爱好,一同参与文娱活动或公益活动,建立新的生活规律,相互给予更多的关心、体贴和安慰,增添新的生活乐趣。

(3) 回归社会,安享悠闲:患空巢综合征老年人一般与社会接触少,因此面对空巢时茫然无助,精神无所寄托。治疗空巢综合征的良药就是走出家门,体味生活乐趣。许多老年人通过爬山、跳舞、下棋或其他文娱活动结识了朋友,体会到了老年生活的乐趣。

(4) 对症下药,心病心医:较严重的空巢综合征患者会存在严重的心境低落、失眠,有多种躯体化症状。有自杀念头和行为者,应及时寻求心理或精神科医生的帮助,接受规范的心理或药物治疗。

(5) 子女关心,精神赡养:子女要了解父母容易产生不良情绪,常与父母进行感情和思想交流。子女与父母居住距离不要太远,最好是"一碗汤距离",即以送过去一碗汤而不会凉为标准;在异地工作的子女,除了托人照顾父母外,更要"常回家看看",注重父母的精神赡养。

(6) 政策扶持,社会合力:随着我国老龄化程度的加剧及独生子女越来越多,仅靠子女来照料老年人几乎是不可能的,需要政府提供社会性的服务。政府应在全社会加强尊老爱幼、维护老年人合法权益的社会主义道德教育,深入贯彻《中华人民共和国老年人权益保障法》,提供有效权益支持,切实维护空巢老年人的合法权益;依托社区,组织开展兴趣活动,或组织人员或义工定期电话联系或上门看望空巢老年人,转移排遣空巢老年人的孤独、寂寞情绪。建立家庭扶助制度,制定针对空巢困难老年人的特殊救助制度,把帮扶救助重点放在空巢老年人中的独居、高龄、女性、农村老年人等弱势群体上。借鉴国外养老经验,培养专门的服务人员"养老天使",便于老年人在家中生活自理不便时,"养老天使"来到家中为老年人服务。

三、老年人心理健康的维护与促进

(一) 老年人的心理健康

1. 心理健康的定义 第三届国际心理卫生大会将心理健康(mental health)定义为:"所谓心理健康,是指在身体、智能及情感上与他人的心理健康不相矛盾的范围内,将个人心境发展成最佳状态。"基于以上定义,心理健康包括两层含义:一是与绝大多数人相比,其心理功能正常,无心理疾病;二是能积极调节自己的心理状态,顺应环境,建设性地发展完善自我,充分发挥自己的能力,过有效率的生活。也就是说,心理健康不仅意味着没有心理疾病,还意味着个人的良好适应和充分发展。

2. 老年人心理健康的标准 国内外尚没有统一的老年人心理健康的标准。我国著名的老年心理学专家许淑莲教授把老年人心理健康概括为5条:①热爱生活和工作;②心情舒畅,精神愉快;③情绪稳定,适应能力强;④性格开朗,通情达理;⑤人际关系适应强。

国外专家则针对老年人心理健康制定了10条参考标准:①有充分的安全感;②充分了解自己,并能对自己的能力做出恰当的估计;③有切合实际的目标和理想;④与现实环境保持接触;⑤能保持个性的完整与和谐;⑥具有从经验中学习的能力;⑦能保持良好的人际关系;⑧能适度地表达与控制自己的情绪;⑨在不违背集体意识的前提下有限度地发挥自己的才能与兴趣爱好;⑩在不违反社会道德规范的情况下,能适当满足个人的基本需要。

综合国内外心理学专家对老年人心理健康标准的研究,结合我国老年人的实际情况,老年人心理健康的标准可从以下6个方面进行界定。

(1)认知正常:认知正常是人正常生活的最基本的心理条件,是心理健康的首要标准。老年人认知正常体现在:感觉、知觉正常,判断事物基本准确,不产生错觉;记忆清晰,不发生大的遗忘;思路清楚,不出现逻辑混乱;在平时生活中,有比较丰富的想象力,并善于用想象力为自己设计一个愉快的奋斗目标;具有一般的生活能力。

(2)情绪健康:情绪是人对客观事物的态度体验,是人的需要是否得到满足的反映。愉快而稳定的情绪是情绪健康的重要标志。能否对自己的能力做出客观正确的判断,能否正确评价客观事物,对自身的情绪有很大的影响。如过高地估计自己的能力,勉强去做超过自己能力的事情,常常会得不到想象中的预期结果,而使自己的精神遭受失败的打击;过低估计自己的能力,自我评价过低,缺乏自信心,常常会产生抑郁情绪;只看到事物的消极面也会产生不愉快甚至抑郁情绪。心理健康的老年人能经常保持愉快、乐观、开朗而又稳定的情绪,并能适度宣泄不愉快的情绪,通过正确评价自身及客观事物而较快地稳定情绪。

(3)关系融洽:人际关系的融洽与否,对人的心理健康影响较大。融洽和谐的人际关系表现为:乐于与人交往,能与家人保持情感上的融洽并得到家人发自内心的理解和尊重,又有知己;在交往中保持独立而完整的人格,有自知之明,不卑不亢;能客观评价他人,取人之长补己之短,宽以待人,友好相处;既乐于帮助他人,也乐于接受他人的帮助。

(4)适应环境:老年人能与外界环境保持接触,虽退休在家,却能不脱离社会。通过与他人的接触交流及电视、广播、网络等媒体了解社会变革信息,并能坚持学习,从而锻炼记忆和思维能力,丰富精神生活,正确认识社会现状,及时调整自己的行为,使心理、行为能顺应社会改革的进步趋势,更好地适应环境,适应新的生活方式。

(5)行为正常:能坚持正常的生活、工作、学习、娱乐等活动,其一切行为符合自己的年龄特征及在各种场合的身份和角色。

(6)人格健全:人格健全的主要表现如下。①以积极进取的人生观为人格的核心,积极的情绪多于消极的情绪。②能够正确评价自己和外界事物,能够听取别人意见,不固执己见,能够控制自己的行为,办事盲目性和冲动性较少。③意志坚强,能经得起外界事物的强烈刺激。在悲痛时能找到发泄的方法,而不至于被悲痛压倒;在欢乐时能有节制地欢欣鼓舞,而不是得意忘形和过分激动;遇到困难时,能沉着地运用自己的意志和经验加以克服,而不是一味地唉声叹气或怨天尤人。④能力、兴趣、性格与气质等各个心理特征和谐且统一。

(二)维护和促进老年人心理健康的原则和措施

1. 原则

(1)适应原则:心理健康强调人与环境能动地协调适应。环境包括自然环境和社会环境,环境中随时都有打破人与环境协调平衡的各种刺激,其中社会环境中的人际关系能否协调对心理健康有重要意义。人对环境的适应、协调,不仅仅是简单的顺应、妥协,更主要的是积极、能动地对环境进行改造以满足个体的需要或改造自身以适应环境。因而,老年人需要积极主动地调节环境和自身,减少环境中的不良刺激,学会协调人际关系,发挥自己的潜能,以维护和促进心理健康。

(2)整体原则:每个个体都是一个身心统一的整体,身心相互影响。积极的体育锻炼、卫生保健和培养良好的生活方式可以增强体质和生理功能,将有助于促进老年人心理健康。

(3)系统原则:人是一个开放系统,人无时无刻不与自然、与社会文化、与人等相互影响及相互作用。如生活在家庭或群体之中的个体会影响家庭或群体,同时也受到家庭或群体的影响,个体心理健康的维护需要个体发挥积极主观能动性做出努力,也依赖于家庭或群体的心理健康水平。要促进个体心理健康,创建良好的家庭或群体心理卫生氛围也很重要。所以,只有从自然、社会文化、人际关系等多方面、多角度、多层次考虑和解决问题,才能达到系统内外环境的协调与平衡。

(4)发展原则:人和环境都在不断变化和发展,人在不同年龄阶段、不同时期、不同身心状况下,以及变化的环境中,其心理健康状况不是静止不变的,而是动态发展的。所以,要以发展的观点动态地把握和促进心理健康。

2. 措施

(1)帮助老年人正确认识和评价衰老、健康和死亡

1)生老病死是自然规律:每个物种都有其生命周期,人也不例外。古往今来,没有人可以长生不老,也没有让人长生不老的药。如果总处于一种年龄增长、生命垂暮、死亡将至的心理状态,就会加速心理及生理的衰老;若能以轻松自如的平常心态接受生老病死,则可能延缓衰老。

2)年老并不等于无为、无用:老年人阅历丰富、知识广博,很多老年人为家庭、社会继续发挥余热,实现其老有所为、老有所用的理想,获得心理上的满足和平衡。

3)树立正确的健康观:研究表明,老年人往往多病,并对自己的健康状况持消极评价,对疾病过分忧虑。不能实事求是地评价自己的健康状况,过度担心自己的疾病和不适,会导致神经性疑病症、焦虑、抑郁等心理精神问题,加重疾病和躯体不适,加速衰老,对健康十分不利;只有正确对待疾病,才能采取适当的求医行为,顽强地与疾病抗争,促进病情稳定和康复。正确的老年健康观包括能保持生活自理,有社会功能,并最大限度地发挥自主性,但不需要没有疾病。

4)树立正确的生死观:死亡是生命的一个自然结果,衰老与死亡相邻。当死亡的事实不可避免时,若不能泰然处之,就可能没有足够的时间和精力处理未尽心愿。只有树立正确的生死观,克服对死亡的恐惧,才能以无畏的勇气面对将来生命的终结,也才能更好地珍惜生命,使生活更有意义和乐趣,提高生命质量。

(2)做好退休的心理调节:老年人要培养自己对生活的新兴趣,转移退休后孤独、忧郁、失落的情绪,这是避免患退休综合征的重要措施。

(3)鼓励老年人适当用脑:坚持适量的脑力劳动,使脑细胞不断接受信息刺激,对于延缓脑的衰老和脑功能的退化非常重要。研究表明,对老年人视、听、嗅、味、触觉器官进行适当刺激,可增进其感、知觉功能,提高记忆力、智力等认知能力,减少老年期痴呆的发生。老年人应坚持学习,活到老学到老,通过书报、电视、网络等不断获得新知识。

(4)妥善处理家庭关系:家庭是老年人晚年生活的主要场所。处理好与家人的关系,尤其是处理好与两代或几代人的人际关系显得十分重要。因为家庭关系和睦、家庭成员互敬互爱有利于老年人的健康长寿;相反,家庭不和、家庭成员之间关系恶劣,则对老年人的心身健康极其有害。

1)面对"代沟",求同存异,相互包容:首先,要在主观上认识到社会在发展,时代在前进,青年一代与老年人之间存在一些思想和行为的差别是自然的。其次,家庭成员应多关心和体谅老年人,遇事主动与老年人商量,对于不同意见,要耐心听取,礼让三分,维护老年人的自尊;老年人也应有意识地克服或压制自己的一些特殊性格,不必要求晚辈事事顺应自己,对一些看不顺眼又无法改变的事情,则尽量包容,不要强行干涉。

2)促进老年人与家庭成员的情感沟通:沟通是家庭关系维护的有效途径。①鼓励老年人主动调整自己与其家庭成员的关系,在老有所为、老有所乐的同时多关心下一代,家庭成员要为老年人的衣、食、住、行、学、乐等创造条件,为老年人提供便利和必要的情感、经济、物质上的帮助,共同建

立良好的亲情。②在空巢家庭中,老年人应正确面对子女成家立业离开家的现实,不过高期望和依赖子女对自身的照顾,善于利用现代通信手段与子女沟通,并及早由纵向的父母与子女的关系转向横向的夫妻关系。子女则应经常看望或联系父母,让父母得到天伦之乐的慰藉。③夫妻恩爱有助于老年人保持舒畅的心理状态,有利于双方的健康监护,老年夫妻要相互关心、相互照顾、相互宽容、相互适应,还要注重情感交流和保持和谐、愉悦的性生活。④为老年人提供表达情感的机会,促进老年人与家庭成员的沟通、理解。⑤鼓励老年人与家人或其他老年人共同居住。

3)支持丧偶老年人再婚:老年丧偶对人的心身健康存在很大的摧残。加拿大一项调查发现,约5%的人在丧偶后半年内去世,其死亡率是同龄有伴侣老年人死亡率的26倍。老年人丧偶以后,只要有合适的对象,老年人自身要冲破习俗观念,大胆追求;其子女也要理解、支持老年人再婚,使老年人晚年不再孤寂。

(5)注重日常生活中的心理保健

1)培养广泛的兴趣爱好:对老年人而言,广泛的兴趣爱好不仅能开阔视野,扩大知识面,丰富生活,陶冶性情,充实他们的晚年生活,而且能有效地帮助他们摆脱失落、孤独、抑郁等不良情绪,促进生理及心理的健康。因此,老年人要根据自己的情况,有意识地培养一两项兴趣爱好,如书法、绘画、下棋、摄影、园艺、烹调、旅游、钓鱼等,用以调节情绪,充实精神,稳定生理节奏,让老年人的晚年生活充实且充满朝气。

2)培养良好的生活习惯:饮食有节,起居有常,戒烟限酒,修饰外表,装饰环境,多参与社会活动,增进人际交往,多与左邻右舍相互关心、往来,有助于克服消极心理、振奋精神、怡然自得。

3)坚持适量运动:坚持适量运动有益于老年人的心身健康。适量运动有助于改善老年人的体质,增强脏器功能,延缓细胞代谢和功能的老化,并增加老年人对生活的兴趣,减轻老年生活的孤独、抑郁和失落的情绪。老年人可根据自己的年龄、体质、兴趣爱好及锻炼基础选择合适的运动项目,散步、慢跑、钓鱼、游泳、骑自行车、打太极拳、练气功等都是非常适合老年人的运动项目。老年人的体育锻炼,运动量要适度,时间不宜过长,且贵在坚持、循序渐进。

(6)营造良好的社会支持系统

1)进一步树立和发扬尊老敬老的社会风气:尊老敬老是中华民族的传统美德,也是我国老年人保持心理健康的良好社会心理环境。但随着社会的变革、人口老龄化的到来、家庭结构和年轻一代赡养压力的改变,敬老养老的社会风气正面临着新的挑战。在我国未富先老的国情下,应加强宣传教育,继续大力倡导养老敬老,促进健康老龄化,促进社会和谐稳定发展。

2)尽快完善相关立法:现行的《中华人民共和国老年人权益保障法》从家庭赡养与扶养、社会保障、社会服务、社会优待、宜居环境、参与社会发展等方面对老年人的权益进行了法律保障。虽然经过多次修订,但个别条款对维护老年人权益的操作性不强。建议加强老龄问题的科学研究,为完善立法提供依据,尽快完善相关法律,为增强老年人安全感、解除后顾之忧、安度晚年提供社会保障。

(7)心理咨询和心理治疗:常用的方法有心理疏导、暗示疗法、转移疗法、行为疗法和想象疗法等。

3.具体技术

(1)倾听:倾听是指凭借听觉器官接受言语信息,进而通过思维活动达到认知、理解的全过程。倾听属于有效沟通的必要部分,倾听能使思想达成一致和感情的通畅。研究证明,有效的倾听能够给对方提供宽松、信任的氛围,促进对方宣泄情绪,同时能改变对方的态度,缓解矛盾的激化。因此护理人员在与老年人沟通的过程中,掌握倾听技巧非常重要。

(2)触摸:触摸可表达触摸者对老年人的关爱,而触摸他人或事物则可以帮助老年人了解周围环境。然而,触摸并非万能,倘若使用不当,可能会增加躁动或触犯老年人的尊严等。因此在触摸时应注意:①尊重老年人的尊严与其社会文化背景;②渐进地开始触摸并持续观察老年人的反应;③选择适宜的触摸位置;④事先确定老年人知道触摸者的存在。

(3)接纳:与老年人进行沟通的过程,护理人员还要做到接纳。所谓的接纳并不是一味地接受对方的思想、观念,而是在与对方交流的过程中,不添加个人价值观或感情色彩,用非评判性思维进行理智分析。

(4)共情:共情一词来源于人本主义创始人罗杰斯,他认为共情是一种能深入他人主观世界,了解其感受的能力。共情是建立良好咨询关系的必要条件,护理人员在为老年人服务的过程中,应充分利用共情,让老年人感受到温暖,发自内心地接受谈话或治疗。相反,如果护理人员缺乏共情理念,会使老年人感受到冷漠、机械,从而阻碍了心理干预,严重时可能造成老年人的心理障碍。

(5)摄入性谈话:这是心理学中会谈方法的一种,有助于了解受访者的基本信息,如客观背景资料、健康状况、工作状况等。摄入性谈话的技巧:①确定对方为谈话的主体,鼓励并引导老年人说出问题;②谈话过程中注意保持中立,切忌掺杂个人的意见或建议。③谈话过程中随时观察被访者的状态,当被访者表现出对谈话内容不感兴趣或不想谈话时应及时采取应对措施,不可强行继续。

(6)情绪宣泄:情绪宣泄是指通过合理的途径或用具将负面情绪发泄出来,以达到心理平衡的方法。常用的方法有暴力宣泄、言语宣泄、痛哭宣泄和破坏性宣泄。多数老年人选择的是痛哭宣泄,宣泄的对象一般为家人或陌生人。宣泄时机和场所不确定,可以在家里,也可以在公共场所,例如,在超市与服务员发生争吵时。对有宣泄需求的老年人,可以在专业的宣泄室内进行宣泄,也可以选择安静的室内,将其悲伤的情绪引导出来。在宣泄过程中要注意保护老年人的隐私,结束后与老年人交谈,了解宣泄的结果并做好记录。

(7)心理危机干预:心理危机是指突然遭受严重灾难、重大生活事件或精神压力,使生活状况发生明显的变化,以致当事人陷于痛苦、不安的状态,常伴有绝望、麻木不仁、焦虑,以及自主神经症状和行为障碍。采用一般方法不能解除危机,需要进行心理危机干预,以及时解决问题,避免造成不可挽回的后果。

老年人常见的心理危机主要有孤独、抑郁、疑心、惧怕死亡等,其中惧怕死亡较多见,包括自身重大疾病或面临死亡、亲人的死亡,尤其是配偶或子女的死亡。当感受到老年人的心理出现危机时,可以通过专业量表进行评估,确定后及时干预,必要时咨询专业的心理医生。常用的焦虑测评量表主要有汉密尔顿焦虑量表(附表4)和状态-特质焦虑问卷(附表5),抑郁测评量表有汉密尔顿抑郁量表(附表6)。

(8)社会心理支持:老年人的心理健康离不开社会的支持,良好的医疗条件和及时的医疗服务是保障老年人晚年生活质量的基础。可以通过宣传心理保健知识、开展老年人心理保健讲座等方式,构建"爱老、尊老、敬老"的社会氛围;也可以通过提供简便实用的心理保健方法解决老年人在日常生活中遇到的问题,如结交朋友、培养兴趣、转移注意力等。对于有心理问题倾向的老年人,可以给予心理支持,利用老年人远期记忆力强的特点,回顾曾经发生过的愉快事情,保持心情愉悦,并做好后期的跟踪,切勿中途停止。

实训情景

【实训目的】 ①学生能体会营养障碍性疾病老年人的痛苦。②学生可以为患有肥胖症、高脂血症的老年人制订饮食计划。

【实训情景一】 李阿姨,68岁,身高155 cm,体重83 kg,有高脂血症病史10年,间断服用辛伐他汀、非诺贝特、血脂康等药物,但血脂始终降不下来。血生化检查显示:血清总胆固醇

8.17 mmo/L,甘油三酯 10.35 mmo/L,低密度脂蛋白 4.61 mmo/L。腹部彩超显示:中度脂肪肝。李阿姨性格开朗,爱交友,心胸开阔,喜欢吃红烧肉之类的油腻食物,不爱运动,每天最主要的运动就是去超市买菜。①请根据李阿姨的性格喜好,为其制订饮食计划,并进行饮食指导。②根据李阿姨的情况,选择 2~3 项合适的活动,为其制订活动计划,以帮助其将体重控制在正常范围,并督促其实施。

【实训要点】 ①在教师的指导下,学生分组进行讨论,请学生回想见过的类似情景,讨论后进行情景模拟。②每组有学生 5~8 人,分别扮演老年人、老年人家属、护士等角色。在各组模拟结束后,每组由 1 名汇报者汇报感受和收获。

【实训目的】 ①学生能体会老年人的心理需求。②学生能正确为老年人进行心理指导。

【实训情景二】 周大叔,60 岁,2 个月前退休在家。在刚退休的几天,周大叔觉得不上班后时间变得充足起来,以前没有时间做的事情,现在可以去做了,于是非常高兴,每天笑容满面。但是 1 个月后,周大叔逐渐感觉到每天做事的积极性下降,与一些退休朋友的活动也不那么向往,感觉到日子没有上班时充实,有时故意躲避以往单位的同事,在聊天过程中也会有意回避谈起以往工作时的情景,跟家人的接触过程中间断发呆,于是周大叔的家人带着他去医院就诊。医生诊断为"退休综合征",建议给予心理疏导。①如果你是社区的一名护士,如何对周大叔进行心理指导?②请为周大叔制定缓解心理压力的措施。

【实训要点】 ①在教师的指导下,学生分组进行讨论,请学生回想见过的类似情景,讨论后进行情景训练。②每组有学生 5~8 人,分别扮演周大叔、周大叔家属、护士等角色。在各组模拟结束后,每组由 1 名汇报者汇报感受和收获。

(田丽颖)

自测题

第四章

老年人常见健康问题与护理技术

课件

教案

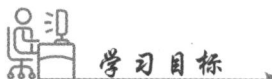

◎识记：①能正确陈述老年人常见健康问题的类型。②能准确叙述老年人各系统老化的改变。
◎理解：①列举老年人常见健康问题的表现。②能正确举例说明老年人常见健康问题的原因。
　　　③能准确说出老年人常见健康问题的评估。
◎应用：能运用所学知识为老年常见健康问题进行护理。

老化是人类面临的一种复杂的自然现象。随着年龄的增长，人体各系统、器官、组织和细胞逐渐在形态、功能和代谢等方面发生一系列退行性变化，严重影响老年人的心身健康。多学科团队协作，积极有效地防治和护理老年人的健康问题，既有助于提高老年人的生命质量，又有利于优化医疗护理资源利用或配置。

第一节　各系统老化的表现

人进入老年期，身体各系统因老化而产生的变化是老年人健康问题发生及护理的基础。了解老年人各系统的变化特点和老化特征，能更好地理解老年人容易发生健康问题及需要多学科综合干预的原因，能更有效地维护和促进老年人的心身健康。

一、呼吸系统

1.鼻、咽、喉　老年人鼻黏膜变薄，嗅觉功能减退；腺体萎缩，分泌功能减退；鼻道变宽，鼻黏膜的加温、加湿和防御功能下降。因此，老年人容易患鼻窦炎及呼吸道感染；加上血管脆性增加，容易导致血管破裂而发生鼻出血。老年人由于咽黏膜和淋巴组织萎缩，特别是腭扁桃体明显萎缩，易患呼吸道感染。由于咽喉黏膜、肌肉发生退行性变或神经通路障碍，防御反射变得迟钝，因而老年人出现吞咽功能失调，易发生呛咳、误吸甚至窒息。由于喉部肌肉和弹性组织萎缩，声带弹性下降，老年人发音的洪亮度减弱。

2.气管和支气管　老年人气管软骨钙化，弹性降低。气管和支气管黏膜上皮萎缩、鳞状上皮化生、部分纤毛倒伏和功能减退。小气道杯状细胞数量增多，分泌亢进，黏液-纤毛转运功能减退。加之有效的咳嗽反射功能减退，从而容易导致黏液潴留，小气道管腔变窄，气流阻力增加，老年人易发生呼吸道感染及呼气性呼吸困难。

3. 肺　老年人肺泡萎缩、弹性回缩能力下降，容易导致肺不能有效扩张，肺通气不足；肺动脉壁随年龄增加出现肥厚、纤维化等，使肺动脉压力增高；肺毛细血管黏膜表面积减少，肺灌注量减少，因而，老年人肺活量逐渐降低，残气量上升，肺泡与血液、气体交换的能力减弱，换气效率明显降低。

4. 胸廓及呼吸肌　老年人普遍存在骨质疏松，造成椎体下陷、脊柱后凸、胸骨前突，引起胸腔前后径增大，易出现桶状胸。肋软骨钙化使胸廓顺应性变小，从而导致呼吸费力。肋间肌和膈肌弹性降低，进一步影响胸廓运动，从而使肺通气和呼吸容量下降。所以，老年人易胸闷、气短，咳嗽、排痰动作减弱，致使痰液不易咳出，造成呼吸道阻塞。同时，呼吸道黏膜分泌性免疫球蛋白A、非特异性核蛋白合成、分泌减少，纤毛受损，局部防御屏障减弱，免疫防御功能降低，加上伴有肺气肿，肺功能变差，故老年人容易发生肺部感染，导致肺功能进一步损害，严重时甚至引起呼吸衰竭。

二、循环系统

1. 心脏　随着年龄的增加，心脏外面间质纤维、结缔组织增多，束缚心脏的收缩与舒张；心脏瓣膜由于纤维化而增厚，易产生狭窄及关闭不全，影响血流动力学变化，导致心功能不全；心肌纤维发生脂褐质沉积，心肌间结缔组织增加，心包膜下脂肪沉着增多，室壁肌肉老化呈结节性收缩，易导致心脏顺应性变差，且主动脉和周围血管老化也导致其顺应性下降，进而影响心功能；心脏传导系统发生退行性变，如窦房结内的起搏细胞数目减少，老年人休息时心率减慢，80岁时的平均心率可减至59次/min。

2. 心功能

（1）心肌收缩力减弱，心脏泵血功能降低：老年人由于肌质网状组织不足，受体数目减少，收缩时钙离子的释放及舒张时钙离子的吸收均减慢，造成心肌收缩和舒张效力降低，心肌等长收缩和舒张期延长；因静脉壁弹性纤维和平滑肌成分改变，静脉腔变大，血流缓慢，使静脉回心血量减少；心室壁顺应性下降，心室舒张终末期压力增高，引起心排血量减少。

（2）容易发生心律失常：老年人心脏的神经调节能力进行性下降，心脏节律细胞数目减少，特别是窦房结、房室结、房室束及房室束传导细胞数目的减少，增加了心肌的不稳定性，也降低了心肌对交感神经冲动的反应力，容易出现心律失常。

3. 血管　老年人血管因弹性蛋白减少、胶原蛋白增加而失去原有的弹性，加上钙沉积于血管内膜导致管腔狭窄，造成收缩压增加（正常老化一般不影响舒张压）。末梢血管阻力增加，易导致组织灌流量减少；静脉回流不佳使静脉曲张发生的概率增加。冠状动脉血管及脑血管的老化使冠心病、脑血管意外等疾病发生率增高。

三、消化系统

1. 唾液腺　老年人唾液腺分泌减少，口腔黏膜萎缩、易于角化，特别是在病理状态下或使用某些药物时唾液分泌更加减少，影响口腔的自净和保护功能，易发生感染与损伤，常导致口干、说话不畅及吞咽困难等。另外，唾液中的淀粉酶减少，也直接影响对淀粉食物的消化。

2. 牙齿　老年人牙齿咬合面的釉质和牙本质逐渐磨损，牙龈萎缩，使牙根暴露、牙本质神经末梢外露，对冷、热、酸、甜、咸、苦、辣等刺激过敏而产生疼痛，并易发生感染。牙槽骨萎缩，一方面牙列变松，食物残渣残留，使龋齿、牙龈炎的发病率上升；另一方面牙齿松动、脱落，咀嚼能力下降，影响营养的消化与吸收而易发生营养不良。同时，味觉功能减退，导致食欲减退，进一步影响人体对营养素的摄取。

3. 食管　老年人食管黏膜逐渐萎缩而易发生不同程度的吞咽功能低下。食管扩张，蠕动减少，致食管排空延迟;食管下括约肌松弛,易致胃反流,使老年人反流性食管炎、食管癌的发病率增高,误吸的危险性也增加。由于食管平滑肌萎缩,食管裂孔增宽,导致食管裂孔疝的发生。

4. 胃　老年人胃黏膜变薄,平滑肌萎缩,胃腔扩大,易出现胃下垂。胃壁细胞数目减少,胃酸分泌减少,60 岁下降至正常水平的 40%~50%,对细菌的杀灭作用减弱;胃蛋白酶、脂肪酶及盐酸等分泌减少,影响蛋白质、维生素、铁、钙等营养物质的吸收,导致老年人出现营养不良、缺铁性贫血等。胃蠕动减慢,胃排空时间延长,代谢产物、毒素不能及时排出,老年人易发生消化不良、便秘、慢性胃炎、胃溃疡、胃癌等。

5. 肝、胆　肝实质细胞减少而使其储存与合成蛋白质的能力降低,老年人可出现白蛋白降低、球蛋白增高等;肝内结缔组织增生,容易造成肝纤维化。由于肝功能减退,肝对药物的代谢能力与速度下降,易引起药物性不良反应的发生。胆囊不易排空,胆汁成分改变,使胆固醇增高,老年人发生胆结石的可能性增加。

6. 胰腺　正常成人胰腺质量为 60~100 g,50 岁后逐渐减轻,80 岁时减至 40 g。胰腺分泌消化酶减少,影响脂肪的吸收,故老年人易发生脂肪泻。胰腺分泌胰岛素的生物活性下降,导致葡萄糖耐量降低,使老年性糖尿病发病率增加。

7. 肠　随着年龄的增加,小肠黏膜和肌层萎缩、肠上皮细胞数目减少,小肠吸收功能减退,易造成老年人营养吸收不良。结肠黏膜萎缩,结肠壁的肌肉或结缔组织变薄而易形成结肠憩室;加之活动减少,使肠内容物通过时间延长,水分重吸收增加,老年人易发生或加重便秘。盆底肌萎缩、肛提肌肌力降低,老年人易发生直肠脱垂。

四、泌尿系统

1. 肾脏　成年人的肾脏质量为 250~270 g,80 岁时减至 180~200 g。老年人肾脏质量减轻,主要是因为肾皮质减少,肾小球数量不断减少,到 70~90 岁时肾脏质量只有原来的 1/3~1/2,而且肾小球硬化的比例增高,故肾功能在老年期迅速下降,如肾小球滤过率、内生肌酐和尿酸的清除率、肾脏的浓缩与稀释功能均下降,容易导致水钠潴留、代谢产物蓄积、药物蓄积中毒甚至肾衰竭。

2. 输尿管　老年人输尿管平滑肌层变薄,支配肌肉活动的神经元数量减少,输尿管收缩力降低,将尿送入膀胱的速度减慢,而且容易反流,使肾盂肾炎的发生率增高。

3. 膀胱　膀胱肌肉萎缩、肌层变薄、纤维组织增生,使膀胱括约肌收缩无力,膀胱缩小,容量减少至成人的一半左右。由于肌肉收缩无力,膀胱既不能充盈,也不能排空,故老年人容易出现尿外溢、残余尿量增多、尿频、夜尿增多等。女性膀胱下垂、男性前列腺增生、水分摄入不足、尿液酸性降低等,易造成尿路感染、结石,甚至诱发膀胱癌等。老年女性因盆底肌肉松弛,易引起压力性尿失禁,造成生活的不便与困窘。

4. 尿道　老化使尿道肌肉萎缩、纤维化变硬、括约肌松弛、尿道黏膜出现皱褶或致尿道狭窄等,故老年人易发生排尿无力或排尿困难。老年女性因尿道腺体分泌黏液减少,抗菌能力减弱,使尿路感染的发生率增加;老年男性因前列腺增生,容易发生排尿不畅,甚至排尿困难。

五、内分泌系统

1. 下丘脑　老化使下丘脑的质量减轻、血液供给减少、细胞形态发生改变,生理学方面表现为单胺类含量减少和代谢紊乱,引起中枢调控失常,容易导致老年人各方面功能衰退,故又称下丘脑为"老化钟"。

2. 垂体　50 岁以后垂体体积逐渐缩小,质量减轻,有些高龄老年人可减轻 20%。垂体功能改变不仅与其本身老化有关,亦与下丘脑对其调节功能减退和靶腺对垂体激素的敏感性变化有关。垂体功能改变对老年人的代谢、应激和衰老等影响重大。垂体分泌的生长激素减少,易发生肌肉萎缩、脂肪增多、蛋白质合成减少和骨质疏松症等;垂体分泌的抗利尿激素减少,易导致肾小管的重吸收减少和细胞内外水分的重新分配,继而出现多尿,特别是夜间尿量增多。此外,老年人垂体腺瘤的发生率较高。

3. 性腺　男性从50～59岁开始出现血清总睾酮和游离睾酮水平下降,到85岁时比成年人下降约35%,容易出现性功能减退;游离睾酮等雄激素的缺乏,对老年男性的骨密度、肌肉组织、造血功能等也造成不利影响。老年女性卵巢发生纤维化,雌激素和孕激素分泌减少,易出现性功能和生殖功能减退、更年期综合征、骨质疏松症等;子宫和阴道萎缩、分泌减少、乳酸菌减少等,易导致老年性阴道炎等疾病的发生。

4. 甲状腺与甲状旁腺　老年人甲状腺的质量可减轻40%～60%,滤泡减少、滤泡间纤维增生,伴有炎症细胞浸润和结节形成。在功能上,甲状腺素(T_4)的分泌无明显变化,但三碘甲腺原氨酸(T_3)的分泌随年龄增加而减少,导致老年人基础代谢率下降、耗氧量降低、营养吸收和代谢障碍等。因此,老年人容易出现整体性迟缓、怕冷、毛发脱落、思维反应慢、抑郁等现象。此外,肾脏对甲状旁腺素敏感性降低,使$1,25-(OH)_2D_3$生成减少,是老年骨质疏松症的主要原因之一。

5. 肾上腺　老年人肾上腺皮质的退行性变主要为纤维化,皮质与髓质细胞数目减少,皮质细胞内脂褐质沉积,肾上腺皮质储备功能减退。皮质束状带对促肾上腺皮质激素(ACTH)的反应下降,引起机体应激不良,是老年危重症发展与转归区别于年轻人的重要原因;皮质球状带萎缩、肾素活性降低、肾素-血管紧张素Ⅱ生成减少,导致老年人醛固酮随增龄而降低,因此老年人对水和电解质的调节能力减弱。肾上腺激素分泌减少,加上老年人下丘脑-垂体-肾上腺系统功能减退而激素的清除能力明显下降,导致老年人对外界环境的适应能力和对应激的反应能力均明显下降。

6. 胰岛　老年人胰岛萎缩,β细胞减少,释放胰岛素延迟,糖代谢能力降低;而细胞膜上胰岛素受体减少,使机体对胰岛素的敏感性下降,导致老年人葡萄糖耐量降低,这是老年人糖尿病发病率增高的原因之一。另外,胰高血糖素分泌异常增加,使老年人2型糖尿病的发病率增高。由于胰岛素敏感性下降及β细胞储备能力降低,在危重病或应激状态下,老年人更易发生应激性血糖升高、糖尿病或糖尿病的急性并发症。

六、运动系统

1. 骨骼　老年人骨骼中的有机物质,如骨胶原、骨黏蛋白含量减少,使骨质萎缩、骨量减少,容易导致骨质疏松,骨骼发生变形,如脊柱弯曲、变短,身高降低,甚至骨折等。又因骨细胞与其他组织细胞老化,骨的修复与再生能力减退,容易导致骨折后愈合时间延长或不愈合的比例增加。

2. 关节　老年人的关节软骨、关节囊、椎间盘及韧带等会因老化而发生退行性变化,使关节活动范围缩小,尤其是肩关节后伸、外旋,肘关节伸展,前臂后旋,髋关节旋转,膝关节伸展,脊柱的整体运动等功能明显受限。

3. 肌肉　老年人的肌纤维萎缩、弹性下降,肌肉总量减少,肌肉力量减弱,容易出现疲劳、腰酸腿痛等。由于肌肉力量、敏捷度下降,加上老年人脑功能衰退,活动更加减少,最终导致老年人动作迟缓、笨拙、步态不稳等。由于老年人卧床不起或限制在轮椅上等,活动更加减少,进一步导致肌肉老化,形成恶性循环。

七、神经系统

1. 脑与神经元　老年人脑的体积逐渐缩小,质量逐渐减轻。50岁以后,脑细胞每年约减少1%,

脑部某些功能降低,如体温调节能力下降。神经元变性或减少,使运动和感觉神经纤维传导速度减慢,老年人容易出现步态不稳或"拖足"现象;同时手的摆动幅度也减小,转身时不稳,容易跌倒。脑动脉血管粥样硬化和血脑屏障退化,易导致脑血管破裂、脑梗死、神经系统感染性疾病等。老年人脑内的蛋白质、核酸、脂类物质、神经递质等逐渐减少;同时,在脑内可见神经纤维缠结、类淀粉物沉积、马氏小体、脂褐质沉积等改变,这些是脑老化的重要标志,容易导致脑萎缩、认知障碍、帕金森病等老年性疾病。

2. 脊髓　老年人至70岁时脊髓的大部分神经元出现退行性变,以后索及后脊髓神经根变性明显。退行性变可以导致深反射减弱或消失,还可引起病理反射的出现,如踝反射、膝反射、肱二头肌反射减弱或消失。

3. 周围神经系统　神经内膜增生、变性,神经束内结缔组织增生,可致神经传导速度减慢,感觉迟钝,信息处理功能和记忆功能减退,出现注意力不集中、性格改变、应激能力下降和运动障碍。

4. 脑血管　随着年龄增加,脑血管发生动脉粥样硬化,导致脑血液循环阻力增大,血流量减少,脑供血不足,进而影响脑代谢,老年人常出现记忆力减退、思维判断能力降低、反应迟钝等,但正常老化通常不会严重影响日常生活。此外,血脑屏障功能减弱,易导致神经系统感染性疾病发生。

八、感觉器官

1. 皮肤　皮肤的老化是最早且最容易观察到的征象。皮肤脂肪减少、弹力纤维变性,使皮肤松弛、弹性差而出现皱纹。皮脂腺萎缩,皮脂分泌减少或成分改变,使皮肤表面干燥、粗糙、无光泽并伴有糠皮状脱屑,皮肤的排泄功能和体温调节功能也降低。皮肤变薄,抵抗力下降,易受机械、物理、化学等刺激而损伤,长期卧床的老年人易出现压疮等。皮肤色素沉着出现色素斑片,即老年性色素斑,80岁的老年人约70%有老年斑。皮肤中感受外界环境的细胞数减少,对冷、热、痛、触觉等反应迟钝。皮肤的毛细血管较稀疏,面部皮肤变得苍白;血管脆性增加,容易发生出血,如老年性紫癜。

2. 眼和视觉

(1) 眼周形态改变:老年人由于眼部肌肉弹性减弱,眼眶周围脂肪减少,可出现眼睑皮肤松弛、上眼睑下垂;下眼睑可发生松弛、眶内脂肪袋状膨出,即眼袋。

(2) 视觉改变

1) 角膜:60岁以后角膜边缘基质层因脂质沉积而形成一圈灰白色环状,称为"老年环"。

2) 晶状体:晶状体调节功能和聚焦功能在40岁以后开始逐渐减退,视近物能力下降,出现老视;晶状体中非水溶性蛋白逐渐增多而出现晶状体混浊,透光度减弱,致使老年性白内障的发病率增加;晶状体悬韧带张力降低,使晶状体前移,有可能使前房角关闭,影响房水回流,导致眼压升高,容易诱发青光眼。

3) 玻璃体:玻璃体液化和后脱离可引起视网膜脱离,同时易失水、色泽改变、包涵体增多,可引起飞蚊症。

4) 视网膜:老年人视网膜周边带变薄,出现老年性黄斑变性。由于瞳孔括约肌的张力增强、睫状肌硬化,视野明显缩小。色素上皮层细胞及其细胞内的黑色素减少,脂褐质增多,使视力显著下降,对低色调颜色难以辨认,对光的反应和调适能力降低。

3. 耳及听觉　超过50岁,人的听力开始下降,50~59岁被视为中国人听力老化的转折期。表现为高频听力下降、言语识别率降低、脑干诱发电位的潜伏期延长等特点。老化对内耳与耳蜗功能的影响较严重。皮肤弹性变差、软骨生长,会使耳蜗变大;第Ⅷ对脑神经细胞数减少,声波从内耳传至脑部的功能发生退化,最先失去对高频率声音的辨认,随着听力敏感度的普遍下降而发生沟通困难,出现老年性耳聋。听觉高级中枢对音信号的分析减慢,反应迟钝,定位功能减退,造成在噪声环境中听力障碍明显。此外,耳郭表皮皱襞松弛、凹窝变浅,收集声波和辨别声音方向的能力降低。老年人耳垢干硬,堆积阻塞易形成中耳耳垢嵌塞,造成传导性听力障碍。

4. 味觉 50岁以后,舌表面变得光滑,味蕾数目明显减少。随着年龄的增加,其数量可比成人阶段减少2/3,味觉刺激阈值增大,味觉功能减退。加之口腔黏膜细胞和唾液腺发生萎缩,唾液分泌减少,口腔干燥,会造成老年人食欲减退,从而影响机体对营养物质的摄取,还可增加老年性便秘发生的可能性,形成不良循环。

5. 嗅觉 50岁以后,嗅觉开始变得迟钝,对气味的分辨力下降,尤以男性减退明显。60岁以后,嗅觉细胞更新变慢,70岁时嗅觉开始急剧衰退。老年人嗅觉神经数量减少、萎缩、变性,鼻腔内感受气味的接收器——嗅球萎缩,嗅觉敏感性降低,食欲减退,影响机体对营养物质的摄取。此外,嗅觉丧失会对一些危险环境如有毒气体、烟味等的分辨能力下降,继而威胁老年人的安全。

6. 触觉 40岁以后触觉小体数量逐渐减少,60岁以后触觉小体和表皮连接发生松懈,使触觉敏感性降低,阈值升高。由于神经元缺失,神经传导速度减慢,老年人对温度、压力、疼痛等的感受减弱,加上对需要手眼协调的精细动作不能很好地执行,这使得一些日常生活活动,如系鞋带、剪指甲、拨电话号码等出现障碍;对一些危险环境如过热的水、电热器具等的感知度降低,出现安全隐患。

随着社会老龄化的加剧,老年人健康问题的发生率不断上升。老年人身体各系统的老化改变使得老年人在运动、智力与感知觉、营养、睡眠和心理方面出现一系列健康问题症候群,表现为老年综合征。老年人常见的健康问题有跌倒、睡眠障碍、大小便失禁、便秘、营养不良、疼痛、压疮、视觉障碍、老年性耳聋、衰弱等。

第二节　跌　倒

案例与思考

李老太,81岁,独居,傍晚时分被邻居发现跌倒在家门外,主诉左髋部疼痛异常,不能站立,被邻居送往医院就诊。有高血压病史20年余,一直服用2种抗高血压药(具体不详);有老年性白内障,视物模糊;有双膝骨性关节炎10年余。前一次跌倒是在2个月前如厕时,她当时可站立和行走,无其他不适。请思考:①李老太发生跌倒的危险因素可能有哪些?②护士应该从哪几个方面指导老年人预防跌倒的发生?

跌倒是指突发的、不自主的、非故意的体位改变,倒在地上或更低的平面上的意外事件。《疾病和有关健康问题的国际统计分类第十次修订本》(ICD-10)将跌倒分为两类:①从一个平面至另一个平面的跌落;②同一个平面的跌落。

老年人跌倒发生率高,是老年人伤残和死亡的重要原因之一。在我国,65岁以上老年居民中有21%~23%的男性、43%~44%的女性曾发生过跌倒;65岁以上老年人跌倒死亡率男性为4 956/10万,女性为52.80/10万。跌倒是我国伤害死亡的第四位原因,是65岁以上老年人死亡的首位原因。资料报道65岁以上老年人发生过跌倒的占30%,80岁以上的老年人发生过跌倒的占50%,跌倒的发生率和死亡率随增龄急剧上升。跌倒可导致骨折、软组织损伤及脑部伤害等,不仅致残、致死,还可影响老年人的心身健康。如跌倒后的恐惧心理可以降低老年人的活动能力,使其活动范围受限、生活质量下降等。但是,由于大多数情况下老年人跌倒事件存在可预知的潜在危险因素,因此可通过积极评估和干预进行预防和控制。

一、跌倒引起的伤害及危险因素

(一)跌倒引起的伤害

1. 软组织及内脏损伤　轻度软组织损伤可有局部疼痛、压痛、肿胀及瘀斑。重度软组织损伤包括关节积血、脱位、扭伤及血肿,损伤局部在肿胀、疼痛的同时,会有不同程度的活动受限。内脏损伤或裂伤时会有胸腹部相应部位的触痛,如果是腹部脏器,还会出现腹膜刺激征。

2. 骨折　骨折是老年人致残的主要原因之一,骨折后长期卧床导致其健康状况恶化。常见的有股骨颈骨折、椎骨骨折及髋部骨折。

3. 脑损伤　如脑挫伤、脑震荡、脑出血等。

4. 并发症　跌倒导致老年人长期卧床,出现各种并发症,如压疮、静脉栓塞、坠积性肺炎等,甚至导致死亡。

(二)跌倒的危险因素

跌倒是多种因素相互作用的结果,跌倒的可能性随着危险因素的增加而增加。

1. 内在因素　主要来源于老年人本身,通常不易察觉且不可逆转。

(1) 生理因素

1) 步态和平衡功能:步态稳定性下降和平衡功能受损是引起老年人跌倒的主要原因。老年人步幅变小、行走不连续、脚不能抬高到一个合适的高度。老年人前庭功能和本体感觉退行性改变,导致老年人平衡能力降低,从而增加跌倒的危险性。

2) 感觉系统:老年人的视力、视觉分辨率、视觉的空间/深度觉及视敏度下降。老年性传导性听力损失、老年性耳聋甚至耳垢堆积影响听力,老年人很难看到和听到有关跌倒危险的警告。

3) 中枢神经系统:老年人智力、肌力、肌张力、感觉、反应能力、反应时间、平衡能力、步态及协同运动能力降低,跌倒的危险性增加。

4) 骨骼肌肉系统:老年人骨骼、关节、韧带及肌肉的结构、功能损害和退化是引发跌倒的常见原因。老年人骨质疏松会增加与跌倒相关的骨折发生率,尤其是跌倒导致的髋部骨折。

(2) 疾病因素:某些器质性疾病影响老年人维持平衡的功能。

1) 神经系统疾病:如阿尔茨海默病、帕金森病、脑卒中、小脑退行性变、前庭疾病、周围神经性病变等。

2) 心血管疾病:如体位性低血压、脑梗死等。

3) 肌肉骨骼系统疾病:如类风湿关节炎、关节畸形、脊柱畸形、骨质疏松症等。

4) 感官系统疾病:如白内障、青光眼、听力丧失等。

5) 心理及认知因素:如抑郁症、痴呆等。

6) 泌尿系统疾病或其他疾病:老年人因伴随尿频、尿急、尿失禁等症状而匆忙去洗手间,从而导致排尿性晕厥等。

7) 其他系统疾病:如代谢性疾病,心、肺疾病,贫血,脱水,惊厥,足部疾病等。

(3) 药物因素:有些药物会影响老年人的行为、精神、视觉、步态、平衡等能力,从而增加了跌倒的概率。

1) 精神类药物:如抗抑郁药、抗焦虑药、催眠药、抗惊厥药等。

2）心血管类药物：如抗高血压药、利尿剂、血管扩张剂等。

3）其他药物：如降血糖药、非甾体抗炎药、镇痛剂、多巴胺类等。

(4) 心理因素：老年人由于不愿意麻烦别人或认为自己有能力做某些事情而勉强去干，导致跌倒。并且老年人易出现认知障碍、沮丧、抑郁、焦虑、情绪不稳定等不良心理反应，可增加跌倒的危险。另外，害怕跌倒也使行为能力降低、活动受限，影响步态和平衡能力而增加跌倒的危险。

2. 外在因素　　与内在危险因素相比，外在危险因素更容易控制。

(1) 环境因素

1）个人环境：裤腿过长、穿拖鞋或尺码不合的鞋、居住环境发生改变等。

2）家居环境：光线昏暗或过于强烈、地面光滑或凹凸不平、家具位置改变或摆设不当、床铺和座椅过高或过低、楼梯台阶和浴室缺少扶手、台阶间距过高或边界不清晰等。

3）户外环境：雨雪天气造成的地面过滑、人群拥挤、台阶或人行道缺乏修缮等。

(2) 社会因素：老年人的教育程度、工作性质、收入水平、卫生保健水平、享受社会服务和卫生服务的途径、室外环境的安全设计，以及老年人是否独居，与社会的交往和联系程度都是跌倒的影响因素。

(3) 动作和体位因素：突然改变体位、颈部变动、站立排尿、从事重体力劳动和较大危险性活动，如爬梯子、骑车等，均会增加跌倒的危险。

二、跌倒的护理

【护理评估】

跌倒后应尽早进行评估，需迅速了解是否出现与跌倒相关的损伤和并发症、导致跌倒的原因及影响因素。

1. 一般检查　　观察老年人的意识及生命体征，判断有无意识改变及改变程度，检查皮肤和软组织有无损伤。

2. 重点部位检查

(1) 头部检查：对头部先着地的老年人，检查头部有无外伤，耳、鼻腔有无分泌物流出，有无神经系统功能异常，如头痛、恶心、呕吐、感觉异常、意识障碍、精神错乱、视力模糊、大小便失禁等。头部损伤者可当时出现典型的临床表现，也可能数日或数月后表现出症状，需引起警惕。

(2) 脊柱检查：检查老年人有无触痛、中线移位等脊柱外伤的表现。

(3) 胸腹部检查：检查两侧呼吸运动是否对称，呼吸频率及呼吸音有无改变，是否有胸痛，心律、心音有无异常。检查腹部有无膨隆，有无肌紧张、压痛、反跳痛、移动性浊音等。

(4) 骨盆、四肢检查：老年人跌倒后易发生股骨颈骨折、腰椎压缩性骨折、肱骨颈骨折等。若跌倒后局部出现疼痛、压痛、肿胀、畸形、肢体功能障碍、反常活动，应考虑骨折。

3. 确定原因及危险因素

(1) 评估跌倒情况：评估内容包括跌倒的地点、时间；跌倒前有无头晕、头痛、胸闷、心悸、呼吸急促、肢体无力等，有无饮酒、用药史等；本次跌倒史，如跌倒环境、跌倒性质、跌倒时着地部位、能否独立站起、现场诊疗情况、可能的跌倒预后和疾病负担，以及现场其他人员看到的跌倒相关情况等。

(2) 评估健康史：跌倒者的年龄、性别、文化背景和收入水平等信息；有无与跌倒有关的疾病，如白内障、青光眼、肌无力、严重关节炎、体位性低血压、高血压、颈椎病、癫痫、老年期痴呆；询问过去跌倒的次数、情况、有无惧怕心理；是否使用过可引起跌倒的药物。

(3) 评估环境：室内环境评估内容包括灯光、地面、障碍物、家具高度和摆放位置、楼梯台阶、卫生间扶栏或扶手,以及鞋和行走辅助工具是否合适;室外环境评估内容包括台阶和人行道是否缺乏修缮、有无雨雪天气、道路是否拥挤等。

4.辅助检查

(1)影像学检查:对怀疑骨折者行 X 射线检查,对头部先行着地者应做头颅 CT 或 MRI 检查。

(2)实验室检查:实验室检查的目的是寻找可能导致跌倒的潜在疾病。

(3)诊断性穿刺:诊断性穿刺对怀疑有内脏损伤的患者协助确诊。

(4)简易量表使用:在临床工作中常用的与跌倒有关的评估量表包括特殊活动平衡信心量表、活动与害怕跌倒量表、Morse 跌倒风险评估量表、起立与行走计时试验、多因素跌倒风险评估、老年人平衡能力测试表、老年人跌倒风险评估表、姿势控制能力、动态平衡能力、预防老年人跌倒家居环境危险因素评估表等。

5.心理-社会状况　除了解老年人的一般心理和社会状况外,护理人员要特别关注有跌倒史的老年人有无跌倒后的恐惧心理。

【常见护理诊断/问题】

1.有受伤害的危险　与跌倒有关。

2.急性疼痛　与跌倒后损伤有关。

3.恐惧　与害怕再跌倒有关。

4.躯体移动障碍　与跌倒后损伤有关。

5.自理缺陷　与跌倒后损伤、医疗限制有关。

【预防及护理措施】

1.预防措施

(1)疾病预防措施

1)对平衡功能差者,可凭借助步器提高侧向稳定性,教会老年人做平衡操。

2)眩晕者一旦出现不适则立即就近坐下或上床休息;对视力下降者,指导其避免用眼过度,尽量在光线充足时出行。

3)对肌力减退者,指导其选择适合且容易坚持的运动形式,通过锻炼提高肌力和关节的灵活性。

(2)日常生活防跌倒措施

1)帮助老年人熟悉环境、方位和布局。

2)地面平整、无障碍物,防滑(干燥、不打蜡),有弹性。

3)老年人活动范围内照明良好。

4)卫生间安装坐便器,并设扶手,澡盆盆口离地面不超过 50 cm,盆底有防滑胶垫。

5)各种物品放于容易取用之处,避免登高取物;保持家具边缘的钝性,防止对老年人产生伤害;对道路、厕所、灯开关等予以明确标志,并将其具体方位告知老年人。

6)选择高度合适的椅子,切勿坐在有轮或不稳的椅子上。

7)衣、裤、鞋大小合适,鞋底有防滑纹,室内避免只穿袜子走路,尽量避免穿拖鞋、鞋底过于柔软的鞋、高跟鞋及易滑倒的鞋。

8)指导老年人坚持参加适宜的、规律的体育锻炼,以增强其肌肉力量、柔韧性、协调性、平衡能力、步态稳定性和灵活性,从而减少跌倒的发生。适合老年人的运动包括打太极拳、散步、慢跑、游泳、做平衡操等。

9)醒后平卧半分钟,床上坐起半分钟,双腿下垂半分钟(3 个半分钟),站稳后再起步行走。行动不便者应使用拐杖或有人搀扶。

10）服用镇静催眠药或抗高血压药的老年人，将便器、拐杖、眼镜等常用物品放于容易取用之处，必须下床时，要有人陪伴。

11）老年人按医嘱正确服药，不要随意加药或减药，更要避免自行同时服用多种药物，并且尽可能减少用药的剂量，了解药物的不良反应，注意用药后的反应。用药后动作宜缓慢，以防跌倒。

12）调整生活方式：指导老年人及家属在日常生活中应注意以下几点。①避免走过陡的楼梯或台阶，上下楼梯、如厕时尽可能使用扶手。②转身、转头时动作一定要慢。③走路保持步态平稳，尽量慢走，避免携带沉重物品。④避免去人多及湿滑的地方。⑤乘坐交通工具时，应等车辆停稳后再上下车。⑥起身、下床时宜放慢速度。⑦避免睡前饮水过多导致夜间多次起床如厕，晚上床旁尽量放置小便器。⑧避免在他人看不到的地方独自活动。

2. 紧急处理 老年人跌倒后不要急于扶起，要根据评估结果分情况进行跌倒后现场处理。

（1）呼唤并安慰 老年人跌倒后，护理人员应呼唤并安慰老年人。

（2）检查确认伤情程度

1）询问老年人跌倒情况及对跌倒过程是否有记忆，如不能记起跌倒过程，提示可能为晕厥或脑血管意外，需要行CT、MRI等检查确认。

2）询问是否有剧烈头痛或口角歪斜、言语不利、手脚无力等，若有，提示可能为脑卒中，处理过程中注意避免加重脑出血或脑缺血。

3）检查有无骨折，如查看有无肢体疼痛和畸形、关节异常、肢体位置异常、感觉异常及大小便失禁等，以确认骨折情形并给予适当处置。

（3）观察生命体征、意识状态，视病情尽最大努力将患者安置于正确位置及体位，如需搬运，应保证平稳，尽量保持平卧姿势。

（4）外伤、出血者的处理：对外伤、出血者，立即给予包扎止血并进一步观察处理。

（5）骨折患者的处理：对确认骨折者，应注意制动、保暖，进行专业处置。

（6）脑卒中患者的处理：如疑为脑卒中所致者，应由有经验的人员小心搬运患者，避免加重脑出血或脑缺血。

（7）观察病情：如果老年人跌倒后试图自行站起，可协助其缓慢起立，坐位或卧位休息，确认无碍后方可放手，并继续观察其病情。

（8）跌倒后意识不清者的处理

1）有呕吐者，头偏向一侧，并及时清理口鼻分泌物，保持呼吸道通畅。

2）有抽搐者，移至平整、较软地面或身体下垫软物，防止碰伤、擦伤，必要时上下齿间垫牙垫，防止舌咬伤，注意保护抽搐肢体，防止肌肉、骨骼损伤。

3）如发生呼吸、心搏停止，应立即进行胸外心脏按压、人工呼吸等急救措施。

3. 跌倒后老年人自己起身的方法

（1）移动：如果是背部先着地，应弯曲双腿，挪动臀部到放有毯子、垫子的椅子或床铺旁，然后使自己较舒适地平躺，盖好毯子，保持体温，如有可能要向他人寻求帮助。

（2）变换体位：休息片刻，等体力准备充分后，尽力使自己向椅子的方向翻转身体，使自己变成侧卧位。

（3）起身：双手支撑地面，抬起臀部，弯曲膝关节，然后尽力使自己面向椅子跪立，双手扶住椅面。

（4）站起：以椅子为支撑，尽力站起来。

（5）寻求帮助：休息片刻，恢复部分体力后，打电话寻求帮助，最重要的是报告自己跌倒了。

4.护理措施

(1)病情观察:严密观察老年人的生命体征、意识、瞳孔大小及对光反射,警惕内出血及休克征象。一旦出现单侧肢体无力、口齿不清、打哈欠、跌倒后排泄情况,要警惕颅脑损伤等。

(2)治疗护理:对于疾病引起的跌倒,需积极治疗原有疾病,并开展相应护理。对于机体老化或环境因素导致的跌倒,通过加强肌力锻炼和平衡能力训练、加强老年人及照顾者的防范意识、改善居住环境等,减少跌倒的发生。对于跌倒引起的软组织损伤、疼痛、骨折等,通过外敷或涂擦药物、制动等护理配合,促进老年人尽早康复。

(3)合理运动:适宜的、规律的、科学的运动能增强老年人的肌力、柔韧性、协调性、平衡能力、步态稳定性和灵活性,从而减少跌倒的发生。

(4)安全护理

1)环境安全:室内通风良好,光线良好;地面干燥、平坦;厕所有可扶把手;浴室地面可防滑;常用物品放在触手可及的位置;家具摆放整齐,防止碰伤老年人;对道路、厕所、灯等予以明确标志,并将其具体方位告知老年人。

2)穿着安全:衣着舒适合身,避免穿过紧或过宽的服饰,以免行走时绊倒;鞋子要合适,尽量避免穿拖鞋、鞋底过于柔软的鞋、过大的鞋、高跟鞋及易滑倒的鞋。

(5)心理护理:了解患者有无恐惧再次发生跌倒的心理,根据患者既往跌倒的原因和身体状况评估再次跌倒的可能性,介绍预防跌倒的对策,帮助患者制订合理的活动计划,减轻其恐惧心理。积极自我防护,改变不服老、不麻烦人的心理。

(6)提供跌倒后的长期护理:大多数老年人跌倒后伴有不同程度的身体损伤,需要长期卧床者给予长期护理。

1)根据患者的日常活动能力,提供相应的基础护理,满足老年人的日常生活需求。

2)预防压疮、肺部感染、尿路感染等并发症。

3)指导并协助老年人进行相应的功能锻炼、康复训练等,预防废用综合征的发生,促进老年人身心功能康复,回归健康生活。

(7)健康教育:根据评估结果确定跌倒的危险因素,制定针对性措施,包括增强防跌倒意识、合理运动、积极治疗原发病、合理用药、选择适当的辅助工具、创造安全的睡眠环境、调整生活方式、防治骨质疏松症、保证良好睡眠习惯等。

第三节　排泄异常

案例与思考

成奶奶,75岁,20多年前开始在咳嗽、大笑、打喷嚏、奔跑时尿液不自主地溢出,去年年底开始症状加重。经询问,得知成奶奶自去年冬季以来持续咳嗽长达4个月,漏尿症状有所加重。成奶奶育有一子一女,女儿为产钳助产。妇科检查见子宫Ⅰ度脱垂;泌尿系统检查示膀胱内压正常,膀胱逼尿肌稳定,尿道压力测试示在膀胱充盈状态下站立位可见随咳嗽尿液漏出,咳嗽停止后还见漏尿。请思考:①根据上述资料,成奶奶患的是哪种类型的尿失禁?危险因素有哪些?②采用哪些治疗方法?③如何进行盆底肌训练?

排泄是机体将代谢废物排出体外的生理过程,顺利排泄是维持健康和生命的必要条件,而排泄行为的自理则是保持人类尊严和生活自理的重要条件。老化导致的排泄问题是无法避免的,大小便失禁与便秘可直接影响老年人的生活质量和健康长寿。作为护理人员,应掌握相关护理技术,以及时为老年人提供指导与协助。

一、尿失禁

尿失禁国际尿控协会将尿失禁(urinary incontinence,UI)定义为"任何尿液不自主地流出"。根据体征及尿流动力学表现可分为压力性尿失禁、急迫性尿失禁、混合性尿失禁和充溢性尿失禁。老年性尿失禁(senile incontinence)的主要病因是随着年龄的增长,神经和内分泌系统功能下降,控尿能力下降,尿道括约肌松弛,从而导致尿失禁,老年女性尿失禁的发病率高于男性。尿失禁从社会、心理、家庭、身体等很多方面影响老年人的生活质量。

(一)尿失禁的原因及影响因素

1. 原因

(1)压力性尿失禁:压力性尿失禁是老年人在用力、咳嗽、打喷嚏时腹压增高,尿液不自主地同步外流。压力性尿失禁尿流动力学定义为盆底肌松弛或膀胱逼尿肌无力。压力性尿失禁与年龄、生育、家庭史、便秘、吸烟等有关。

(2)急迫性尿失禁:急迫性尿失禁是严重的膀胱炎症或出口梗阻的刺激,或神经系统病变使大脑皮质对脊髓排尿中枢的抑制减弱而引起逼尿肌不自主收缩所致,即尿急时的不自主漏尿,常伴尿频、夜尿增多。如下尿路感染、前列腺结节状增生、子宫脱垂等。

(3)混合性尿失禁:混合性尿失禁是指既有尿急等急迫性尿失禁成分,又有用力、打喷嚏或咳嗽引起的不自主漏尿等压力性尿失禁成分。

(4)充溢性尿失禁:充溢性尿失禁表现为膀胱充满尿液,内压增高,迫使少量尿液流出。多由膀胱出口梗阻或逼尿肌收缩乏力引起尿潴留,致膀胱过度膨胀后尿液不断溢出。如脊髓损伤、脊髓肿瘤、前列腺增生、尿道狭窄等。

2. 影响因素

(1)年龄:老年人肾脏浓缩功能降低,摄入少量水分即可生成一定的尿液,且老年人盆底肌松弛,膀胱括约肌萎缩,膀胱弹性差、容积小,较少的尿量便可引起较强的尿意,排尿次数增加,且易产生尿失禁。

(2)疾病与药物作用

1)疾病:①中枢神经系统疾病,如脑卒中、脊髓病变等引起的神经源性膀胱;②手术损伤膀胱及括约肌的运动或感觉神经,如前列腺切除术、子宫脱垂等;③尿潴留,由前列腺增生、膀胱颈挛缩、尿道狭窄等引起;④不稳定性膀胱,由膀胱肿瘤、结石、炎症、异物等引起;⑤妇女绝经期后,雌激素缺乏引起尿道壁和盆底肌肌张力减退。

2)药物作用:利尿药(如呋塞米、布美他尼)、抗胆碱能药、抗抑郁药、抗精神病药及镇静催眠药(如地西泮、氟西泮)等药物。

(3)心理问题:如焦虑、抑郁等。

(4)其他:有无粪便嵌顿,以及活动情况等。

(二)尿失禁的临床表现

1. 充溢性尿失禁 膀胱过度膨胀而导致尿液不自主漏出。临床症状有尿频、不定时尿漏、持续尿漏,或同时出现压力性或急迫性尿失禁的部分症状。

2. 压力性尿失禁 腹压突然增加时,如跳跃、跑步、打喷嚏、开怀大笑时,尿液不自主地从尿道口漏出。

3. 急迫性尿失禁　尿感产生时，来不及到厕所，尿液就由尿道口漏出。

(三) 尿失禁的护理

【护理评估】

1. 健康史

(1) 一般情况：了解老年人年龄、文化程度、性别、婚姻状况、认知能力、生活习惯、烟酒嗜好、饮食习惯、排尿习惯、睡眠情况、社会经济条件、生活环境、文化习俗、宗教信仰、日常生活活动能力（包括进食、活动、修饰、如厕、沐浴、平地行走、上下楼梯、穿衣、排尿和排便控制能力）。

(2) 既往史：产生尿失禁的相关病史，如中枢神经系统疾病（包括老年期痴呆、脑卒中、脊髓疾病等）、糖尿病等；尿路感染、膀胱容量减少、前列腺增生、阴道前壁膨出、逼尿肌过度活动；尿失禁发生的时间、原因、程度、性质、病程，有无其他慢性病，既往手术史、外伤史、用药史等。

2. 身体状况

(1) 询问排尿次数、时间、每次尿量，有无血尿、膀胱刺激征等伴随症状。

(2) 评估尿失禁的类型及临床表现。

3. 辅助检查

(1) 根据情况选择相应辅助检查：①实验室检查，如尿液检查、肾功能检查、血糖测定；②测定残余尿量，可通过一次性导尿或超声测得；③尿动力学，客观评估下尿路症状；④尿垫试验，在老年人内裤中放置卫生垫，运动前后进行质量对比，以了解是否有漏尿现象；⑤超声和影像学检查；⑥排尿日记；⑦老年男性行直肠指诊、老年女性行外生殖器检查等。

(2) 使用简易量表：常用的简易量表有急迫性尿失禁影响问卷(urge-incontinence impact questionnaire, U-IIQ)、急迫性尿失禁影响量表(URIS-24)、急迫性尿失禁量表(urge-urinary distress inventory, U-UDI)、尿失禁生活质量量表(I-QOL)、Brink量表、尿失禁自我效能量表(GSE-UI)等。

4. 心理-社会状况　老年人有无因尿失禁造成的身体异味、反复尿路感染及皮肤糜烂而引起的孤僻、抑郁、羞耻和退缩等心理障碍；了解尿失禁老年人自我护理能力、家庭支持状况、护理费用来源及是否有困难。

【常见护理诊断/问题】

1. 压力性尿失禁　与老年退行性变化（尿道括约肌松弛）、肥胖等因素有关。

2. 急迫性尿失禁　与老年退行性变化及患有尿路感染、中枢或周围神经病变、帕金森病等疾病有关。

3. 反射性尿失禁　与老年退行性变化、脊髓损伤、肿瘤或感染有关。

4. 社会交往障碍　与尿频、异味引起的不适、困窘和担心等有关。

5. 知识缺乏　缺乏尿失禁治疗、护理及预防等知识。

6. 有皮肤完整性受损的危险　与尿液刺激局部皮肤、辅助用具使用不当等有关。

【预防及护理措施】

1. 预防措施

(1) 避免腹压增高：平常应注意避免腹压增高，如避免长时间站立、便秘、慢性咳嗽等，肥胖者要减肥。

(2) 清淡饮食：饮食以清淡为主，避免刺激性食物如茶、咖啡等。多吃新鲜蔬菜、水果，预防便秘。

(3) 盆底肌训练：这对压力性尿失禁和急迫性尿失禁都有一定的治疗和预防作用，锻炼方法见护理措施;对于尿路梗阻引起的充溢性尿失禁,要早期解除梗阻,避免发生尿失禁。

(4)避免药物使用不当:老年人应慎用或禁用引起尿失禁的药物,以免发生药源性尿失禁,如镇静药、镇痛药、乙醇制剂等可降低膀胱括约肌对排尿反射的敏感性,应尽量少用。

2.护理措施

(1)心理安慰与支持:不论何种原因引起的尿失禁,均会给老年人心理造成很大的负面影响,引起困窘、羞耻、焦虑甚至自卑或自我厌恶等不良情绪,同时尿失禁也给生活带来诸多不便,直接影响老年人的生活质量。因此,在护理过程中,护理人员要充分尊重、理解和关心老年人,从患者的角度思考及处理问题,建立互信的护患关系,给予老年人安慰,消除其不良情绪;注重患者的感受,进行尿失禁护理操作时用屏风等遮挡保护其隐私。尊重患者的保密意愿,在征求其同意后,才可以就其健康问题与其亲友或照顾者交谈;向患者及家属讲解尿失禁的原因和处理方法,增强其应对尿失禁的信心,从而积极配合治疗与护理;用心聆听老年人抒发困扰及愤怒情绪,给予鼓励和支持,减轻老年人的焦虑。

(2)创造便利的生活环境:老年人生活区域内,座椅高矮适宜,地面平整、防滑,卫生间布局方便出入且靠近老年人的卧室,马桶旁和走道应有扶手,光线良好,尤其夜间照明应适宜;衣裤宽松,方便松解;如乔迁新居,应帮助老年人提前熟悉厕所的位置,降低尿失禁的发生概率。

(3)保持皮肤清洁与干燥:尿液长期浸渍会导致臀部及会阴部皮肤发生皮疹、溃疡或感染,不及时处理可导致严重并发症。因此,一旦发生尿失禁,要及时更换潮湿的衣裤、床单、尿垫和尿失禁护理用具,用温水洗净会阴和臀部,并用柔软的毛巾轻轻擦干;同时注意保持局部皮肤清洁、干燥,减少异味;并根据皮肤情况,定时变换体位、按摩受压部位、加强营养,预防压疮的发生。

(4)尿失禁护理用具:理想的尿失禁护理用具应该满足以下条件:①能够根据患者尿失禁情况完全收集尿液;②穿戴舒适便捷,操作简易,容易更换或清洗;③隐蔽性好,能够尽可能掩盖和控制不良气味;④经济实惠,易于获取。

1)注意及时引流尿失禁患者尿液。定时用尿壶接取尿液。

2)接尿器的使用方法:将腰带系在腰上,将阴茎放入尿斗中(男性患者)或将尿斗紧贴会阴(女性患者),并把下面的2条纱带从两腿根部中间左右分开向上,与三角布上的两个短纱带连接在一起即可使用。这种方法可以避免生殖器糜烂、皮肤瘙痒感染、湿疹等问题。

3)避孕套式尿袋:其优点是不影响患者翻身及外出,主要适用于男性老年人。选择适合患者阴茎大小的避孕套式尿袋,勿过紧。在患者腰间扎一松紧绳,再用较细松紧绳在避孕套口两侧妥善固定,另一头固定在腰间松紧绳上,尿袋固定高度适宜,防止尿液反流入膀胱。该方法对老年人影响较大,不宜长期使用。

4)保鲜膜袋:其优点是透气性好,价格低廉,引起尿路感染及皮肤改变的情况较少,适用于男性尿失禁患者。使用方法:将保鲜膜袋口打开,将阴茎全部放入其中,取袋口对折系一活口,系时注意不要过紧,留有一指的空隙为佳。使用时注意选择标有卫生许可证、生产日期、保质期的保鲜袋。

5)一次性导尿管和密闭引流袋:适用于躁动不安及尿潴留的患者,优点在于为患者翻身按摩、更换床单时不易脱落;缺点是护理不当易造成尿路感染,长期使用会影响膀胱的自动反射性排尿功能。因此,护理上必须严格遵守无菌操作,尽量缩短留置导尿的时间。

6)吸湿性用具:主要包括尿垫或纸尿裤。由于纸制品通气性较差,不宜长期使用;更换尿垫时要注意观察老年人排泄物的性状,将老年人臀部抬起,避免拖、拉、推等动作,以免损伤皮肤。

(5)重建正常的排尿功能

1)摄入适量的液体:如果老年人身体允许(肾衰竭及心、肺疾病除外),鼓励老年人多饮水,每日饮 2 000～2 500 mL,以增加对膀胱的刺激,促进排尿反射的恢复,预防尿路感染。

2)定时排尿:定时排尿是以固定的时间间隔排尿,减少尿失禁的次数。

3)膀胱训练:膀胱训练是通过增加两次排尿的间隔辅助治疗尿失禁的常用方法,适用于认知能力和身体能力无障碍的人群,包括患者教育、正强化及计划排尿。向老年人及家属说明膀胱训练的目的、方法及时间,以取得配合。根据老年人平时的排尿间隔,合理安排排尿时间表,让其白天每小时饮水 150～200 mL,并记录饮水量及饮入时间;开始时白天每隔 1～2 h 排尿 1 次,夜间每隔 4 h 排尿 1 次(排尿后用手按压下腹部,以排空膀胱残余尿,但按压力度要合适),以后时间逐渐延长。

4)盆底肌训练:指导老年人进行盆底肌训练,以增强控制排尿的能力。方法:指导老年人取立位(双脚分开与肩同宽)、坐位(双脚平放于地面,双膝微微分开,与肩同宽,双手放于大腿上,身体微微前倾)或仰卧位(双膝微屈约45°),试做排尿或排便动作,先慢慢收缩盆底肌并保持 10 s,再缓慢放松 10 s,重复收缩与放松 15 次,每日数次,以老年人不感疲乏为宜。

(6)加强留置导尿术后护理:对长期尿失禁的老年人,为避免尿液浸渍刺激皮肤而发生破溃,可行留置导尿术。通过定时夹放导尿管排放尿液以锻炼膀胱壁肌肉张力,恢复膀胱的正常生理功能。留置导尿会增加尿路感染的发生概率,不宜长期使用。

二、大便失禁

大便失禁(fecal incontinence,FI),又称为肛门失禁,是指肛门括约肌失去意识的控制,气体、液体和固体粪便不自主地排出肛门外,是排便功能紊乱的一种症状。根据失禁的程度,将大便失禁分为不完全性失禁和完全性失禁。对干便能控制而稀便和气体不能控制的称为不完全性失禁;对干便和稀便都不能控制的称为完全性失禁。根据失禁的严重程度,将大便失禁分为 3 度:不完全失禁时若粪便偶尔污染内裤为一度,若粪便经常污染内裤并伴有气体失禁为二度,完全性失禁为三度。

(一)大便失禁的原因及影响因素

1. 原因　其原因涉及肛门括约肌的异常、控制肛门括约肌的神经异常、盆底神经异常、阴部神经异常、脊柱神经损伤等。

(1)神经损伤:中枢神经系统疾病,如脊髓损伤,使排便反射发生障碍。

(2)肛门括约肌萎缩:常见于肛门括约肌疲劳而松弛;肛门直肠部瘢痕挛缩;肛门直肠先天性疾病;老年人身体虚弱或久病,肛门括约肌衰退无力。

(3)肛管直肠环断裂:肛管直肠环损伤;肛门直肠局部注射过量硬化剂或坏死,或涂以腐蚀性较强的药物造成广泛的感染、坏死;肛门直肠部较大面积深度烧伤;分娩时Ⅲ度会阴部撕裂;麻醉下过度暴力扩肛等。

(4)先天性疾病:先天性肛门括约肌功能不全。

(5)肛门直肠正常生理角度受到破坏:主要是耻骨直肠肌受损,粪便容器消失或肛管与直肠后壁生理角度破坏,使直肠与肛管呈一个直的管腔,粪便排出的缓冲区消失。

(6)黏膜、皮内感觉受损:手术时直肠黏膜、皮肤损伤过多,破坏神经感受器,引起肛门失禁。

2. 影响因素

(1)年龄:老年人由于结肠、直肠肛门括约肌松弛,易发生大便失禁。65 岁以上的老年女性大便失禁的发生率较正常人高 1.5 倍。

(2)认知水平:老年人的认知水平越低,对排便的控制能力就越差,如阿尔茨海默病、意识障碍和昏迷等患者大便失禁的发生率高达 96.0%。

(3)生活自理能力:行动受限,生活自理能力下降(如脊髓损伤后的截瘫)的老年人,大便失禁的发生率约为 33%。

(二)大便失禁的临床表现

1. 症状

(1) 完全性失禁:排便无次数、无定时,肠蠕动时,粪便由肛门排出,咳嗽、下蹲、走路、睡眠时不知不觉有稀便外流,污染衣裤、被褥。

(2) 不完全性失禁:干便时无失禁现象,稀便时不能控制,或老年人注意力集中于肛门部时尚可控制,一旦稍不注意,粪便即可流出;排气无声,同时有稀便流出。此外,由于肛门闭合不全,常有黏液外流,肛门部潮湿、瘙痒,甚至糜烂。

2. 体征

(1) 指诊:肛门括约肌松弛和伸展,收缩力减弱或消失,可触及坚硬的粪块或肿瘤等。

(2) 体检:肛门会阴区潮湿不洁;湿疹、溃疡、瘢痕;肛周皮肤瘢痕、肛门松弛;有时可见直肠脱垂。

(三)大便失禁的护理

【护理评估】

1. 健康史

(1) 评估老年人的排便情况,包括排便习惯、排便时间、排便次数、粪便性状、排便量、有无便秘及腹泻等。若一天只出现 1~2 次,且与进食有关,可能是神经性大便失禁。

(2) 了解老年人最近进食情况,如果长期低渣饮食,则大便失禁可能与便秘有关;近期饮食变化或进食不洁食物,可能与腹泻有关。

2. 身体状况 评估大便失禁老年人的症状、体征,判断大便失禁类型及程度,检查有无受失禁粪便的浸渍出现的皮肤糜烂、湿疹样改变、局部或全身的感染。

3. 辅助检查 根据老年人大便失禁情况选择相应辅助检查。

(1) 用直肠镜观察黏膜的颜色,有无肿瘤、狭窄、溃疡、出血等。

(2) 用粪便细菌学检查、腹部平片、钡剂灌肠等查找大便失禁的病因。

(3) 用肛门测压、排便造影、肛门部超声等进行盆底肌和肛门括约肌功能检查。

(4) 大便失禁患者常用的简易量表有大便失禁患者生活质量量表(FIQL scale)、失禁相关性皮炎评估量表、失禁风险评估量表等。

4. 心理-社会状况 了解有无因大便失禁污染衣裤和被褥给老年人的生活和社交造成不便;评估老年人有无自卑、自责、孤独、抑郁、退缩等情绪;了解老年人及家属对大便失禁的理解、老年人的自护能力和家庭支持程度。

【常见护理诊断/问题】

1. 社会交往障碍　与大便失禁的异味引起的不适、窘迫和担心等有关。
2. 知识缺乏　缺乏大便失禁治疗、护理及预防等知识。
3. 有皮肤完整性受损的危险　与粪便刺激局部皮肤、辅助用具使用不当等有关。

【预防及护理措施】

1. 心理支持与安慰 大便失禁时粪便自然流出,污染内裤;睡眠时粪便排出污染被褥;肛门、会阴部经常潮湿,肛周皮肤糜烂、疼痛、瘙痒、湿疹样改变,严重影响老年人的生活质量和心身健康,老年人会因大便失禁而感到自卑、羞愧、失去自尊,或抑郁、孤僻,期望得到理解与帮助。作为护理人员,要充分尊重、理解老年人,用全面细心的照顾、关心体贴的语言、娴熟的照护技术,帮助其树立康复的信心。

2. 皮肤护理 粪便对老年人肛周皮肤的刺激较大,易致局部皮肤破损,产生失禁性皮炎、压疮等。

(1) 保持皮肤清洁、干燥:指导老年人或其家属随时更换污染的衣裤和被单,每次排便后均要及时用温水洗净肛门周围及臀部皮肤,并用柔软的毛巾轻轻擦干,以保持皮肤清洁、干燥。定时开窗通风,除去不良气味。

(2) 使用护理用具:对于大便失禁严重或无规律排便的老年人使用柔软、吸水、透气性好的一次性尿垫、内置式卫生棉条、脱脂棉、带气囊气管肛管、人工肛袋等护理工具,使用前肛周皮肤涂鞣酸软膏加以保护,避免破损感染。

(3) 变换体位,减轻受压:对于长期卧床的老年人,至少每隔2 h变换1次体位,以减轻骶尾部受压,促进局部血液循环,并经常观察骶尾部皮肤变化,定时按摩受压部位,预防压疮的发生。

3. 帮助老年人重建控制排便的能力

(1) 了解老年人排便时间,掌握排便规律,定时给予便器,帮助老年人定时自主排便。

(2) 指导老年人进行肛门括约肌及盆底肌收缩锻炼,方法同尿失禁护理措施中的盆底肌训练。

4. 健康教育

(1) 指导老年人加强营养,增强体质,如病情允许,每天摄入足量的液体,避免进食油腻、辛辣、刺激、高纤维食物。

(2) 规律运动,增强肌力:鼓励老年人坚持规律运动,如散步、慢跑、打太极拳、练太极剑、练八段锦等;卧床不起的老年人可做床上主动和被动活动,增强腹肌、膈肌、肛提肌功能。

(3) 保持室内空气新鲜:经常通风,以保持空气清新,通风时可根据室内外温差、室外风力及室内空气污染的程度进行调节。

(4) 鼓励老年人保持积极乐观的精神状态,参与适当的社交活动以消除紧张心理。

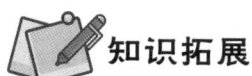知识拓展

失禁性皮炎与压疮的鉴别见表4-1。

表4-1 失禁性皮炎与压疮的鉴别

疾病	原因	部位	病理生理	发展趋势	形态	深度	坏疽	颜色
失禁性皮炎	潮湿的坏境	会阴部、肛周、皮肤皱褶处	失禁物质刺激产生的炎症反应	自外向内的损伤,起源于表皮组织,并向内进展	多呈弥散性、镜面性、边界不清	多为浅表性	不发生坏疽	红色但分布不均匀,周边皮肤粉白相间
压疮	剪切力、压力、摩擦力	骨突部位	组织和血管缺血缺氧性病变	自内而外的损伤,起源于深部组织,并向表面进展	单一,多呈圆形,边界清楚	皮下组织以下,肌肉、肌腱和骨骼以上	较深伤口(四期)易发生坏疽	非苍白色发红、黑色坏疽、黄色腐肉

三、便秘

便秘(constipation)是指排便困难或排便次数减少,且粪便干结,便后无舒畅感。老年人便秘属于慢性便秘,慢性便秘常使用罗马Ⅱ标准来诊断。罗马Ⅱ标准为在不用泻药的情况下,过去12个月中至少12周连续或间断出现2个或2个以上症状即称为便秘,即:①大于1/4的时间排便费力;②大于1/4的时间粪便是团块或硬结;③大于1/4的时间有排便不尽感;④大于1/4的时间有排便时肛门阻塞感或肛门梗阻;⑤大于1/4的时间排便需用手协助;⑥大于1/4的时间每周排便少于3次。便秘是老年人的常见症状,其便秘程度随年龄增加而加重。老年人的发生便秘率为5%~30%,长期卧床老年人可高达80%,严重影响老年人的生活质量。

(一)便秘的原因

1. 生理因素 随着年龄增加,老年人的食量和体力活动明显减少,胃肠道分泌消化液减少,肠管的张力和蠕动减弱,腹肌及盆底肌乏力,肛门内、外括约肌肌力减弱,胃结肠反射减弱,直肠敏感性下降,使食物在肠内停留过久,水分被过度吸收而引起便秘。

2. 不良饮食习惯

(1)膳食纤维摄入不足:日常食物中谷类食物、膳食纤维的摄入量减少,使得肠道蠕动缓慢、排便不畅而造成便秘。

(2)饮水不足:老年人口渴感觉迟钝,对体内高渗状态调节能力下降,易出现轻度脱水,增加便秘的危险。

(3)不良的饮食行为:如饮酒、喜食辛辣食物、饮水过少、偏食或挑食等不良饮食行为与便秘的发生有关。

3. 活动减少 体力活动能促进肠道运动,有利于保持正常排便习惯。老年人,特别是慢性病或长期卧床不能自理的老年人,缺乏体力活动,肠内容物长时间停留在肠腔,水分被过度吸收而造成粪质干结,排便困难。

4. 药物作用 抗胆碱能药、阿片类镇痛药、非甾体类药物、利尿药、抗抑郁药、抗帕金森病药均可抑制肠道运动;含铝和钙离子的制酸药、钙剂可致肠内容物水分被过度吸收而引起便秘。

5. 神经系统疾病和心理障碍 中枢和末梢神经病变可导致便秘,如帕金森病、糖尿病性自主神经病变。此外,抑郁、焦虑等心理障碍及老年期痴呆患者主动排便能力下降。

(二)便秘的临床表现

1. 症状 老年人表现为排便次数减少,排便费力,便质干硬呈团块或硬结,有排便不尽感,或有肛门阻塞感或肛门梗阻,有时需用手协助。常伴有腹胀、腹痛、食欲减退、消化不良、乏力、舌苔变厚、头痛、头晕、心烦、失眠等。

2. 体征 触诊腹部较硬实且紧张,有时可触及包块,肛诊可触及粪块。

3. 并发症

(1)粪便嵌塞:粪便持久滞留堆积在直肠内,使粪便坚硬而不能排出。

(2)粪瘤与粪石:粪质长期滞留在结肠形成坚硬的粪块,称为粪瘤,粪瘤钙化形成粪石。

(3)粪性溃疡:粪块的滞留、粪石的嵌塞,可刺激结肠黏膜而成溃疡,易发生在直肠、乙状结肠,其次为横结肠,又称为"宿便性溃疡"。

(4)大便失禁:持续便秘形成了粪块的阻塞,由于粪块不能继续运行,上段肠管内的静止粪便被肠管内微生物液化为粪水,这些粪水通过阻塞粪块而流到直肠末端,加之肛门内、外括约肌的舒缩功能下降,缺乏灵敏的调节,致使粪液从肛门流出,造成大便失禁。

（5）直肠脱垂：轻度者仅发生在排便时，还可自行还纳；患病日久，可造成肠黏膜糜烂、溃疡、出血，黏液渗出，肛门功能失调。

（三）便秘的护理

【护理评估】

1. 健康史

（1）评估老年人的排便情况，包括排便习惯、排便时间、排便次数、粪便性状、排便量、有无便秘、有无腹泻等。询问便秘开始的时间，大便的频率、性状等情况。

（2）了解老年人的饮食习惯、生活方式、活动状态、既往疾病史、用药史、家族史等。

2. 身体状况　评估便秘老年人的症状、体征，了解便秘的伴随症状和可能有的并发症。

3. 辅助检查　为排除结肠、直肠病变及肛门狭窄等情况，视情况选择辅助检查，如结肠镜、直肠镜、钡剂灌肠、直肠肛门压力测定、球囊排出试验等。

4. 心理-社会状况　评估老年人有无精神紧张、压力大、失眠等情况，与无此症状的老年人相比，其发生便秘的危险性增加30%～45%。

【常见护理诊断/问题】

1. 便秘　与老化、活动减少、不合理饮食、药物不良反应有关。

2. 舒适度降低　与排便时间延长、排便困难、便后无舒畅感有关。

3. 知识缺乏　缺乏合理饮食、健康生活方式及缓解便秘的方法等知识。

【预防及护理措施】

1. 排便护理

（1）指导老年人养成良好的排便习惯：①定时排便，早餐后或临睡前按时蹲厕，培养便意；有便意则立即排便；排便时采取坐位，勿用力过猛；注意力集中，排便时避免看书、看报。②勿长期服用泻药，防止发生药物依赖。③保证良好的排便环境，便器应清洁且温暖。

（2）指导使用辅助器具：对于体质虚弱的老年人，为其提供便器椅或在其面前放置椅背，即提供排便坐姿的依托，减轻老年人排便不适感并保证安全。

（3）人工取便法：老年便秘者易发生粪便嵌顿，无法自行排便时，需采取人工取便法。向患者解释清楚，嘱患者左侧卧位，戴手套，用涂上皂液的示指伸入患者肛门，慢慢将粪便掏出，取便完毕后清洁肛门。

（4）排便注意事项：指导患者勿忽视任何一次便意，尽量不留宿便；注意排便技巧，如身体前倾，心情放松，先深呼吸，后闭住声门，向肛门部位用力等。

（5）生物反馈疗法：该疗法通便成功率为75%～90%。它将特制的肛门直肠测压器插入肛门内，通过观察显示器可获得许多信息，包括肛门括约肌压力、直肠顺应性、肛门直肠处的敏感性，使患者能感觉到何时有排便反应，然后再次尝试这种反应，启发排便感觉，达到排便目的。

2. 饮食与日常护理

（1）调整饮食结构：调整饮食结构是治疗便秘的基础。①多饮水：如无限制饮水的疾病，应保证每天的饮水量在2 000～2 500 mL。②摄取足够的膳食纤维：指导老年人酌情添加粗制面粉、玉米粉、豆制品、芹菜及韭菜等食物，适当多吃带馅面食，如水饺、馄饨、包子等，有利于保证更全面的营养，又可以预防便秘。③多食产气食物及B族维生素含量丰富的食物，如白薯、香蕉、生蒜、生葱、木耳、银耳、黄豆、玉米及瘦肉等，利用其发酵产气，促进肠蠕动。④增加润滑肠道的食物，体重正常、血脂正常、无糖尿病的患者可清晨空腹饮一杯蜂蜜水等。⑤少饮浓茶或含咖啡因的饮料，禁食生冷、辛辣及煎炸刺激性食物。

(2)调整生活方式:改变静坐的生活方式,每天保持30~60 min的活动时间。卧床或坐轮椅的老年人可通过转动身体、挥动手臂等方式进行锻炼;同时养成在固定时间(早晨或饭后)排便的习惯。

(3)满足老年人私人空间需求:房间内居住两人及以上,可在床单位间设置屏风或窗帘,以满足老年人的排泄需要。照顾老年人排泄时,只协助其无力完成部分,不要一直在旁守候,以免老年人紧张而影响排便;更不要催促,以免令老年人精神紧张、不愿麻烦照顾者而憋便。

3. 用药护理

(1)对年老体弱、高血压、心力衰竭、动脉瘤、痔、疝、肛瘘等患者,宜用液状石蜡、麻仁丸等作用温和的泻药,防止引起剧烈腹泻;大黄、番泻叶、果导片等泻药刺激性强,易引起剧烈腹泻,尽量少用,并在使用过程中注意观察。

(2)教会患者及家属掌握简易通便剂的使用,如开塞露、甘油栓、肥皂栓等经肛门插入,通过刺激肠蠕动,软化粪便,达到通便效果。老年人取左侧卧位,放松肛门括约肌,将药挤入肛门,保留5~10 min后进行排便,此方法简单有效。

(3)灌肠法:严重便秘时给予灌肠。可遵医嘱选用"1、2、3"溶液(50%硫酸镁30 mL、甘油60 mL、温开水90 mL)、植物油或肥皂水行少量不保留灌肠。

4. 心理调适 耐心听取患者的倾诉,取得患者的信任,反复强调便秘的可治性,增加患者的信心。及时发现并解决问题,增加患者的治疗信心。讲解便秘的原因,调节患者情绪,使其精神放松,避免因精神紧张而引发便秘。鼓励患者参加集体活动,提高患者的家庭支持和社会支持水平。

5. 健康指导

(1)适当运动和锻炼:①老年人根据自身情况进行活动或参加体育锻炼,如散步、慢跑、打太极拳等。②避免长期卧床或坐轮椅等。如果不能自行活动,可以借助辅助器具,帮助站立或进行被动活动。③腹部按摩。取仰卧位,用手掌从右下腹开始沿顺时针方向向上、向左、再向下至左下腹,按摩至左下腹时应加强力度,每天2~3次,每次5~10圈,站立时亦可进行此项活动。④收腹运动和肛提肌运动。收缩腹部与肛门肌肉10 s后放松,重复训练数次,以提高排便辅助肌的收缩力,增强排便能力。⑤卧床锻炼:躺在床上,将一条腿屈膝抬高到胸前,然后放下,换另一条腿,每条腿抬高10~20次为1组,每天做3~4组;从一侧翻身到另一侧10~20次为1组,每天做4~10组。

(2)建立健康的生活方式:①培养良好的排便行为,指导患者在晨起或早餐前排便,即使无便意,也要坚持蹲厕3~5 min或用餐后1 h如厕;②改变不良饮食习惯,多食粗纤维含量高的食物,多饮水;③高血压、冠心病、脑血管意外患者应避免用力排便,若排便困难,要及时告知医务人员,采取相应措施,以免发生意外。

(3)正确使用通便药物:①硫酸镁、乳果糖等容积性泻药服用的同时需饮水250 mL,乳果糖等泻药作用较温和,多在服后6~10 h发挥作用,故宜在睡前1 h服用;②甘油栓剂等润滑性泻药可软化粪便,能温和刺激局部,也可作用于直肠,但也不宜长期服用,以免影响脂溶性维生素的吸收。

第四节　营养缺乏

案例与思考

李大妈,76岁,腰背部弥漫性疼痛6年,曾在医院诊断为"骨质疏松症",未按照治疗方案正规服药,也未在饮食上加强相应的营养,1 d前不慎摔倒导致髋骨骨折。李大妈家住农村,生活拮据,三餐以面食为主,喜高盐饮食。请思考:①导致李大妈骨质疏松症的原因有哪些?②目前李大妈最主要的护理诊断/问题是什么?③针对李大妈的情况,需做哪些健康指导?

营养缺乏是指机体从食物中获得的热量、营养等不能满足身体需要,从而影响生长、发育或生理功能的现象,包括营养素摄入不足、吸收不良或过度损耗。老年人由于吞咽、消化、吸收功能下降,营养摄入受到限制,加之受疾病、社会、心理等因素的影响,发生营养不良的风险大大增加,故老年人容易发生各类营养缺乏性疾病,呈现消瘦状态,即体重下降超过标准体重的20%。

老年消瘦的发生率较高,主要与身体代谢和疾病有关,75~79岁老年人的基础代谢率下降1/3左右。消瘦使老年人身体虚弱、肌肉萎缩、免疫力下降等,住院时间延长,并加速衰老进程,对老年人健康的影响较大。

一、营养缺乏的原因及影响因素

(一)原因

营养缺乏是因人体摄取的营养素不足以供给细胞、组织维持正常的代谢功能所致,分为原发性营养缺乏和继发性营养缺乏。

1. 原发性营养缺乏　又称为饮食性营养缺乏,其发生原因如下。
(1)食物供给不足或搭配不适,多在副食供给困难或蔬菜生产淡季时发生,主要表现为维生素缺乏。
(2)不良饮食习惯如偏食、挑食均可导致某些营养素缺乏。
(3)食物过于精细导致某些营养素遭到破坏,如米面加工过度,可使B族维生素损失90%,维生素B_2、维生素PP(烟酸)和铁损失70%~85%;烹调方法不合理也可导致某些营养素丢失。

2. 继发性营养缺乏　又称为条件性营养缺乏,其发生原因如下。
(1)食物摄取功能障碍:如胃肠疾病、牙齿脱落、神经精神病、食物过敏等。
(2)营养吸收障碍:如胃大部切除术后、小肠切除术后、短肠综合征等。
(3)营养素利用障碍:如糖尿病、甲状腺功能障碍、癌症、肠吸收不良,以及放射治疗、肝功能异常等。

(二)影响因素

1. 年龄　随着年龄增加,老年人消化系统逐渐老化:牙齿脱落、味蕾减少、味觉减退,消化液、消化酶分泌量减少,肠蠕动排空减慢,胃扩张减弱,肝功能及酶活力降低,影响营养素的摄入、吸收及利用。高龄老年人的营养状况不容乐观,应引起重视。

2. 心理社会因素　心理社会因素在老年人营养健康方面起着不可忽视的作用。抑郁程度越高的老年患者,其营养不良的发生率越高。社会孤立感和孤独感是老年人发生营养不良的两个独立危险因素。生活困难的老年人可导致饮食种类和数量减少。独居老年人或高龄老年人,可因采购或烹饪食物困难导致营养缺乏。

3. 认知功能　认知功能与营养不良存在一定关联,痴呆会影响老年人的食欲及选择食物的能力,营养不良又会进一步损害老年人的认知功能。

4. 活动能力　老年人活动能力逐渐下降,活动量逐渐减少,食欲减退,摄食量减少,容易发生营养缺乏。

5. 多重用药　多重用药是影响老年人营养状况的重要因素之一,服药数量越多,营养缺乏的可能性越大。一方面,药物有使老年人恶心、呕吐、食欲减退等不良反应;另一方面,药物可能影响机体对营养物质的消化、吸收等。

二、营养缺乏的临床表现

疲倦,消瘦,皮下脂肪减少或消失,体重减轻,颧骨突起,抵抗力减弱,伤口愈合迟缓及病后难以康复;严重者可有明显的低蛋白血症、营养性水肿、肝功能不全及相应维生素缺乏症状。

三、营养缺乏的护理

【护理评估】

1. 健康史

(1) 询问老年人近期的进食情况有无改变,如进食量、进食种类和每日进食次数及时间;询问有无食欲减退,味、嗅觉有无改变;询问咀嚼及吞咽功能。

(2) 评估老年人是否因创伤、疾病、抑郁、神经性厌食等限制了饮食。

(3) 评估老年人的用药情况,是否使用地高辛、奎尼丁、维生素 A 等引起食欲减退的药物。

(4) 询问老年人居住条件、生活环境、生活方式有无改变等。

2. 身体状况　评估有无体重减轻、疲倦、抵抗力下降、伤口愈合延迟及病后难以康复、低蛋白血症、营养性水肿、肝功能不全及易发生感染等。

3. 辅助检查

(1) 体重指数:体重指数(BMI)= 体重(kg)/身高(m^2)。老年人的体重不宜过低,BMI 在 20.0 ~ 26.9 kg/m^2 更适宜。

(2) 血清蛋白质测定:可以根据血清蛋白质水平分析营养缺乏的程度。血清白蛋白在 2.9 ~ 3.5 g/L 为轻度营养缺乏,2.1 ~ 2.8 g/L 为中度营养缺乏,<2.1 g/L 为重度营养缺乏。

(3) 使用简易评估量表:常用评估量表有微型营养评定(mini-nutritional assessment,MNA)、微型营养评定简表(mini-nutritional assessment short-form,MNA-SF)、中文版老年人营养量表(the Chinese version of the nutritional form for the elderly,NUFFE-CHI)、营养风险筛查评估量表等。

4. 心理-社会状况　评估老年人的基本情况,如经济状况、家庭成员对老年人的照顾情况;是否存在因社会和心理问题而引发的孤独、抑郁,导致食欲减退;评估老年人对营养知识的掌握程度、自理能力及家庭支持情况。

【常见护理诊断/问题】

1. 营养失调:低于机体需要量　与味觉、嗅觉减退,食欲减退及无能力获得食物有关。
2. 活动无耐力　与营养不良有关。
3. 健康维护能力低下　与营养知识缺乏和活动能力减弱有关。

【预防及护理措施】

1. 去除病因,避免可控影响因素　对于继发性营养缺乏,应注意治疗原发疾病,阻断恶性循环,增强老年人的免疫力。对于原发性营养缺乏,要考虑排除影响摄入不足的因素,为补充食物和营养素创造条件。

2. 饮食护理

(1) 了解老年人饮食偏好,包括风俗习惯、宗教忌讳等。

(2) 营养素比例适当:根据标准体重制定摄入热量,保证摄入充足的蛋白质、低脂肪、低盐、丰富的维生素、足量的膳食纤维和水。

(3) 食物种类合理搭配:动物蛋白与植物蛋白搭配,粗粮与细粮搭配。

(4) 对咀嚼、消化吸收能力低下者,蔬菜要切细,肉类最好制成肉末,采用炖或煮的方法,以利消化吸收。对吞咽功能低下者,选择有黏稠度的食物,避免呛噎。对味觉、嗅觉等感觉功能低下者,烹调时可用醋、姜、蒜等调味品,以刺激食欲。

(5)食物易消化吸收,温度适宜,养成良好的饮食习惯,三餐分配合理,少食多餐(如一日五餐),注意饮食卫生。

(6)改善用餐环境:为老年人提供温馨、平和、空气清新的用餐环境,增加舒适感。

(7)提供适宜的辅助餐具:详见第三章。

(8)鼓励老年人参加运动锻炼,促进消化,增进食欲。

(9)鼓励老年人参与聚餐等社交活动,获得愉悦的经历,特别是与相同兴趣和能力的老年人交流和进餐,改善食欲。

(10)协助老年人进食、进水,防止发生呛咳及误吸。老年人由于咀嚼能力减弱,吞咽反射功能变差,进食进水过程中很容易出现呛咳。护理人员应做到给老年人充分的进食时间,不催促;嘱咐老年人进食速度要慢;每次进食量为汤匙的1/3~1/2;协助卧床老年人进食时,应将床头抬高30°~50°,让老年人头偏向右侧,进食后不能立即平卧,保持进食卧位30 min,防止食物反流引起误吸。

(11)对无力自行采购和烹制食物的老年人提供相应的帮助,如送菜上门或集体用餐。注意遵循少食多餐的原则。

3.特殊饮食护理 针对病情危重、消化道吸收功能障碍、不能由口进食或不愿进食的老年人,如恶性肿瘤晚期、食管狭窄、颅脑外伤等,可采用管饲饮食或胃肠外营养(静脉营养)的特殊饮食方式,以改善老年人对营养素的摄取、消化、吸收,维持老年人的营养状况。作为护理人员,应做好相应的护理工作。

4.用药护理 对于因服用药物引起的营养缺乏,老年人及其家属应在医师的指导下尽量调整药物的种类与剂量。

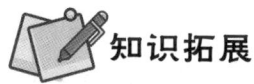知识拓展

老年人合理进食方法

1. 选择食物多样化。主、副食搭配,粗粮、细粮兼顾,不偏食,不择食。
2. 烹调要合理。少食煎、炸食品,多采用煮、炖、蒸、熬的方法。
3. 食物要清淡。油腻食品不易消化和吸收,而且进食过多容易引起心血管疾病。
4. 吸烟和饮酒要有节制。
5. 少食多餐。减少每次进食的量,增加进食次数,有利于吸收和消化。
6. 科学饮水。老年人血液黏稠度高,肾脏排泄功能下降,适当增加每日进水量。
7. 食物不可过咸。食用过多的盐会造成高血压等疾病。
8. 盛怒之下不进食。进食时心平气和,才有利于食物的消化、吸收。
9. 不食用过热或过凉的食物。过热或过凉的食品可损伤消化道黏膜,甚至引发疾病。
10. 餐后注意运动。可在餐后30 min散步或做一些简单的运动。

第五节 疼 痛

> **案例与思考**
>
> 赵爷爷,68岁,退休教师,喜欢运动,经常和老朋友一起去登山、打太极拳。6个月前,赵爷爷感觉双侧膝关节疼痛,长时间步行或登山、上下楼梯时疼痛加剧。医生诊断为"双侧膝关节退行性骨关节病"。今天护理员小张值班,发现赵爷爷沉默寡言,眉头紧锁,难以交流。请思考:①评估赵爷爷疼痛程度的方法有哪些? ②为缓解赵爷爷的疼痛,应采取哪些护理措施?

疼痛(pain)是由感觉刺激而产生的一种生理、心理反应及情感上的不愉快经历,一般与组织损伤或潜在组织损伤相关。其特征为提示个体的防御功能或人的整体性受到侵害,常伴有生理、行为和情绪的反应,是身心不舒适的感觉。疼痛是老年人晚年生活中经常存在的一种症状。随着年龄增加,准确感觉和主诉疼痛的能力降低,而不明确的疼痛和由此引发的不适感明显增加。疼痛具有警示作用,提示机体趋利避害,做出保护性行为,寻求帮助以避免进一步损伤,而不愉快的情绪体验则会对个体的生理、心理和社会功能产生不利影响。

据中华医学会疼痛学会统计,我国有1亿以上的疼痛患者,65%~80%的老年人曾经历过某种疼痛。慢性疼痛是困扰许多老年人的一种不适体验,长期持续性疼痛影响老年人的生活品质,以及健康老龄化的实现。

一、疼痛的分类

1. **按临床发病急缓** 分为急性疼痛和慢性疼痛。急性疼痛持续时间较短(常<1个月),多发生于急性外伤、疾病或外科手术后,受伤部位痊愈后,疼痛可经治疗消失或自愈。慢性疼痛持续时间较长(常>3个月),多发生于关节炎、腰背痛、头痛和周围神经病变,可伴有疲乏、失眠、食欲减退、抑郁等症状。
2. **按疼痛性质** 分为刺痛、灼痛、酸痛、跳痛、点击痛、压榨样痛等。
3. **按疼痛的表现形式** 分为局部痛、放射痛、牵涉痛。
4. **按疼痛的部位** 分为浅表痛和深部痛。
5. **按疼痛程度** 分为微痛、轻度疼痛、中度疼痛、重度疼痛和剧烈疼痛。

二、疼痛的原因及影响因素

(一)原因

1. **温度刺激** 过高或过低的温度作用于体表,均会引起组织损伤。受伤的组织释放组胺等化学物质,刺激神经末梢,导致疼痛。如高温可引起灼伤,低温可引起冻伤。
2. **化学刺激** 化学物质如强酸、强碱,可直接刺激神经末梢,导致疼痛。而化学灼伤还可以使受损的组织细胞释放化学物质,再次作用于痛觉感受器,使疼痛加剧。
3. **物理损伤** 碰撞、针刺、刀切割、牵拉、肌肉受压及挛缩等均可使局部组织受损,刺激痛觉神经末梢,引起疼痛。
4. **疾病因素** 骨关节炎、骨质疏松症、骨质增生、脊椎病、退行性病变、心血管病变等疾病导致的某些管腔阻塞、组织缺血缺氧、空腔脏器过度扩张、平滑肌痉挛或过度收缩、局部炎症浸润等均可引起疼痛。

5. 心理因素　愤怒、悲伤、恐惧、情绪紧张或低落等均能引起局部血管收缩或扩张而导致疼痛，心理因素也可引起神经性疼痛。

6. 其他　疲劳、睡眠不足、用脑过度等可导致功能性头痛。

（二）影响因素

1. 客观因素

（1）年龄：年龄与慢性疼痛呈正相关，即疼痛程度随着年龄增加逐渐加重，90 岁以上有慢性疼痛的老年人伴随老化，生理功能逐渐退化，疼痛程度往往较重。

（2）性别：老年女性较男性慢性疼痛程度更严重。

（3）社会文化背景：老年人所处的社会和文化背景可影响其对疼痛的认知评价，进而影响对疼痛的反应。

（4）环境变化：噪声、光线、温度等环境因素可影响疼痛，如持续的刺激性噪声可增加肌肉的张力和应激性，加剧疼痛，而舒适的环境可以改善老年人的情绪，从而减轻疼痛；家属或亲朋好友的陪伴、鼓励和赞扬可减轻老年人的孤独和恐惧感，增强老年人对疼痛的控制，从而减轻疼痛。

（5）行为因素：分散注意力的行为，如看电视、聊天、充足的睡眠和休息可减轻疼痛，反之，如恐惧而使肌肉紧张，则会加剧疼痛。

（6）治疗与护理因素：许多治疗和护理操作都可以使老年人产生疼痛的感觉，如注射、输液等，所以护理人员在护理操作中应做到动作轻柔、语言亲切，以减轻疼痛。

2. 主观因素　既往疼痛经验、注意力、情绪、对疼痛的态度、性格等都可影响疼痛的程度。

三、疼痛的临床表现

1. 皮肤痛　疼痛刺激来自体表，多因皮肤黏膜受损引起。其特点是"双重痛觉"，即受到刺激后立即出现定位明确的尖锐刺痛（快痛）和 $1\sim2\ s$ 后出现的定位不明确的烧灼痛（慢痛）。

2. 躯体痛

（1）身体痛：身体痛发生于骨、关节、肌肉、皮肤或结缔组织，性质多为剧痛或跳动性疼痛，并且常可清楚定位。

（2）内脏痛：内脏痛发生于胃肠道和胰腺等内脏器官，其特点为疼痛发生缓慢而持久，定位常不明确，性质可为钝痛、灼痛或绞痛等，常伴恶心、呕吐等症状。

（3）神经痛：神经痛为神经损伤所致，可分为中枢神经性疼痛和周围神经性疼痛，表现为剧烈的灼痛或酸痛。

（4）牵涉痛：牵涉痛是指内脏器官疾病引起的疼痛，同时在体表某个部位也发生痛感。牵涉痛与病变的内脏有一定的解剖相关性，如心绞痛可牵涉至左肩、左臂内侧达环指和小指，全颈、咽或下颌部，胆囊疼痛可牵涉至右肩，胰腺痛可牵涉至左腰、背部。

（5）假性痛：假性痛是指去除病变部位后仍感到相应部位疼痛，如截肢患者仍能感觉不存在的肢体疼痛。其发生可能与病变部位去除前疼痛刺激在大脑皮质形成强兴奋灶的后遗影响有关。

四、疼痛的护理

【护理评估】

1. 健康史　询问老年人疼痛的部位、性质、开始时间、持续时间和强度，以及加强或缓解疼痛的因素;询问老年人目前的治疗,疼痛对食欲、睡眠和日常生活的影响;询问老年人过去的疼痛经历。需要注意的是,由于老化改变,老年人的感知觉灵敏感度下降,有时会出现有损伤但不感到疼痛或自觉的疼痛程度较轻而实际损伤较重,尤其是高龄老年人,需要仔细评估。

2. 身体状况

(1)评估生理改变情况:如有无痛苦面容、肌张力改变、生命体征改变、出汗、瞳孔扩大等。

(2)神经系统检查:寻找运动、感觉、自主神经功能障碍和神经损伤的体征。

(3)运动系统检查:对触觉敏感区域、肿胀和炎症部位的触诊,相应关节的旋转,直腿抬高试验可以使疼痛再现,以帮助明确原因。

(4)疼痛程度的评估:疼痛程度的评估应客观并准确,常用的疼痛评估方法有视觉模拟评分法(visual analogue scale, VAS)、文字描述评分法(verbal descriptors scale, VDS)、面部表情量表法(face rating scale, FRS)、数字分级评分法(numerical rating scale, NRS)。面部表情量表法尤其适用于老年人、表达能力丧失者。

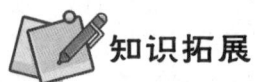

知识拓展

疼痛日记评分法

在疼痛治疗试验中,为减少记忆偏倚(这种记忆偏倚会影响总体回顾性疼痛分级的可靠性),疼痛日记逐渐成为评估疼痛相关症状的标准。疼痛日记评分法是临床上常用的测定疼痛的方法,由患者、家属或护士记录每天各时间段(每4 h、2 h、1 h或0.5 h)与疼痛有关的活动,其活动方式为坐位、行走或卧位。在疼痛日记表内注明某时间段内某种活动方式,使用的药物名称和剂量。疼痛强度用0～10的数字量级来表示,睡眠过程按无疼痛记分(0分)。一般持续1～2周。此方法简单、真实、可靠,便于比较及发现患者的疼痛与生活方式、药物用量之间的关系等。

3. 辅助检查 根据疼痛原因及部位等选择辅助检查,如影像学(X射线、CT、MRI、造影等)及实验室检查等。

4. 心理-社会状况 慢性疼痛患者常伴随消极情绪,要及时评估患者的心理、社会因素,如有无抑郁、焦虑,是否有社会适应能力下降,患者的个性及注意力等。

【常见护理诊断/问题】

1. 急性疼痛/慢性疼痛 与组织损伤,继发于骨骼肌肉疾病、血管疾病、感染等有关。

2. 焦虑/抑郁 与疼痛而担心治疗预后、长期慢性疼痛而对治疗丧失信心等有关。

3. 睡眠型态紊乱 与疼痛有关。

【预防及护理措施】

疼痛是最严重的一种不舒适感觉,护理人员应在全面、准确、持续评估老年人疼痛的基础上采取积极的措施,减轻老年人的疼痛,促进其舒适。

1. 寻找疼痛刺激源,对症处理 去除疼痛的原因,避免引起疼痛的诱因。如对外伤引起的疼痛,应先给予止血、包扎等处理后再行镇痛措施;对骨质疏松症,应避免寒冷刺激等诱发因素;对骨关节炎,应减少或避免屈膝运动、关节外伤等诱发因素;腹痛时检查腹肌紧张度,是否有压痛及反跳痛,明确原因。

2. 药物镇痛 目前,药物镇痛仍然是缓解疼痛最基本、最常用的方法。护理人员应掌握老年人慢性疼痛的规律,在疼痛发作前给药优于疼痛发作后给药;选择侵入性最小、最安全的给药途径,尽量避免肌内注射,使用直肠给药或舌下含服、口服等途径;并在服药 20～30 min 后评估药效及不良反应,以便及时调整药物种类和剂量。

(1) 三阶梯疗法:对于癌症疼痛,世界卫生组织推荐镇痛三阶梯疗法,目的是逐渐升级,合理应用镇痛剂缓解疼痛;原则为按照药效的强弱依阶梯方式顺序使用、使用口服药、按时服药、用药剂量个性化。

(2) 自控镇痛泵:该方法可满足不同老年人、不同时刻、不同疼痛强度下的不同镇痛需要,并可以使药物在体内持续保持最小镇痛药物浓度,镇痛效果较好,也更安全。

3. 中医镇痛　针灸、推拿、按摩、刮痧等中医疗法,能够起到疏经通络、活血化瘀、调和气血的作用,可有效缓解疼痛。如神经性疼痛选用针灸疗法会有明显效果。

4. 物理镇痛　冷、热疗法是常用的物理镇痛方法,如热水袋热敷、热水坐浴、冰袋局部冷敷等。此外,脉冲电刺激也是常用的物理镇痛法,通过对皮肤进行温和的刺激,可提高老年人的痛阈,能够起到较好的镇痛作用,多用于慢性疼痛的老年人。按摩、放松疗法、音乐疗法均有助于减轻疼痛。

5. 分散注意力　网状激动系统在接收充足的或过度的感觉输入时,可以阻断疼痛刺激的传导。可以通过向老年人提供愉快的刺激,使老年人的注意力转向其他事物,从而减轻对疼痛的关注,甚至可以增加对疼痛的耐受性,如让老年人参加下棋、绘画、唱歌、打太极拳、练八段锦等感兴趣的活动。

6. 促进老年人的舒适　为老年人提供舒适的环境,如室内良好的采光、整洁柔软的床铺、安静温馨的环境等;在各项护理操作前,给予老年人清楚准确的解释,以减轻老年人的焦虑,使其身心舒适,从而减轻疼痛。

7. 其他　①运动锻炼可以缓解慢性疼痛:运动锻炼在改善全身状况的同时,可调节情绪,振奋精神,缓解抑郁症状。运动锻炼可以增强骨承受负荷及肌肉牵张的能力,减缓骨质疏松的进程,帮助恢复身体的协调和平衡。②注重老年人的心理调适:重视、关心老年人的疼痛,认真倾听老年人的主诉,给予适当安慰,减轻他们的心理负担。③老年人常用的心血管药、降血糖药、利尿药及中枢神经系统药与镇痛药物合用时,应注意药物相互作用可能带来的影响。④提倡老年人进食清淡、高蛋白、低脂、无刺激、易消化的食物,少食多餐,保持大便通畅,减轻腹胀,以免诱发疼痛。

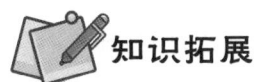

知识拓展

疼痛的发生机制

疼痛的发生机制非常复杂,迄今为止,尚无一种学说能全面合理地解释疼痛。有关研究认为痛觉感受器是游离的神经末梢,当各种伤害性刺激作用于机体并达到一定程度,可引起受损部位的组织释放某些致痛物质,如组胺、缓激肽、5-羟色胺、乙酰胆碱、前列腺素等。这些物质作用于痛觉感受器,产生痛觉冲动,并迅速沿传入神经传导至脊髓,再通过脊髓丘脑束和脊髓网状束上行至丘脑,投射到大脑皮质的一定部位而引起疼痛。神经末梢(伤害性感受器)受到各种伤害性刺激(物理的或化学的)后,经过传导系统(脊髓)传至大脑,从而引起疼痛感觉。

第六节 老年性视觉障碍

案例与思考

李大爷,75岁,慢性阻塞性肺疾病病史35年。某天早上起床时不小心将老花镜扫到地上摔碎了,接连几天他要么待在卧室,要么就坐在客厅,吃饭、如厕时必须由儿女搀扶着才去。因为有次李大爷自己去厕所,没有看清厕所门口的地上放着一个小孙子的玩具,被绊倒后差点跌倒,随后的两三天李大爷都不敢随意走动。后来儿子把新配好的老花镜给李大爷后,他才恢复正常活动。请思考:日常如何护理李大爷视力下降的问题?

视觉障碍(visual disorder)是指先天或后天原因导致视觉器官(眼球、视神经、大脑视觉中心)的构造或功能发生部分或全部障碍,经治疗仍对外界事物无法(或甚难)做出视觉辨识。

国内有学者报道,60岁以上的老年人中80%患有一种或几种眼病,其中白内障的发病率为60%,这些眼病引起的视觉障碍人数在急剧增多。感觉器官接收的外界信息,85%以上是依靠眼睛获得的,所以,老年期视觉障碍使老年人应对调节困难,影响日常生活、外界信息获取、相互交流等。

一、老年性视觉障碍的原因

1. 增龄 随着年龄增加,眼球的突度减小,眼睑下垂,眼裂变窄,瞳孔缩小,角膜周围出现半月状或齿轮状实质混浊的老年环;晶状体老化,失去弹性,调节能力减弱;玻璃体液化和后脱离;视网膜周边变薄,瞳孔括约肌张力增强,睫状肌硬化,色素上皮细胞变化等老化变化导致视近物能力下降,诱发老年性白内障、青光眼、飞蚊症、黄斑变性、视野缩小、视力下降,难以辨认低色调颜色,对光的反应和调适能力降低,尤其是暗适应明显减退。

2. 疾病

(1) 老年期常见眼部疾病:白内障、青光眼、老年性黄斑变性、慢性泪囊炎、泪道阻塞、慢性结膜炎、眼干燥症、结膜松弛症等,对老年人视功能有一定影响。

(2) 全身性疾病导致的眼部影响:糖尿病性视网膜病变、高血压性视网膜病变等,可影响老年人视功能。

二、老年性视觉障碍的临床表现

1. 视功能情况 与老化有关的视功能的变化主要有老视、视敏度和对比视敏感度开始下降,表现在视物的精细感下降、暗适应能力下降(急速进入昏暗环境时,不能即刻判断所在的位置和方向)和视野缩小;对黄色感受增强,对蓝色和绿色分辨能力降低。

2. 眼科疾病情况 如白内障、青光眼、糖尿病性视网膜病变、老年性黄斑变性等,使老年人的视力明显减退甚至失明。

三、老年性视觉障碍的护理

【护理评估】

1. 健康史

(1) 视力情况：询问老年人近半年内有无自觉视力改变或视力减弱、头痛、眼睛疲倦等症状，以及发作的程度、部位、时间与特点等。

(2) 眼镜情况：对于经常戴眼镜的老年人，应该询问其最近的眼睛检查及验光后重新配镜的时间。

(3) 全身性疾病情况：了解老年人有无全身性疾病，如糖尿病、高血压。了解老年人家族中有无青光眼、黄斑变性病史。

2. 视觉障碍的状况

(1) 视功能情况，尤其是与老化有关的视功能的变化。

(2) 眼科疾病情况。

3. 辅助检查　主要通过眼科等检查判断老年人视觉障碍的类型及程度，如视力检查、视野检查、裂隙灯检查及其他检查。

4. 心理-社会状况　常见的眼科疾病引起的视力减退，影响老年人看电视、书报，继而影响他们的饮食起居及外出、社会交往等，这严重妨碍老年人的日常生活活动能力，导致自信心降低，容易产生消极、悲观情绪。故要评估老年人是否有孤独、抑郁、自信心降低和自我保护能力受损等问题。

【常见护理诊断/问题】

1. 视觉紊乱　与白内障、青光眼、糖尿病性视网膜病变、老年性黄斑变性等有关。

2. 防护能力低下　与视觉障碍有关。

3. 社会交往障碍　与视力减退有关。

【护理措施】

1. 疾病治疗及护理

(1) 开角型青光眼：应遵医嘱正确使用滴眼剂降低眼压；避免做增加眼压的活动；嘱咐患者在夜间及暗处活动时要小心等。

(2) 白内障、闭角型青光眼：常采用手术治疗，做好手术前后护理，特别是手术后嘱患者睡前应佩戴硬质的眼罩，近期内避免从事弯腰搬重物类体力活动，注意保持大便通畅。注意维持血糖和血压在合适的范围内，防止或减缓部分白内障、糖尿病性视网膜病变的发生。注意观察眼压的变化，因年龄相关白内障在膨胀期可诱发急性闭角型青光眼。用高渗剂后半小时测眼压，眼压控制不满意者，可考虑行前房穿刺。

(3) 视网膜病变：可采用激光、手术治疗，双眼覆盖眼罩，卧床休息，提供安全护理和心理支持等。

2. 一般护理

(1) 调节室内光线：提高照明度可弥补老年人视力下降所造成的部分困难。老年人的居室要阳光充足，晚间用夜视灯调节室内光线。避免受到刺眼的阳光和强光灯泡的直接照射，当室外强光照射进窗户时，可用纱质窗帘遮挡。

(2) 指导阅读时间及材料：避免用眼过度疲劳，尤其是精细的用眼活动最好安排在上午进行，看书报、电视的时间不宜过长。老年人对光亮对比度要求较高，故为老年人提供的阅读材料要印刷清晰、字体较大，最好用淡黄色的纸张，避免反光。

(3) 妥善放置物品：帮助老年人熟悉日常用品放置的位置，使用的物品应简单，特征性强。为老年人创造一个物品放置固定、有序的生活环境。

(4) 日常生活护理

1) 多饮水：但是患有青光眼的老年人一次性饮水不能过多，每次饮水量为 200 mL 左右，间隔时间为 1~2 h，防止眼压升高，加重病情。

2) 饮食宜清淡、易消化：少吃高脂肪、高热量食物；戒烟、限酒，减少含咖啡因食物的摄入；多吃新鲜蔬菜和水果，选择富含维生素 C 的果蔬，因为其有抗氧化作用，可减轻光线对眼部晶状体的损害。

3) 保证充足的睡眠。

4) 保证一定的运动量：有研究证实，运动和正常的饮食可以降低黄斑部退化的风险，罹患视觉障碍的可能性会降低 70% 以上。

3. 健康指导

(1) 定期做眼科检查：指导老年人每年进行一次眼科检查，有糖尿病、心血管疾病病史的老年人应缩短检查周期。如果近期自觉视力减退或眼球胀痛伴头痛，应该尽快检查，以明确病因。

(2) 配镜指导：老年人眼睛或眼部的调节力衰退是随年龄增加而逐渐发展的，因此要根据定期眼科检查的情况，更换适合的眼镜。配镜前先要验光，确定有无近视、远视和散光，然后按年龄和老视的程度增减屈光度。同时还应考虑平时所习惯的工作距离，适当增减镜片的度数。如进行近距离精细工作，应适当增加老花镜度数，反之老花镜度数则应适当降低。

(3) 滴眼剂的正确使用和保存

1) 用滴眼剂前清洁双手，用示指和拇指分开眼睑，眼睛向上看，将滴眼剂滴在下穹窿内，闭眼，再用示指和拇指提起上眼睑，使滴眼剂均匀地分布在整个结膜腔内。

2) 滴药时注意滴管不可触及角膜。

3) 使用滴眼剂前均要了解其性能、维持时间、适应证和禁忌证，检查有无混浊、沉淀，是否在有效期内。

4) 滴药后需按住内眼角数分钟，防止滴眼剂进入泪小管，吸收后影响循环和呼吸。

5) 平时要多备一瓶滴眼剂以备遗失时使用。使用周期较长的滴眼剂应放入冰箱冷藏室保存，切不可放入贴身口袋。

(4) 外出活动指导：老年人外出活动尽量安排在白天进行，户外光线强烈时，宜戴抗紫外线的太阳镜。从暗处转到亮处时，要停留片刻，待适应后再行走，反之亦然。

第七节　老年性耳聋

案例与思考

张奶奶，78 岁，糖尿病病史 15 年、高血压病史 20 年，经常笑容满面，精神矍铄，婆媳关系和睦，其家庭连年被评为"五好家庭"。一日张奶奶因发热入院，护士在问诊时发现，张奶奶只看着护士笑，并不回答相关问题。后来家人为其戴上助听器，她才开始回答护士问题。请思考：日常如何护理张奶奶听力下降的问题？

老年性耳聋(presbycusis)是指随着年龄增加,双耳听力进行性下降,高频音的听觉困难和语言分辨能力差的感应性耳聋。老年性耳聋是老年人最常见的听力障碍,部分老年人在耳聋刚开始时可伴有耳鸣,常为高频声,其出现频率随年龄增加而渐增,60~70岁达顶峰。

随着年龄增加,耳聋的发病率逐渐增高,60岁以上的老年人中,耳聋发病率为30%左右,70岁增加到40%~50%,80岁以上超过60%。老年性耳聋影响老年人与他人的沟通,妨碍了老年人对外界信息的接收。

一、老年性耳聋的原因

老年性耳聋是由多种因素共同作用而引起的。遗传因素、长期的高脂饮食、使用耳毒性药物、精神压力大、代谢异常均与老年性耳聋密切相关。

1. 疾病　高血压、冠心病、高脂血症、糖尿病等均会对人体器官的血液循环造成影响,从而影响耳的供血。此外,还要询问老年人有无中耳炎病史等。

2. 饮食与血脂代谢状况　长期高脂饮食和体内脂肪代谢异常引起老年性耳聋的发生及进展。除因脂质沉积使外毛细胞和血管网变性、血小板聚集及红细胞淤滞、微循环障碍外,还可能与过氧化脂质对听觉感受器中生物膜和毛细胞的直接损害有关。

3. 用药情况　耳毒性药物,如链霉素、卡那霉素、多黏菌素、庆大霉素、新霉素、万古霉素、奎宁、阿司匹林等,对听神经均有毒性作用。而伴随老化发生的肝脏解毒和肾脏排泄功能的下降,使之更易受到药物影响。

4. 不良嗜好及习惯　长期吸烟可引起或加重心脑血管疾病,使内耳供血不足;不正确的挖耳习惯可能损伤鼓膜,从而影响听力。

5. 接触噪声史　过去的工作和生活环境中是否长期受到噪声刺激,有无长期使用耳塞听音乐或广播的习惯。因为长期接触噪声的刺激不仅会使听觉器官经常处于兴奋状态,产生疲劳感,而且还可使脑血管处于痉挛状态,导致听觉器官供血不足。此外,长期的噪声刺激使人情绪烦躁,进而导致血压升高及神经衰弱,也会影响听力。

二、老年性耳聋的临床表现

1. 双侧感音神经性聋　老年性耳聋大多是双侧感音神经性聋,双侧耳聋程度基本一致,呈缓慢性、进行性加重。

2. 以高频听力下降为主　老年人听力下降多以高频听力下降为主,首先对门铃声、电话铃声、鸟叫声等高频声响不敏感,逐渐对所有声音敏感性都降低。

3. 言语分辨率降低　有些老年人表现为言语分辨率降低,主要症状是虽然听得见声音,但分辨很困难,理解能力下降。这一症状开始仅出现在特殊环境中,如公共场合、有很多人同时谈话时,但症状逐渐加重,引起与他人交谈困难,老年人逐渐不愿讲话,出现孤独现象。

4. 重振现象　部分老年人可出现重振现象,即小声讲话时听不清,大声讲话时又嫌吵,他们对声源的判断能力下降,有时会用视觉进行补偿,如在与他人讲话时会特别注视对方的面部及嘴唇。

5. 耳鸣　多数老年人伴有一定程度的耳鸣,多为高调性,开始时仅在夜深人静时出现,以后会逐渐加重,持续终日。

三、老年性耳聋的护理

【护理评估】

1. 健康史

(1) 一般情况:患者年龄、性别及一般身体情况等。

(2) 听力情况:是否接触噪声、目前听力情况。

(3) 全身性疾病情况:了解老年人是否患有高血压、冠心病、动脉硬化、高脂血症、糖尿病等。

2. 辅助检查

(1) 外耳及中耳道检查:有无耵聍阻塞耳道,检查鼓膜是否完好。

(2) 听力检查:询问老年人两侧耳朵的听觉是否一致,如有差异则先对听力较好的耳朵进行测试,再测试听力较差一侧,测试者的声音强度可由柔软的耳语增强到中等、大声的发音。

(3) 听力学测试:包括纯音听力测试、耳蜗电图、脑干听觉诱发电位、言语识别率等。

3. 心理-社会状况　老年人与外界沟通和联系是否有障碍,有无因听力障碍产生的焦虑、孤独、抑郁、社交障碍等心理问题。

【常见护理诊断/问题】

1. 听力紊乱　与血供减少、听神经退行性改变有关。

2. 社会交往障碍　与听力下降有关。

3. 防护能力低下　与听力下降有关。

【预防及护理措施】

1. 创造有助于交流的环境

(1) 在安静的环境中进行交流,交流前先正面进入老年人的视线,轻拍老年人以引起注意。

(2) 对老年人说话要清楚且慢,不高声喊叫,使用短句表达意思。

(3) 必要时在沟通中采用书面交谈或手势等非语言交流技巧辅助交谈。

(4) 帮助老年人把需要解释和说明的事记录下来。

(5) 指导照顾者多与老年人交谈。

2. 适当运动　运动能够促进全身血液循环,使内耳的血液供应得到改善。锻炼项目可以根据自己的身体状况和条件来选择,如散步、慢跑、打太极拳、练八段锦等。

3. 病情监测　监测并指导老年人在听力障碍短期内加重时及时检查和治疗。

4. 建立良好的生活方式

(1) 清淡饮食,减少动物性脂肪的摄入,多吃新鲜蔬果。一些中药和食物,例如葛根、黄精、核桃仁、山药、芝麻、黑豆等,对于延缓耳聋的发生也有一定作用。

(2) 避免过度劳累和情绪紧张。

(3) 指导患者戒烟酒等。

5. 用药护理　注意避免使用具有耳毒性的药物,必须服用时尽量选择耳毒性低的药物,同时嘱咐老年人及其家属严格遵照医嘱执行。用药剂量不可过大,时间不可过长,并加强观察药物的不良反应。

6. 心理调适　听力障碍的老年人可能会产生自卑、烦躁等负性情绪,护理人员除了帮助老年人树立克服听力障碍的信心外,还应鼓励老年人使用正性的调适方法,如指导其从家人、朋友处得到良好的情感支持等。

7.健康指导

（1）指导老年人定期做听力检查：目前尚无有效的手段治疗老年性耳聋，但可以通过各种方法减缓老年性耳聋的进展，减轻对老年人日常生活的困扰。指导老年人监测听力，尽早发现和治疗老年性耳聋。

（2）安全指导：向老年人及家属讲解生活的安全措施，为使老年人对警报器有反应，警报器可设计成声音和光线同时刺激的装置；在家中门铃可与室内灯相连接，以便老年人在家中应门；此外，还可给家庭中的电话听筒增加扩音装置等，以利老年人日常生活。

（3）佩戴合适的助听器：高龄、居家且经济承受能力较低的老年人可选择盒式助听器，其开关和音量调节灵活，电池耐用，使用经济。眼镜式助听器外观好看，但价格贵，易损坏，鼻梁、耳郭受压明显，不宜长期使用。耳背式助听器性能优良，价格适中，但会影响外耳道固有共振频率。还有耳内式助听器、动态语言编码助听器等，但价格较高。从听力康复的原则上要求，双侧佩戴助听器，以发挥双耳定向作用，若经济承受能力有限，则单侧佩戴。

（4）积极治疗相关慢性病：指导老年人早期、积极治疗慢性病，如高血压、冠心病、动脉硬化、高脂血症、糖尿病，减缓对耳部血管的损伤。

（5）避免噪声刺激：日常生活和外出时注意加强个人防护，尽量避开噪声大的环境或场所，避免长期的噪声刺激。

实训情景

【实训目的】 ①能体会易跌倒老年人的痛苦。②能设身处地地为易跌倒老年人设计防跌倒措施。③能准确指导老年人跌倒后自己起身的方法。④能迅速进行老年人跌倒现场的紧急处理。⑤能准确指导老年人使用拐杖行走。

【实训情景】 李大爷，75岁，脑出血后遗症，走路向右侧偏斜。居住环境：普通家庭两居室。家人因外出有事，留李大爷一人在家。①请模拟李大爷一人在家倒水、上洗手间情景，以及突然跌倒。②模拟演示老年人跌倒后自己起身的过程。③演练老年人跌倒现场的救护过程。④假如你是李大爷的家庭护理者，请你手把手教李大爷防跌倒措施，以及跌倒后的处理措施。⑤请你根据普通家庭两居室的环境，给李大爷的家人提供具体的防跌倒建议，包括照明、地板、家具、卫生间等的要求。

【实训要点】 ①情景模拟尽量贴近现实，表演者越进入角色，效果越好。②请学生尽可能回想自己见过的同类情景，讨论后，进行情景训练。③学生可以分小组进行，每组5～6人，分别扮演李大爷、家庭护理者、李大爷家属、观察者、跌倒救护合作者等角色。在各组模拟结束后，每组由1名汇报者汇报感受和收获。

（陶志敏）

自测题

第五章 老年人常见疾病的护理技术

课件

教案

学习目标

◎识记：①正确描述老年人常见疾病的典型症状、体征和并发症。②说出老年人常见疾病的护理诊断/问题和护理措施。③列举老年人常见疾病的常用药物及用药护理。④复述老年人常见疾病的健康指导。

◎理解：①正确陈述老年病的主要特点。②举例说出老年人常见疾病的主要检查方法及其临床意义。

◎应用：应用护理程序对老年常见疾病患者进行整体护理。

随着人口老龄化及生活方式的改变，各种慢性病已成为威胁老年人健康的重大公共卫生问题。本章选择了12种老年人常见疾病，分别从护理评估、常见护理诊断/问题、护理措施进行阐述。突出老年人常见疾病的特点和护理要点，使学生能够运用科学的工作方法进行个体化护理。同时介绍了老年医学的新进展和技术，使学生了解老年医学的学科前沿和发展。

第一节 老年病的主要特点

案例与思考

患者，女，68岁。1个月前出现视物模糊，近日因头晕、反应迟钝、嗜睡8 d，加重3 d，伴咳嗽、咳黄脓痰入院。被诊断为"脑梗死、支气管炎合并肺部感染、冠心病、2型糖尿病"。体格检查：体温37.6 ℃，脉搏80 次/min，血压148/92 mmHg，呼吸不规则，浅快，34 次/min，空腹血糖16.64 mmol/L，糖化血红蛋白10.7%。患者10年前无明显诱因出现了多饮、多食、多尿，伴体重下降10 kg，被诊断为"2型糖尿病"，口服降血糖药治疗，服药不规律，未常规监测血糖。请思考：①老年病的患病特点是什么？②请按轻重缓急列出该患者的主要护理诊断/问题（至少写出3个）。③请针对该患者的护理诊断/问题，制定相应的护理措施。

老年病(elderly disease)是指衰老引起的一系列与增龄相关的疾病及伴随的相关问题。老年病包括与老化密切相关的老年疾病，如退行性骨关节病；老年人特有的病症，如老年期痴呆、白内障等；各年龄阶段可以发病，但老年人中患病率明显居高的疾病，如高血压、脑血管疾病等。老年病的产生，存在个体间的高度异质性，与遗传和环境因素密切相关。60岁以上人群，随年龄增加，遗传因素的影响越发明显。

一、病因学与诊断学特点

1. 病因复杂　老年人免疫器官老化,机体功能减退,更容易遭受各种疾病的侵袭,常同时存在多种病因。有时甚至难以分清是自然衰老还是独立的疾病。

2. 早期诊断困难　老年人神经系统功能退化,对疼痛反应不敏感,病理改变与自觉症状不成正比,常延误诊断。

3. 病史采集困难　老年人听力减弱,语言表达不清,思维迟缓且缺乏逻辑性,陪伴人员提供的现病史不确切或不全面,影响疾病的诊断。

4. 病情重、症状轻　由于老年人的病情和症状反应不对等,容易误诊、漏诊。老年人患病或原有疾病加重,常常表现为轻者精神萎靡,重者嗜睡甚至昏迷,而且同样的症状在不同年龄的诊断可能不同,如胃灼热或心前区疼痛,在青年人中以消化性溃疡多见,而老年人则有食管炎、心绞痛、心肌梗死的可能。

二、临床特点

老年病的临床特征如下。

1. 起病隐匿,发展缓慢　老年人患病时,由于感觉迟钝,有时并无任何不适或突出的反应,可以像往常一样生活或工作。

2. 症状、体征不典型　由于老化,老年人神经系统对疾病的反应相对降低,因而临床症状往往不典型,甚至不表现出临床症状。

3. 多种疾病同时存在　共病是老年病患者的特点。

4. 易出现意识障碍　有些老年病常以意识障碍为首发症状,如脑卒中、心脏病等发作时首发症状是晕厥和嗜睡。

5. 并发症和后遗症多　老年患者易出现并发症,如水、电解质、酸碱平衡紊乱,运动障碍,压疮等。

6. 其他　老年患者更容易伴发各种心理反应;老年病治愈率低,预后不良,死亡率高。

三、治疗学特点

老年人由于长期患有多种慢性病及老化等因素的影响,一般难以治愈。老年医学治疗的主要目的是减轻老年人痛苦,尽可能恢复其生理功能,提高其生活质量。药物治疗是最重要的治疗措施之一,但老年人肝、肾功能减退导致对药物代谢和排泄降低,对药物的敏感性改变及多药合用,使老年人更容易发生药物不良反应,影响疗效。

1. 用药种类多　多病共存是老年人患病的特点,老年人常需要服用多种药物,服药依从性下降。

2. 不能坚持治疗　因自身行动不便和陪伴者的原因,疾病的延续治疗不易坚持。

3. 药物疗效反应不一　老年人由于个体差异大,对药物反应性不同;老年人肝、肾功能减退,药物代谢缓慢,半衰期延长,容易导致药物蓄积,致使药物不良反应明显增多。

四、预后学特点

老年人患病常因病情复杂、合并症多,所以病程长,康复慢。老年人预后不良主要表现为治愈率低和死亡率高。

五、护理学特点

老年病的特殊性对老年护理工作提出了更高的要求。

1. 健康评估应全面、细致　对老年人进行健康评估时,应注重认知、营养、生活经历和习惯、生活环境、社会支持情况等的评估。

2. 观察病情要细致　老年人患病后症状和体征不典型,临床表现和病情严重程度不符。细致入微地观察病情,可及时发现和处理不良反应和并发症。

3. 基础护理和专科护理并重　加强基础护理,为老年人提供适宜的病室环境和床单元,可以让老年人心情舒畅,减缓焦虑和急躁,防止压疮等并发症的发生,有利于康复。认识到老年病的特殊性,严密监测老年人意识、生命体征和病情的变化,掌握其用药情况,熟悉药理作用、不良反应和注意事项,对不良反应做到早发现、早处理。

4. 疾病护理和心理护理相结合　疾病会导致躯体疼痛、呼吸困难或其他不适,增加了老年人对死亡的恐惧,因此在护理工作中应做好对老年人的解释和疏导,从多途径提供满足老年人所需的照顾,缓解其心理不适,增强其对治疗的信心。

5. 做好健康指导　积极向老年人及照顾者宣传疾病预防和治疗知识,重视饮食、运动、卫生知识指导,鼓励老年人参加社会活动,增强老年人的自理能力,提高其生活质量。

第二节　老年慢性阻塞性肺疾病患者的护理

案例与思考

患者,男,78岁。因反复咳嗽、咳痰30年余,呼吸困难6年,加重伴发热7d入院。患者有吸烟史35年,30年来反复咳嗽、咳痰,每年发作持续3个月。7d前因淋雨后出现发热,咳嗽加重,痰液黏稠、不易咳出,以"慢性支气管炎、慢性阻塞性肺疾病"为诊断入住呼吸内科。体格检查:体温38.5℃,脉搏104次/min,呼吸25次/min,血压130/80 mmHg,意识清楚,口唇发绀,桶状胸,呼吸运动减弱,语音震颤减弱,叩诊呈过清音,双肺散在干、湿啰音。血常规:白细胞计数13.2×10^9/L。请思考:①患者目前存在哪些主要护理诊断/问题?②针对患者的护理诊断/问题,应给予哪些相应的护理措施?③如何指导患者进行呼吸功能锻炼?

慢性阻塞性肺疾病(chronic obstructive pulmonary disease,COPD),简称慢阻肺,是一种以持续呼吸道症状和气流受限为特征的慢性气道疾病,通常因长期暴露于有毒颗粒或气体中引起的气道和/或肺泡异常所致,以慢性咳嗽、咳痰和活动后气促为主要症状。COPD是一种常见的可预防、可治疗的慢性气道疾病。

COPD是呼吸系统疾病中的常见病,随着年龄增加,COPD的患病率呈明显增加趋势,严重影响患者的生命质量,是导致死亡的重要病因,并给患者和其家庭及社会带来沉重的经济负担。世界卫生组织关于病死率和死因的最新预测数字显示,至2060年死于COPD及其相关疾病患者数超过每年540万人。

【护理评估】

1. 健康史　确定COPD发病的危险因素及干预可控性危险因素对于COPD的预防和治疗相当

重要。COPD的病因复杂,可分为内部遗传因素和外部环境因素。健康史应询问患者的职业、居住环境、是否吸烟及烟龄、每日吸烟量;是否有支气管哮喘病史和近期的呼吸道感染病史;COPD的家族史;出生和青少年时期呼吸系统的健康状况等;女性患者还要询问有无被动吸烟史,文献报道女性对烟草烟雾的危害更敏感。

2. 身体状况

(1) 慢性咳嗽:咳嗽是COPD常见的症状,咳嗽症状出现缓慢,迁延多年,以晨起和夜间阵咳为著。

(2) 咳痰:多为咳嗽伴随症状,痰液常为白色黏液或浆液痰,清晨排痰较多。急性加重时痰液可变为黏液脓性而不易咳出。

(3) 气短和/或呼吸困难:该症状早期仅在劳力时出现,逐渐加重,以致日常活动甚至休息时也出现。活动后呼吸困难是COPD的"标志性症状",也是导致患者焦虑不安的主要原因。

(4) 胸闷和喘息:常见于重症或急性加重的患者。

(5) 老年COPD患者不同于一般成人的特点

1) 呼吸困难更突出:老年COPD患者轻度活动甚至休息时即有胸闷、气促发作。

2) 典型症状弱化或缺如:老年COPD患者常表现为精神萎靡、厌食、胸闷、少尿。在急性感染期体温不升、白细胞不高等,体格检查发现呼吸音低或肺内啰音密集等。

3) 并发症多且易反复感染:老年COPD患者常合并其他疾病,心血管疾病是COPD常见和重要的合并症,包括缺血性心脏病、高血压、心力衰竭等。COPD还会引起骨质疏松、焦虑、抑郁等。老年人气道屏障功能和免疫功能减退,体质下降,故易反复感染。

(6) 体征:胸廓前后径增大,剑突下胸骨角增宽;双肺呼吸音减低,呼气延长,可闻及干(湿)啰音或哮鸣音;胸部叩诊呈过清音等。

3. 辅助检查

(1) 肺功能检查:这是诊断COPD的金标准,也是COPD的严重程度评价、疾病进展监测、预后及治疗反应评估中最常用的指标。除常规的肺通气功能检测外,吸入支气管扩张剂后$FEV_1/FVC<70\%$是判断存在持续气流受限,诊断COPD的肺功能标准。

(2) 影像学检查:胸部X射线检查早期可无明显变化,随后可出现肺纹理增粗、紊乱等非特异性改变。胸部CT有助于鉴别诊断。

(3) 脉搏氧饱和度监测和动脉血气分析:当COPD患者临床症状提示有呼吸衰竭或右心衰竭时,应监测脉搏氧饱和度,如果脉搏氧饱和度小于92%,应该进行动脉血气分析。

(4) 其他检查:血常规中的血红蛋白水平及红细胞计数可增高,并发感染时,白细胞计数增高。痰培养可检出各种病原菌。评估症状可采用改良版英国医学研究委员会呼吸困难问卷(mMRC)(表5-1)。

表5-1 改良版英国医学研究委员会呼吸困难问卷

呼吸困难等级	呼吸困难严重程度
0级	剧烈活动时出现呼吸困难
1级	平地快步行走或爬缓坡时出现呼吸困难
2级	由于呼吸困难,平地行走时比同龄人慢或者需要停下来休息
3级	平地行走100 m左右或数分钟后需要停下喘气
4级	因严重呼吸困难而不能离开家,或在穿、脱衣服时出现呼吸困难

来源:《慢性阻塞性肺疾病诊治指南(2021年修订版)》。

4. 心理-社会状况　老年人因呼吸困难导致自理能力下降,社会活动范围受限,容易产生焦虑、孤独等情绪。病情反复会使老年人对治疗缺乏信心,产生消极情绪,甚至抑郁。应评估患者有无上述心理反应,以及其家庭成员的支持度和照顾能力。

【常见护理诊断/问题】

1. 气体交换受损　与气道阻塞、通气不足、呼吸肌疲劳、分泌物过多和肺泡呼吸面积减少有关。

2. 清理呼吸道无效　与呼吸道分泌物增多而黏稠、气道湿度降低、无效咳嗽有关。

3. 焦虑　与病情反复、自理能力下降有关。

4. 潜在并发症　如肺源性心脏病、休克、呼吸性酸中毒、肺性脑病等。

【护理措施】

1. 观察病情　密切观察呼吸频率、深度、节律变化,观察咳、痰、喘症状及加重情况,尤其注意痰液性状、黏稠度、痰量。密切观察体温变化,有无胸痛、刺激性干咳等症状。老年患者要注意意识和尿量的变化,早期发现休克和肺性脑病的征兆,关注血气分析的结果。

2. 一般护理

(1) 休息与活动:综合评估患者呼吸困难的严重程度,制订运动和休息计划。①中度以上 COPD 和急性加重期患者,应卧床休息;协助患者采取舒适半卧位,提供跨床小桌,注意双肘关节和双膝关节下垫小枕,注意皮肤护理,防止出现压疮。②疾病稳定期,视病情安排适当活动,以不感到劳累、不加重症状为宜。③室内保持合适的温、湿度,冬季注意保暖,避免直接吸入冷空气。

(2) 饮食护理:提供舒适的就餐环境和喜爱的食物,以促进食欲。给予高热量、高蛋白、高纤维素、富含维生素饮食,补充水分和营养,增加免疫力,如牛肉、鱼肉、雪梨、西兰花等食物;尽量少吃海鲜、羊肉及油腻食物,此类食物容易导致痰液变多;避免辛辣刺激性食物等。每日正餐安排在饥饿、休息最好的时间,餐前避免过多饮水,避免过早出现饱胀感。用餐前及咳痰后漱口,保持口腔清洁。对于腹胀者,给予软食,少食多餐,细嚼慢咽。必要时遵医嘱给予鼻饲饮食或胃肠外营养。

3. 用药护理　老年人用药宜充分,疗程应稍长,且治疗方案应根据监测结果及时调整。

(1) 支气管舒张剂:支气管舒张剂是 COPD 的一线基础治疗药物,包括 β_2 受体激动剂、抗胆碱能药、茶碱类药,与口服药物相比,吸入制剂的疗效和安全性更优,多首选吸入治疗。β_2 受体激动剂主要有特布他林、沙丁胺醇等,相对常见的不良反应有窦性心动过速、肌肉震颤(通常表现为手颤)、头晕和头痛;抗胆碱能药物可分为短效和长效两种类型,有前列腺增生和青光眼者慎用,常见不良反应有口干、咳嗽等;茶碱类药在使用过程中要监测血药浓度,当大于 15 mg/L 时,恶心、呕吐等不良反应明显增加。

(2) 糖皮质激素:全身应用糖皮质激素可引起老年人高血压、糖尿病、骨质疏松及继发感染、消化性溃疡等。口服糖皮质激素宜在餐后,以减少对胃肠道黏膜的刺激,告知患者不得自行减量或停药;吸入制剂治疗的全身性不良反应少,常见的不良反应有口腔念珠菌感染和声音嘶哑、咳嗽等,指导患者吸入药物后及时用清水含漱口咽部。

(3) 祛痰药及抗氧化剂:可促进黏液溶解,有利于气道引流通畅,改善通气功能,临床常用的有羧甲司坦、氨溴索等。

(4) 中药治疗:某些中药具有祛痰、舒张支气管和调节免疫等作用,可缓解临床症状,改善肺功能和免疫功能,提高生活质量。

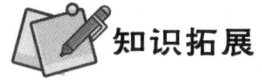

知识拓展

吸入装置的选择

慢性阻塞性肺疾病(COPD)患者吸入装置的个体化选择需要综合考虑患者的健康状态、使用装置的能力、吸气流速、手口协调能力、药物可获得性和价格等各方面因素,其中患者使用装置的能力、吸气流速和手口协调能力是最重要的影响因素。对于有足够的吸气流速(吸气峰流速≥30 L/min)且手口协调好的患者,可选择干粉吸入剂、压力定量气雾剂或软雾吸入剂中任一种。手口协调不佳的患者吸入装置推荐次序依次为干粉吸入剂、压力定量气雾剂+储物罐、软雾吸入剂。对于吸气流速不足(吸气峰流速<30 L/min)且手口协调好的患者,吸入装置推荐次序依次为软雾吸入剂、压力定量气雾剂。手口协调不佳但无须机械通气的患者,吸入装置推荐次序依次为压力定量气雾剂+储物罐、软雾吸入剂、雾化器。需机械通气的患者,吸入装置推荐次序依次为雾化器、压力定量气雾剂或软雾吸入剂。

[来源:《慢性阻塞性肺疾病诊治指南(2021年修订版)》]

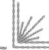

4. 增强呼吸功能

(1)有效排痰:老年人因咳嗽无力,常排痰困难,护理人员要鼓励老年人摄入足够的水分,也可通过雾化吸入、胸部叩击、体位引流的方法促进排痰,病重或体弱的老年人应禁用体位引流。

(2)长期家庭氧疗:长期家庭氧疗可提高COPD并发慢性呼吸衰竭者的生活质量和生存率,尤其是对晚期严重的COPD老年人应给予控制性氧疗,一般采用鼻导管或鼻塞持续低流量吸氧1~2 L/m,吸氧时间为10~15 h/d。

(3)呼吸功能锻炼:COPD患者需要增加呼吸频率来代偿呼吸困难,这种代偿多数依赖辅助肌参与呼吸,即胸式呼吸。因此,护理人员应指导患者进行缩唇呼吸、膈式或腹式呼吸,以加强胸、膈呼吸肌肌力和耐力,改善呼吸功能。

1)缩唇呼吸:缩唇呼吸的技巧是通过缩唇形式的微弱阻力来延长呼气时间,增加气道压力,延缓气道塌陷。患者闭口经鼻吸气,然后通过缩唇(吹口哨样)缓慢呼气,同时收缩腹部。吸气与呼气时间比为1∶2或1∶3。缩唇大小程度与呼气流量,以能使距口唇15~20 cm处,与口唇等高点水平的蜡烛火焰随气流倾斜又不至于熄火为宜。

2)膈式或腹式呼吸:患者可取立位、平卧位或半卧位,双腿屈曲,两手分别放于前胸部和上腹部。用鼻缓慢吸气时,膈肌最大限度下降,腹肌松弛,腹部凸出,手感到腹部向上抬起。呼气时用口呼出,腹肌收缩,膈肌松弛,膈肌随腹压增加而上抬,推动肺部气体排出,手感到腹部下降。

5. 心理调适 COPD患者因长期患病,社会活动减少,对自己的生活满意度下降,易形成焦虑和抑郁的心理状态。医护人员应与家属相互协作,指导老年患者与他人互动,鼓励其参加各种团体活动,情绪的改善和社交活动的增加可有效分散其注意力,减轻焦虑。

6. 健康指导

(1)鼓励戒烟:可以通过口头教育、发放书面材料或播放视频等方法实施戒烟宣教,帮助老年人制订戒烟计划并监测落实情况。

(2)疾病认知教育:指导患者或家属根据呼吸困难的严重程度,合理安排工作和生活。使患者理解康复锻炼的意义,发挥患者的主观能动性,制订个体化锻炼计划,进行腹式呼吸或缩唇呼吸训练等,以及步行、慢跑、练气功等体育锻炼。指导患者识别使病情恶化的因素,在呼吸道传染病流行期间尽量避免到人群密集的公共场所。潮湿、大风、寒冷气候时避免室外活动,根据气候变化及时增减衣物,避免受凉感冒。

(3)强调长期规律用药的重要性:COPD患者的气道变形、狭窄是不完全可逆的,病情呈进展性发展,肺功能会逐步下降,发展到后期会严重影响患者的生活自理能力,降低生活质量,长期、规律的用药有助于维持病情稳定,预防急性加重,改善症状和健康状况。

(4)吸入装置的使用教育:应用吸入药物治疗时,应考虑到COPD患者存在黏液过度分泌,可能阻塞小气道,影响药物颗粒进入小气道效应部位。吸入治疗前,建议患者主动咳嗽,如有痰声,需要清除痰液后再吸入药物,避免吸入药物被痰液带出无法发挥药效。确保患者正确使用吸入装置是实现治疗效果的重要措施,可通过视频、现场演示等办法实施教育。

知识拓展

定量吸入器的使用

定量吸入器(MDI)使用时需要患者协调呼吸动作,正确使用是保证吸入治疗成功的关键。对于老年人,需要反复演示和讲解MDI的使用方法:在吸入治疗之前,酌情进行气道廓清,有利于药物进入效应部位。打开盖子,摇匀药液,深呼气至不能再呼时张口,将MDI喷嘴置于口中,双唇包住咬口,以慢而深的方式经口吸气,同时以手指按压喷药,至吸气末屏气10 s,使较小的雾粒沉降在气道远端,然后缓慢呼气,休息3 min后可再重复使用1次。

(5)饮食指导:患者宜进食高热量、高蛋白、高维生素饮食,其中优质蛋白占50%以上,避免摄入产气或引起便秘的食物,保证摄入足够的水分。

(6)家庭氧疗:指导患者和家属了解氧疗的目的、必要性及注意事项;注意安全,防止氧气燃烧爆炸;定期更换、清洁、消毒氧疗装置。

第三节　老年肺炎患者的护理

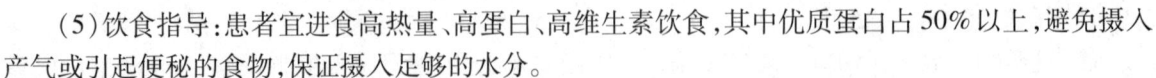

案例与思考

患者,男,68岁,留守老人。因淋雨后"咳嗽、咳痰1周"入院。咳痰量中等,为白色黏稠痰液。抗感染治疗1周症状无改善,并出现发热,体温38.5 ℃,脉搏94次/min,呼吸25次/min,血压150/90 mmHg。既往有高血压病史20年余,2型糖尿病病史5年。医院以"肺炎"诊断将其急诊收住院。请思考:①应密切观察该患者的哪些情况?②如何为患者进行健康指导?

老年肺炎(elderly pneumonia)即65岁以上老年人所患肺炎,是指各种病因引起的终末气道、肺泡和肺间质的炎症,可由病原微生物、理化因素等引起,其中感染最常见,病原体及老年人自身状况决定了病情的严重程度。在老年人中,肺炎是发病率高、死亡率高、危害大的疾病,50%以上的肺炎患者是65岁以上的老年人。

【护理评估】

1. 健康史　老年人随着年龄增加,认知功能减弱,喉反射降低,吞咽功能减退,咳嗽功能紊乱;衰老使运动能力下降、卧床时间增加等,出现咳嗽功能障碍和不显性吸入。此外,反复的吸痰、鼻饲饮食和体位不当也增加了老年肺炎的发生率。医源性因素,呼吸机应用增加了感染的机会,手术、抗生素、激素的不合理应用削弱了机体免疫力。护理人员应评估老年人的口腔卫生状况、咳嗽和吞咽能力、疾病和住院史;有无受凉、淋雨、疲劳等诱发因素;有无上呼吸道感染史;有无吸烟史;是否长期使用激素、免疫抑制剂。

2. 身体状况　症状不典型是老年肺炎区别于年轻人肺炎的最大特点。

(1) 起病隐匿:最常见的表现是患者健康状况逐渐恶化,或是基础疾病的在适当的治疗中仍复发或加重,有时仅表现为食欲减退、精神萎靡、反应迟钝等。

(2) 临床表现不典型:呼吸道症状轻微或缺如,无咳嗽、咳痰、高热、胸痛等典型症状,咳嗽无力,咳痰多为白色黏痰或黄色脓性痰。较常见的是呼吸频率增加,呼吸急促或呼吸困难,全身中毒症状较常见并可早期出现。

(3) 肺部体征:主要表现为出现干、湿啰音及呼吸音降低,极少出现语颤增强、支气管呼吸音等肺实变体征。并发胸膜炎时,可听到胸膜摩擦音;并发感染中毒性休克时,可有血压下降及其他脏器衰竭的相应体征。

(4) 并发症多且重:老年患者基础疾病多,容易并发呼吸衰竭、心力衰竭及多器官功能衰竭。

(5) 病程长、恢复慢:老年肺炎常为多种病原菌合并感染,耐药情况多见,病灶吸收缓慢。同时会使基础疾病病情加重。

3. 辅助检查

(1) 血液检查:老年人敏感性下降,血常规检查中白细胞总数可以不高,但中性粒细胞百分比仍较高;降钙素原现被认为是一项诊断和监测细菌性感染的重要参数,在细菌性感染的诊断、严重程度判断和随访等方面有重要价值;血气分析可以了解患者的血氧分压和二氧化碳分压情况。

(2) 胸部X射线检查:胸部X射线检查可为肺炎发生的部位、严重程度和病原学提供重要线索。老年肺炎的表现有其特点:80%以上表现为支气管肺炎,少数呈节段性肺炎,而典型的大叶性肺炎较少见;老年肺炎病灶消散较慢,容易吸收不全而形成机化性肺炎。

(3) 痰液检查:常用的病原学检测方法是痰涂片镜检及痰培养。

4. 心理-社会状况　老年人会因病程长而引起烦躁或抑郁等情绪反应,同时要注意评估家属有无对患者病情和预后的担忧,家庭照顾和经济能力能否应对整个病程。

【常见护理诊断/问题】

1. 清理呼吸道无效　与痰液黏稠及咳嗽无力或无效有关。
2. 气体交换受损　与气道内黏液堆积、肺部感染等所致的呼吸面积减小有关。
3. 潜在并发症　如呼吸衰竭、心力衰竭、感染性休克等。

【护理措施】

1. 一般护理

(1) 观察病情:老年肺炎起病隐匿,症状不典型,并发症多,严重影响预后,应密切观察患者的呼吸频率、节律、深度和型态的改变;意识、尿量变化,有无血压、心率等变化,警惕呼吸衰竭、心力衰竭、休克等并发症的发生。关注实验室检查结果。

(2) 环境与休息:保持室内空气新鲜,每天不少于两次开窗通风,室内温度控制在22~26℃,湿度保持50%~70%为宜。急性期患者应卧床休息,卧床休息时,无禁忌应抬高床头45°~60°,以减少吸入性肺炎的发生。

(3)纠正缺氧:根据临床表现和血气分析判断缺氧程度。给氧一般采用鼻导管给氧,氧流量为2~4 L/min,伴有二氧化碳潴留者应采取低流量给氧。重症肺炎患者应及早应用无创或有创呼吸机治疗。

(4)促进排痰:老年人咳嗽反射减弱,咳嗽无力、失水等原因使痰液黏稠不易咳出。口服和静脉补充水分可以稀释痰液,护理人员应鼓励和指导患者有效咳嗽、深呼吸,必要时给予翻身扣背,使用祛痰剂、超声雾化吸入等措施促进痰液排出。必要时进行吸痰。

(5)口腔护理:高热时唾液分泌减少,口腔黏膜干燥,易导致细菌在口腔内繁殖,增加吸入性肺炎的发生概率。老年人应定期检查口腔状态,对口腔黏膜糜烂、溃疡、感染者应及时给予对症处理,针对性地选择漱口溶液。

(6)饮食护理:饮食宜清淡、易消化、高热量、富含蛋白质和维生素,少食多餐,注意摄入充足的水分。进食时要采取适当体位,防止呛咳和误吸。对严重吞咽困难和发生误吸的老年患者,可遵医嘱给予鼻饲。

2. 用药护理 老年人基础疾病多,常应用多种药物,故应注意药物的相互作用,以免加重病情;老年人肝、肾功能减退,因此应加强对药物不良反应的监测。此外,应停用或少用抗精神病药物、抗组胺药物和抗胆碱能药物;广谱抗生素的应用可引起菌群失调、假膜性肠炎或二重感染;氨基糖苷类药物会引起肾功能损害;奎诺酮类药物会出现头晕、意识障碍等中枢神经系统症状;大环内酯类药物可能引起胃肠道反应和肝功能损害等,因此老年人须谨慎应用抗菌药,减少毒副反应。

3. 心理调适 耐心倾听患者的主诉,细致解释患者提出的问题。应反复和多形式进行有效咳嗽、咳痰方法的讲解,做好生活护理,增进舒适感,激发老年人的主观能动性,从而积极配合治疗和护理。

4. 健康指导

(1)疾病认知教育:向患者及其家属介绍肺炎发生的病因和诱因,注意口腔卫生,避免上呼吸道感染、淋雨受寒、过度疲劳、醉酒等诱因;加强体育锻炼,增加营养,提高机体免疫力;长期卧床者应注意经常改变体位、进行翻身扣背,咳出气道内痰液。易感人群如年老体弱者、慢性病患者可接种流感疫苗、肺炎球菌疫苗等以预防发病。

(2)生活指导:室内经常通风,同时增加室外活动时间,多晒太阳。为增强机体的抵抗力,应指导老年人坚持有氧运动、饮食营养均衡、戒烟忌酒。

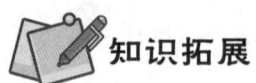 知识拓展

老年肺炎的预防

预防老年肺炎的主要措施是流感疫苗和肺炎球菌疫苗的接种。

1. 流感疫苗 根据美国疾病控制与预防中心推荐,所有65岁以上有或没有基础疾病的老年人和在养老院或长期护理机构居住的老年人应每年注射流感疫苗,以防发生流感。对老年人(>65岁)的研究发现,预防流感可使患者显著受益。低风险人群注射疫苗可使呼吸系统疾病的住院率降低49%,各种原因导致的死亡减少55%。

2. 肺炎球菌疫苗 肺炎球菌是老年肺炎最重要的致病菌,肺炎球菌疫苗有23种,最常见的是血清型组合而成,占感染因素的90%。肺炎球菌疫苗对老年人肺炎的保护率可达60%~70%,虽然注射疫苗尚有许多争议,但美国疾病控制与预防中心仍推荐老年人、居住养老院(或长期护理机构)的人群每5年重复接种肺炎球菌疫苗。

第四节 老年高血压患者的护理

案例与思考

患者,男,78岁。既往有高血压病史15年,间断服用抗高血压药。近来停服抗高血压药10 d,今晨和家人发生争执后感头痛、眩晕,伴恶心、胸闷。在家自测脉搏110次/min,血压200/125 mmHg,患者烦躁不安,急来医院急诊科就诊。入院诊断为"高血压急症"。请思考:①该患者目前主要的护理诊断/问题是什么?②针对该患者的治疗原则和主要措施有哪些?③患者出院后,如何对患者进行健康指导?

老年高血压(elderly hypertension)是指年龄≥65岁,在未使用抗高血压药的情况下,非同日3次测量诊室血压,收缩压(SBP)≥140 mmHg和/或舒张压(DBP)≥90 mmHg;若收缩压≥140 mmHg,舒张压<90 mmHg,则定义为单纯收缩期高血压。

高血压是最常见的慢性病之一。半数以上的老年人患有高血压,而在≥80岁的高龄人群中,高血压的患病率接近90%,高血压是罹患脑卒中、心肌梗死乃至造成心血管疾病死亡的首要危险因素。

【护理评估】

1. 健康史 ①询问老年人确诊高血压的时间、血压监测情况、降压治疗情况、正在服用的药物及曾经发生过的药物不良反应。②询问老年人有无高血压、脑卒中、冠心病、糖尿病、高脂血症及肾病家族史。③询问老年人有无冠心病、心力衰竭、肾病、糖尿病、睡眠呼吸暂停综合征等疾病及治疗情况。④了解老年人的饮食习惯,盐、酒及咖啡的摄入量,吸烟时间和量,生活环境,心理状态,运动习惯,体重变化等。

2. 身体状况 随年龄增加,大动脉弹性下降,神经体液调节能力下降,表现为容量负荷增多和血管外周阻力增加。老年高血压的表现与中青年有所不同,具体见于以下几个方面。

(1)收缩压增高、脉压增大:收缩压随着年龄增加而增高,舒张压降低或不变,导致脉压增大。

(2)血压易受各种因素影响:老年人血压更易受各种因素影响,如进餐、温度、季节和体位等,最常见的是体位性低血压、餐后低血压和昼夜节律异常。体位性低血压包括直立性低血压和卧位高血压;昼夜节律异常,表现为非杓形、超杓形,甚至反杓形,清晨高血压增多;白大衣高血压和假性高血压增多;约1/3的患者表现为冬季高血压、夏季低血压。血压波动大,影响治疗效果,可显著增加发生心血管事件的危险。

(3)症状少而并发症多:在靶器官明显损害前,半数以上老年高血压患者无症状,因而缺乏足够重视,导致并发症的发生和病情进展。老年人器官老化、长期高血压加重了对靶器官的损害,患者的并发症发生率高达40%,其中冠心病、脑卒中为常见严重的并发症。

(4)多种疾病并存:老年高血压常与糖尿病、高脂血症、脑血管疾病、冠心病、前列腺增生、肾功能不全等疾病共存并相互影响,使其治疗变得更复杂,致残、致死率增高。

3. 辅助检查

(1)24 h动态血压监测:24 h动态血压监测可以全面和准确地评估个体血压水平和波动状态,鉴别白大衣高血压和检出隐匿性高血压,诊断单纯夜间高血压。

(2)实验室检测:血脂、血糖、肾功能等检查,可以评估靶器官损害程度;内分泌检测,老年高血压多为低肾素型。

(3) 心电图、心脏超声检查。

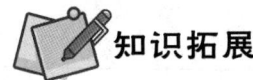

知识拓展

家庭血压监测

家庭血压监测,又称为自测血压,可用于评估数日、数周、数月甚至数年的血压控制情况和长时血压变异,有助于改善患者治疗依从性。

测量方法:使用经过国际标准方案认证合格的上臂式家用自动电子血压计,不推荐腕式血压计和手指血压计,不推荐使用水银柱血压计进行家庭血压监测。电子血压计使用期间应定期校准,每年至少1次。

家庭血压值一般低于诊室血压值,高血压的诊断标准为>135/85 mmHg(对应于诊室血压的 140/90 mmHg)。监测频率:初始治疗阶段、血压不稳定者或是调整药物治疗方案时,建议每日晨和晚上测量血压(每日测2~3次,取平均值),连续测量7 d,取后6 d血压平均值;血压控制平稳者,可每周只测1 d血压;长期药物治疗患者,建议监测服用药物前的血压,以评估药物疗效。最好能详细记录每次测量血压的日期、时间及所有血压读数,而不是只记录平均值,以便医生指导和评价血压监测和控制效果。精神高度焦虑者,不建议开展家庭血压监测。

(来源:《中国老年高血压管理指南2019》)

4. **心理-社会状况** 评估老年人对疾病发展、治疗方面的认知程度;对长期服药的心理依从性;靶器官受损的程度是否影响老年人的生活及社交活动;老年人的家庭和社区支持度如何。

【常见护理诊断/问题】

1. 疼痛:头痛 与血压升高有关。
2. 知识缺乏 缺乏非药物治疗、药物治疗及自我监控血压的相关知识。
3. 有受伤的危险 与视物模糊、低血压反应、意识障碍有关。
4. 潜在并发症 如高血压急症。

【护理措施】

降压治疗和护理的目的是延缓高血压所致心血管疾病的进程,最大限度降低心血管疾病发生率和死亡率,改善生活质量,延长寿命。《国家基层高血压防治管理指南2020版》建议:65~79岁的高血压患者血压降至150/90 mmHg以下,如能耐受,可进一步降至140/90 mmHg以下;80岁及以上的高血压患者血压降至150/90 mmHg以下,同时避免降压过快带来的不良反应。

1. **减少引起或加重头痛的因素** 不良环境刺激可加重老年高血压患者病情,应保持良好的生活环境,如干净整洁、温湿度适宜、光线柔和等,以利于老年人充分休息,保证睡眠充足。护理操作应相对集中,动作轻柔;头痛时嘱患者卧床休息,抬高床头,改变体位时动作要慢;避免劳累、情绪激动、精神紧张、环境嘈杂等不良因素。向患者解释头痛主要与高血压有关,血压恢复正常后头痛可减轻或消失。

2. **观察病情** 老年人血压波动较大,应定期测量血压,必要时行动态血压监测;注意老年人精神状态、意识、语言能力、视力和肢体活动等的变化,以便及早发现并发症。

3. **健康饮食、戒烟限酒** 减少钠盐摄入,增加富钾食物摄入,有助于降低血压。世界卫生组织建议每日摄盐量应<6 g,老年高血压患者应适度限盐。鼓励老年人摄入多种新鲜蔬菜、水果、鱼类、豆制品、粗粮、脱脂奶及其他富含钾、钙、膳食纤维、多不饱和脂肪酸的食物。戒烟可降低心血管疾病发病风险,老年人应限制饮酒量,男性每日饮酒量应<25 g,女性<15 g。

4. **规律运动** 根据老年高血压患者危险性分层确定活动量。老年高血压及高血压前期患者进行合理有氧锻炼可有效降低血压,运动方式以步行、慢跑和游泳等有氧运动为宜,每周不少于5 d,每天不低于30 min。极高危组患者需绝对卧床休息;高危组以休息为主,可根据身体耐受情况,指导其做适量的运动。

5. **保持理想体重** 超重或肥胖的老年高血压患者可适当控制热量摄入和增加体力活动。维持理想体重(BMI在$20.0 \sim 23.9$ kg/m²)、纠正腹型肥胖(男性腹围≥90 cm,女性腹围≥85 cm)有利于控制血压,减少心血管病发病风险,但老年人应注意避免过快、过度减重。

6. **注意保暖** 血压会随着季节的变化而变化,老年人对寒冷的适应能力和对血压的调控能力差,常出现季节性血压波动现象,应保持室内温暖,经常通风换气。骤冷和大风低温时应减少外出,适时增添衣物,避免血压大幅波动。

7. **用药护理**

(1)遵循原则:老年人应用抗高血压药的原则是小剂量、长效、联合、适度、个体化。遵医嘱用药,不可自行增减药量或突然停药。强调"终身治疗、保护靶器官、平稳降压、个体化治疗、联合用药"的治疗原则。

(2)观察药物疗效及不良反应:常用的抗高血压药分五大类。①血管紧张素转换酶抑制剂,主要不良反应是咳嗽和血管神经性水肿。②血管紧张素Ⅱ受体拮抗剂(ARB),主要不良反应是血管神经性水肿。③β受体阻滞剂,主要不良反应是心动过缓、支气管痉挛等。④钙通道阻滞剂,主要不良反应是头痛、面部潮红、踝部水肿、心率加快、牙龈增生等。⑤噻嗪类利尿剂,痛风和低钾血症是绝对禁忌。

8. **异常血压的护理**

(1)体位性低血压的护理:①向患者讲解体位性低血压的表现,服药后或体位变化时如有晕厥、恶心、乏力,应立即平卧;②服药时间可选择在平静休息时,服药后继续休息一段时间再下床活动,如临睡前服药,夜间起床排尿时尤为注意;③指导患者改变体位时动作要缓慢,服药后不要站立太久,尽量减少卧床时间;④避免用过热的水洗澡或蒸汽浴,更不宜大量饮酒;⑤外出活动时应有人陪伴,防止晕倒致外伤。

(2)餐后低血压的护理:指导老年人如果没有禁忌,餐前可饮水$350 \sim 480$ mL,以使餐后血压下降幅度减少。少食多餐、减少碳水化合物摄入、餐后$20 \sim 30$ min间断进行低强度运动等,可有效减少餐后低血压的发生。

9. **心理调适** 向老年人讲解血压和情绪波动之间的关系,鼓励老年人使用正向的调适方法,保持心态平和和情绪稳定,同时应指导家属给予理解和支持。

10. **健康指导** 对于确诊高血压的患者,应加强健康指导,减少高血压的各种危险因素。

(1)疾病认知教育:对老年人进行面对面培训,提高其对高血压的认识,使老年人明确定期检测血压、长期坚持治疗的重要性,避免出现不愿服药、不难受不服药、不按医嘱服药的三大误区,养成定时定量服药、定时定体位定部位测量血压的习惯。告知患者及家属抗高血压药的名称、剂量、用法与不良反应,并提供书面材料。

(2)健康生活方式:限盐减重多运动,戒烟限酒心态平。

1)限盐:减少钠盐摄入,钠的摄入量减少至6 g/d。增加钾摄入,如新鲜的蔬菜、水果和豆类等。

2)减重:推荐老年人将体重维持在健康范围内,老年人应视具体情况采用个体化减重措施。减重计划应长期坚持,速度因人而异,不可急于求成。

3）多运动：规律的中等强度运动,如快走、慢跑、骑车、打太极拳等常见健身方式。

4）戒烟限酒：可直接降低心血管疾病的发生风险,更应大力提倡。

5）心态平：减轻精神压力,保持平和心态是控制血压的重要方面。

（3）定期随访：血压达标的老年人,可每3个月随访1次；血压未达标者,建议每2~4周随访1次。出现不适或血压异常波动时,随时就诊。

第五节 老年冠心病患者的护理

案例与思考

患者,男,76岁。今晨5时睡眠中发生心前区剧烈疼痛,呈压榨样并向左肩及后背放射,伴胸闷、大汗淋漓,无恶心、呕吐,有濒死感,含服硝酸甘油不能缓解。6时20分由"120"送入急诊科,经吸氧、扩血管、镇痛等治疗后,现入住冠心病监护病房。请思考：①护士应着重观察患者哪些病情变化？②为该患者制定健康指导方案的重点内容是什么？

冠状动脉粥样硬化性心脏病（coronary atherosclerotic heart disease）是因冠状动脉粥样硬化使血管腔狭窄或阻塞,和/或因冠状动脉功能性改变（痉挛）导致心肌缺血缺氧或坏死而引起的心脏病,简称冠心病。冠心病的发病率和死亡率均随年龄增加而明显增加。

老年冠心病患者的临床特点：常合并高血压、高脂血症、糖尿病等各种慢性病；病史长、病变累及多支血管,病变呈弥漫、钙化、慢性完全性闭塞等改变,血运重建治疗成功率低、出血和感染并发症发生率高,造成患者预后不良；临床表现常不典型,漏诊率和误诊率高；多存在器官功能退行性病变,如心脏瓣膜退行性变、心功能减退等。

根据发病特点和治疗原则的不同,将冠心病分为两大类：慢性冠状动脉疾病和急性冠状动脉综合征（简称急性冠脉综合征）。前者包括稳定型心绞痛、缺血性心肌病和隐匿性冠心病；后者包括不稳定型心绞痛和心肌梗死（包括非ST段抬高心肌梗死和ST段抬高心肌梗死）。本章重点介绍心绞痛和心肌梗死。

一、老年心绞痛

老年心绞痛（elderly angina pectoris）是冠状动脉机械性或动力性狭窄致冠状动脉供血不足,心肌急剧的、暂时缺血和缺氧所引起的以短暂胸痛为主要表现的临床综合征。老年心绞痛多因冠状动脉粥样硬化引起,也可由冠状动脉狭窄或两者并存引起。

【护理评估】

1. 健康史

（1）危险因素：询问患者有无高血压、血脂异常、糖尿病等慢性病；体重、吸烟史、饮食习惯和家族史等。

（2）诱发因素：有无过度劳累、饱餐、受寒等诱发因素；有无丧偶或其他重大改变引起的心理应激等。

2. 身体状况 评估老年心绞痛患者疼痛部位、性质,体征,并发症等。老年心绞痛的特点如下。

(1) 疼痛部位不典型：疼痛可以在上颌部与上腹部之间的任何部位，或仅有胸骨后压迫感、窒息感等。发作时间多在夜间，或白天体力活动过度、情绪激动时。

(2) 疼痛性质不典型：由于感觉减退，疼痛阈值发生变化，发作时表现为恶心、呕吐、腹泻等；此外，气促、疲倦、喉部发紧、左上肢酸胀、胃灼热等表现较多。少数心前区有针刺样或压榨样疼痛，疼痛持续时间短则数分钟，长则 10 min 以上，且会有无症状心肌缺血的发生。

(3) 体征少：大多数老年心绞痛患者可无阳性体征。

(4) 并发症多：可出现心律失常、心力衰竭等并发症，导致血流动力学障碍，影响血压、意识。

3. 辅助检查

(1) 心电图：心绞痛发作时可出现暂时性心肌缺血引起的 ST 段移位和 T 波改变。

(2) 心脏超声：超声心动图不仅可直接观察心肌活动、心脏和大血管的结构，而且根据心脏收缩和舒张状况计算左心室射血分数。

(3) 多层螺旋 CT 冠状动脉成像：注意心率和老年人呼吸配合度。

(4) 放射性核素检查：可早期显示缺血区的部位和范围，结合其他临床资料，对老年心绞痛诊断有较大价值。

(5) 冠状动脉造影：为有创性检查，目前仍然是诊断冠心病较准确的方法。老年人做冠状动脉造影是安全可靠的，但要注意对比剂对肾脏的影响。

(6) 其他检查：血糖、血脂检测可了解冠心病危险因素；血常规检查用于判断有无贫血。胸痛较明显的患者需查血肌钙蛋白（cTnT 或 cTnI）、心肌酶，与急性冠脉综合征相鉴别。

4. 心理-社会状况　评估老年人有无因为不适所引起的紧张或恐惧心理，面对一系列的检查、治疗，老年人有无焦虑和烦躁情绪，以及家庭成员能否支持配合医护方案的实施。

【常见护理诊断/问题】

1. 疼痛　与心肌缺血、缺氧有关。
2. 活动无耐力　与心肌氧供需失衡有关。
3. 知识缺乏　缺乏控制诱发因素及预防心绞痛发作的知识。
4. 潜在并发症　如心肌梗死。

【护理措施】

老年心绞痛治疗和护理的目的是改善冠状动脉血供和降低心肌耗氧，以减轻患者症状、减少发作；预防心肌梗死和猝死的发生，提高运动耐量，改善生活质量。

1. 一般护理　心绞痛发作时，首先应立即休息，停止原有活动。其次吸氧，调节流速为 4～6 L/min，维持血氧饱和度在 95% 以上。

2. 监测病情　严密观察胸痛的特点及伴随症状，监测生命体征、心电图的变化，注意有无急性心肌梗死的发生。

3. 用药护理　进行药物治疗时，要注意结合老年人的特点，注意药物对其他基础疾病的影响。

(1) 硝酸酯类药：通过扩张冠状动脉，增加冠状动脉血流量及增加静脉容量，减少回心血量，降低心室前负荷，减少心肌需氧和改善心肌灌注，从而改善心绞痛症状。舌下含服或喷雾用硝酸甘油可作为心绞痛急性发作时缓解症状用药，使用硝酸甘油时宜平卧，防止出现体位性低血压。老年人唾液分泌减少，含服硝酸甘油前可先用水湿润口腔，再将药物粉碎置于舌下，有利于药物快速溶化产生效果。使用时注意监测血压，观察有无头痛、面色潮红、心率反射性加快等不良反应的发生。

(2) β 受体阻滞剂：它可以减少心绞痛发作和提高运动耐量。只要无禁忌证，应尽早使用，使心率维持在 55 次/min 以上，使用时应遵循剂量个体化的原则，从小剂量开始。β 受体阻滞剂禁忌证有未控制的心力衰竭、支气管哮喘、低心排综合征等。

(3)钙通道阻滞剂:通过改善冠状动脉血流和减少心肌耗氧量发挥缓解心绞痛作用。可引起老年人低血压,应从小剂量开始使用。维拉帕米有明显的负性肌力和负性传导作用,用于老年心绞痛治疗时应密切观察其不良反应。外周水肿、便秘、心悸、面部潮红是所有钙通道阻滞剂常见的不良反应。

(4)抗血小板药:抗血小板药可以预防心肌梗死,改善预后。常用药物有阿司匹林、氯吡格雷等。在使用抗血小板药期间应密切观察有无出血倾向,定期监测出、凝血时间及血小板计数。

(5)他汀类药物:他汀类药物具有降脂、抗炎、稳定动脉粥样硬化斑块和保护心肌的作用。只要无禁忌证,无论血脂水平如何,稳定型冠心病患者均应接受他汀类药物治疗。但应注意肝损害,规律监测转氨酶及肌酸激酶等生化指标。

4.活动指导　评估患者心绞痛发作带来的活动受限程度。心绞痛发作时应立即停止活动,缓解期的患者一般不需要卧床休息。根据患者的活动能力制订合理的活动计划,鼓励患者参加适当的体力劳动和体育锻炼,最大活动量以不发生心绞痛症状为度。适当运动有利于冠状动脉侧支循环的建立,提高患者的活动耐力。活动过程中注意监测患者有无胸痛、呼吸困难、脉搏增快等反应,出现异常情况应立即停止活动。

5.心理调适　安慰患者,缓解患者的焦虑情绪,指导患者通过自我暗示改变消极心态,减轻精神负担。根据患者情况,进行疾病知识指导,使患者了解冠心病发作的诱因,进行有效的规避。

6.健康指导　健康指导可以促进患者改变生活方式,增强自我管理能力,提高治疗的依从性。对于老年人的健康指导应采取床边宣教、科普讲座、电话随访等多种形式进行。

(1)疾病知识指导:进行疾病相关知识讲解,使患者及家属了解心绞痛的发生机制、常见危险因素,教会患者及家属心绞痛发作时的缓解方法、治疗和康复的方法,增加他们在治疗、护理和康复中的配合程度。

(2)生活指导:生活方式干预可减少或消除危险因素,延缓病程进展,减少心绞痛发作。日常生活中指导患者养成少食多餐的习惯,提倡清淡饮食、戒烟限酒;注意心理调适,保持乐观、稳定的情绪;根据老年人的心功能合理安排活动,循序渐进增加活动量。

(3)避免诱发因素:老年人心功能差,告知患者及家属过劳、情绪激动、饱餐、用力排便、寒冷刺激等都是心绞痛发作的诱因,应注意尽量避免。

(4)用药指导:患者出院后应遵医嘱服药,不要擅自增减药量,自我监测药物的不良反应。外出时随身携带硝酸甘油,硝酸甘油见光易分解,应放在棕色瓶内存放于干燥处,以免潮解失效。药瓶开封后每6个月更换1次,以确保疗效。

(5)中医康复:传统中医药对心绞痛的治疗有一定效果,传统的运动方式如气功、八段锦等可以调节情绪、缓解压力,可使神经系统的兴奋和抑制得以平衡,对患心绞痛的老年人十分有益。

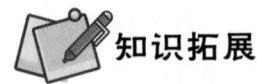

知识拓展

有氧运动处方

有氧运动是指人体在运动过程中吸入氧气与组织消耗氧的需求相等并达到生理上的平衡状态,如步行、慢跑、骑车、游泳、爬山等运动。推荐每日运动量为中等强度有氧运动 30~45 min,5 d/周,或高强度有氧运动 15 min,3 d/周。常用有氧运动强度的确定方法包括心率储备法、无氧阈(AT)法、目标心率法和自感劳累程度分级法(RPE 法)(表 5-2)。

表 5-2　有氧运动处方运动强度制定方法

方法	依据	举例	备注
心率储备法	靶心率=(实测最大心率-静息心率)×运动强度百分比+静息心率	实测最大心率为 160 次/min,静息心率为 70 次/min,运动强度百分比为 60%。靶心率=(160-70)×60%+70=124 次/min	此法不受β受体阻滞剂等药物的影响,临床上较常用
AT 法	AT 前 1 min 的心率或功率作为运动强度,或以 AT 时心率 80%~100%为靶心率	AT 前 1 min 的心率为 112 次/min,蹬车功率为 75 W,则靶心率为 112 次/min,适合的蹬车功率为 75 W 左右	AT 水平运动是冠心病患者最佳推荐运动强度,适合急性心肌梗死 4 周后的康复患者
目标心率法	靶心率应比静息心率增加 20~30 次/min	静息心率为 80 次/min,其靶心率为 100~110 次/min	适合于老年心脏病患者,体能差的+20 次/min,体能好的+30 次/min
自感劳累程度分级法(RPE 法)	采用 Borg 评分表 11~13 分运动水平推测靶心率	Borg 评分是 13 分,推测其靶心率=13×10=130 次/min	适用于未使用β受体阻滞剂者和低风险分层患者

来源:《冠心病心脏康复基层指南(2020 年)》。

二、老年急性心肌梗死

老年急性心肌梗死(elderly acute myocardial infarction, AMI)是指年龄≥65 岁的老年人,在冠状动脉病变的基础上,动脉血供急剧减少或中断,使相应心肌严重、持久地缺血,引起部分心肌坏死。老年急性心肌梗死的发生率明显高于中青年。年龄是影响急性心肌梗死预后的重要因素。

【护理评估】

1.健康史

(1)有无冠心病的危险因素及既往病史:冠心病发作史,有无高血压、糖尿病、高脂血症,吸烟史,有无消化系统疾病、外科手术及他汀类药物、抗高血压药、抗血小板药等应用史。

(2)诱发因素:近期有无发热、呼吸道感染、过度劳累、情绪激动、饱餐等诱发因素。

2.身体状况　老年心肌梗死患者的症状往往不典型,容易误诊或治疗延误。

(1)先兆表现:半数以上患者在发病前数日有乏力、胸痛不适,活动时心悸、气急、烦躁、心绞痛等前驱症状,以新发生心绞痛或原有心绞痛加重者多见。硝酸甘油疗效差。

(2)症状不典型:老年心肌梗死患者胸痛轻微,伴有糖尿病的高龄老年人可无胸痛,有的老年人表现为牙、肩、腹等部位的疼痛或出现胸闷、恶心、休克、意识障碍等。对于老年患者,突然发生严重心律失常、休克、心力衰竭而原因未明,或突然发生较重而持久的胸闷或胸痛者,都应考虑本病的可能,并先按急性心肌梗死来处理。

(3)并发症多:高龄 ST 段抬高心肌梗死患者出血风险和心肌梗死并发症、肾功能不全等伴随疾病发生率高,抗栓药物治疗耐受性差,易出现治疗相关的出血和其他并发症,心室壁瘤、室间隔穿孔等机械性并发症的发生率远高于中青年。

(4)全身症状:发热多发生于起病后 24~48 h,一般在 38 ℃左右,持续约 1 周。可伴有红细胞沉降率增快、心动过速等,与坏死物质吸收有关。疼痛时常伴有频繁恶心、呕吐、上腹胀痛、食欲减退。

(5)其他:老年急性心肌梗死病程长,长期慢性缺血有助于侧支循环的建立,因此老年急性心肌梗死患者非 Q 波性心肌梗死(NQMI)较多。且再梗死及梗死后心绞痛发生率高,易发生心肌梗死范围扩展。

3.辅助检查

(1)心电图检查:心肌梗死患者心电图常有特征性、动态改变,但老年急性心肌梗死患者的心电图可仅有 ST-T 改变,对疑似心肌梗死老年人,应注意连续观察。

(2)心肌损伤标志物检查:心脏肌钙蛋白(cTn)是较敏感和特异的心肌损伤生物标志物,也是诊断和危险分层的重要依据。

(3)冠状动脉造影:对判断病变部位、病变程度、侧支循环建立情况及治疗方案的选择具有重要价值。

(4)其他检查:血常规、红细胞沉降率检查可反映组织坏死和炎症反应情况。

4.心理-社会状况　老年急性心肌梗死因发病急骤和病情严重,会造成患者及家属的恐惧和慌乱;频繁检查、治疗及陌生的监护环境进一步加重患者的焦虑与恐惧;因对疾病的认识不足,担心预后或忧虑住院治疗费用,患者及其亲属易情绪激动、焦虑不安。

【常见护理诊断/问题】

1.疼痛　与心肌缺血、坏死有关。

2.活动耐受性下降　与心排血量减少有关。

3.恐惧　与发作时的濒死感、监护室陌生的环境及担心预后有关。

4.潜在并发症　如心源性休克、心力衰竭、心律失常、出血、猝死等。

【护理措施】

急性心肌梗死的预后与梗死部位和范围、是否建立侧支循环有关。治疗和护理的目标是早期、快速并完全开通梗死相关动脉,缩短心肌缺血时间,减轻患者疼痛,保护和维持心功能,并及时处理严重心律失常、泵衰竭和各种并发症,防止猝死,使老年人顺利度过急性期。

1.一般护理

(1)监测:急性期患者应住在冠心病监护病房,绝对卧床休息,接受持续心电监护,以密切观察心律、心率、血压和心功能变化,及时发现恶性心律失常。

(2)休息:发病 12 h 内应绝对卧床休息,保持环境安静,减少探视,缓解焦虑。有严重并发症及高龄、体弱者应适当延长卧床时间。

(3)给氧:常用鼻导管给氧,增加心肌氧的供应,减轻缺血和疼痛。

(4)饮食和排便:起病后 4~12 h 内给予流质饮食,少食多餐,以减轻胃扩张。随后过渡到低脂、低胆固醇清淡饮食,增加富含纤维素的食物(如水果、蔬菜)的摄入。无糖尿病者每天清晨用蜂蜜 20 mL 加温开水同饮,保持大便通畅。必要时,进行腹部顺时针按摩,促进肠蠕动,以防便秘时用力排便导致病情加重。

2.用药护理　老年人共病率高,使用药物时要注意不良反应的发生。

(1)镇痛剂:疼痛剧烈者,可遵医嘱用药。吗啡可减轻交感神经过度兴奋和濒死感。老年患者对吗啡的耐受性降低,使用时应密切观察其有无呼吸抑制、低血压等不良反应;硝酸酯类药物,可以舌下含服或静脉使用缓解心绞痛,注意监测血压。

(2)溶栓药物:溶栓治疗的主要风险是出血,尤其是颅内出血,高龄患者颅内出血的风险增加。溶栓治疗过程中,应密切观察有无头痛、意识改变及肢体活动障碍,以及时发现脑出血的征象。怀疑颅内出血时应立即停止溶栓和抗栓治疗,启动降低颅内压等急救措施。溶栓开始后 90 min 内密切观察胸痛症状是否缓解或消失、心电图的动态变化、心肌坏死标志物峰值变化,从而评估溶栓效果。

(3) 其他药物

1) 抗凝剂:若无禁忌证,患者可以长期服用阿司匹林,但老年人在使用过程中要注意观察胃肠道反应及有无出血。

2) β 受体阻滞剂:发病 24 h 内尽早应用 β 受体阻滞剂,可降低老年急性心肌梗死的死亡率。可选用对心脏有选择性的比索洛尔或美托洛尔,从小剂量开始口服逐渐增量,以静息状态下心率控制在 50~60 次/min 为宜。

3) 血管紧张素转换酶抑制剂:可有头晕、乏力、肾功能损害等不良反应,故老年急性心肌梗死患者应使用短作用制剂,从小剂量开始,几天内逐渐加至耐受剂量,且用药过程中要严密监测血压、血清钾浓度和肾功能。

3. 运动指导　老年人因为病情和活动耐力下降,运动主动性降低,护理人员向患者和家属解释合理运动的重要性,向患者讲明活动耐力恢复是一个循序渐进的进程,既不能操之过急,过早或过度活动,也不能因担心病情而不敢活动。急性期卧床休息可减轻心脏负荷,减少心肌耗氧量,缩小梗死范围,有利于心功能的恢复。病情稳定后应逐渐增加活动量,可促进侧支循环的形成,提高活动耐力。适宜的运动能降低血中胆固醇浓度和血小板聚集率,减缓动脉硬化和血栓形成,避免再发急性心肌梗死,也能辅助调整急性心肌梗死后患者的情绪,改善睡眠和饮食,增强其康复信心,提高生活质量,延长生存时间。鼓励患者主动参与计划的制订,注意活动中的监测。

4. 心理调适　监护室限制陪护,各种机器的噪声和忙碌的工作人员,会增加患者的恐惧、焦虑和不安全感,护理人员要及时给予心理安慰,告知患者,医护人员会随时监测其病情变化并及时治疗处理,稳定患者的情绪。

5. 健康指导　老年急性心肌梗死患者出院后应积极控制心血管疾病的危险因素,建立健康的生活方式,进行心脏康复治疗,改善生活质量。

(1) 疾病知识指导:对患者和照顾者进行"二级预防"内容指导,预防再梗死和其他心血管事件。

(2) 生活方式指导:嘱咐患者戒烟;合理膳食,控制总热量,减少饱和脂肪酸及胆固醇的摄入;保持平和、乐观的心态。

(3) 照顾者指导:因为心肌梗死是心脏性猝死的高危因素,应教会老年急性心肌梗死患者照顾者心肺复苏的技术,以便紧急情况下在家庭实施抢救。

(4) 用药指导:强调药物治疗的必要性,提高患者用药的依从性;帮助患者学会常见药物不良反应的观察,定期复诊。

(5) 康复运动指导:基于运动的心脏康复可降低患者的死亡率和再梗死率,有助于更好地控制危险因素,提高运动耐量和生活质量。评估患者运动能力,以指导日常生活或制订运动康复计划。建议病情稳定的患者出院后每日进行 30~60 min 的中等强度有氧运动(如快步行走等),每周至少 5 d,并逐渐增加抗阻训练。运动锻炼应循序渐进,避免诱发心绞痛和心力衰竭。

第六节 老年胃食管反流病患者的护理

案例与思考

患者,男,69 岁。主诉间断反酸、胃灼热 8 年,症状频繁发作伴胸痛 2 个月。8 年前开始间断出现反酸、胃灼热,夜间或进食后明显,自服药物治疗,症状可缓解。近 1 个月来上述症状频繁发作伴胸骨后疼痛,疼痛于进食后明显,时有咽部异物感,自服"雷尼替丁"后症状未完全缓解。发病以来食欲可,睡眠及尿、便正常,体重无明显变化。既往体健,吸烟 40 年余,20 支/d。体格检查:体温 36.8℃,脉搏 72 次/min,呼吸 18 次/min,血压 130/85 mmHg。血常规:血红蛋白 135 g/L,白细胞计数 4.9×10^9/L,血小板计数 175×10^9/L。粪常规:隐血(-)。大致正常心电图。初步诊断:胃食管反流病。请思考:①患者目前主要的护理诊断/问题有哪些? ②护士为患者实施的饮食护理有哪些?

胃食管反流病(gastroesophageal reflux disease,GERD)是胃、十二指肠内容物反流进入食管并引起临床表现和病理变化的一种疾病,反流和胃灼热是典型症状。根据有无组织学改变分为两类:反流性食管炎和非糜烂性反流病。GERD 的发病率随年龄增加而增加。由于老化,老年人抗反流屏障功能减弱、食管对反流物的清除能力下降是老年 GERD 发病率增加的病理基础。

【护理评估】

1. 健康史 询问患者消化系统疾病病史,如食管裂孔疝、胃溃疡等;有无糖尿病、心血管疾病、睡眠呼吸暂停及其他共存病;是否服用钙通道阻滞药、抗胆碱能药物和非甾体抗炎药等;有无吸烟、喝浓茶等习惯;饮食习惯、体重和职业等。

2. 身体状况

(1) 典型症状:胃灼热和反流是本病最常见、最典型的症状。常在餐后 1 h 出现,卧位、弯腰或腹压增高时可加重,部分患者胃灼热和反流症状可在夜间入睡时发生。

(2) 老年 GERD 患者症状可不典型:胃灼热或反酸发生率降低,而厌食、消瘦、贫血、呕吐和吞咽困难等症状发生率却随年龄增加而显著升高。GERD 诊断问卷作为简便、快捷的诊断方法,在门诊广泛使用(表 5-3)。

表 5-3 GRED 诊断问卷

典型症状	非典型症状
胃灼热(白天或夜间)	呕吐
反流(白天或夜间)	胸痛(心前区)
胃灼热(唾液分泌过多)	呼吸道症状,如咳嗽、喘息、慢性鼻窦炎
恶心、嗳气(打嗝)*	耳鼻喉症状,如声音嘶哑、咽部疼痛
消化缓慢、早饱*	早醒
上腹痛*、腹胀*	夜间觉醒、做噩梦

注:* 可以认为是与 GERD 相关症状。

3. 辅助检查

(1) 内镜检查:它是诊断 GERD 最准确的方法,可判定 GERD 的严重程度和有无并发症。

(2) 食管反流监测:它可以监测食管腔内有无胃内容物反流,为胃食管反流提供客观依据。

(3) 食管测压试验:它可以检测食管的动力状态。

(4) 质子泵抑制剂实验性治疗:它是具有典型反流症状患者简便易行的逐步诊断方法。

4. 心理-社会状况　患本病的老年人由于进食及餐后的不适,会对进餐产生恐惧。同时会因在食物选择方面的有限性而减少与家人、朋友共同进餐的机会,减少正常的社交活动。

【常见护理诊断/问题】

1. 疼痛:胸痛　与胃酸反流刺激食管黏膜有关。

2. 营养失调:低于机体需要量　与厌食和吞咽困难导致进食减少有关。

3. 焦虑　与病程长、症状持续、饮食受限有关。

【护理措施】

1. 疼痛护理

(1) 观察病情:评估老年人疼痛的部位、性质、程度、持续时间及伴随症状,注意与心绞痛相鉴别。

(2) 减轻疼痛

1) 保持环境安静、舒适,减少对患者的不良刺激和心理压力,焦虑的情绪易引起疼痛加重。

2) 协助老年人采取高坐卧位进食,给予充分的时间。进食速度要慢,应以少食多餐取代多食的三餐制,避免过饱。白天餐后亦不宜立即卧床,睡眠时将床头抬高 15~20 cm,以改善平卧位食管的排空功能。避免餐后剧烈运动,避免睡前 2 h 进食。

3) 高酸性食物可损伤食管黏膜,应限制柑橘汁、番茄汁等酸性食品;避免进食使食管下括约肌压力降低的食物,如高脂肪、巧克力、咖啡、浓茶等;戒烟禁酒。

4) 注意减少一切引起腹压增高的因素,如肥胖、便秘、紧束腰带等。

2. 用药护理

(1) 遵医嘱使用抑酸剂和胃肠促动药。在用药过程中要注意观察药物的疗效,同时注意药物的不良反应,如服用西沙必利时注意观察有无腹泻及严重心律失常的发生;多潘立酮可引起心电图 QT 间期延长;服用硫糖铝时应警惕老年人便秘的发生。

(2) 避免应用降低食管下括约肌压力的药物及引起胃排空延迟的药物如硝酸甘油、钙通道阻滞剂及抗胆碱能药物。

3. 心理调适　耐心细致地向老年人解释引起胃部不适的原因,教会老年人及照顾者减轻胃部不适的方法和技巧,减轻老年人恐惧心理。

4. 健康指导

(1) 疾病认知教育:告知老年人 GERD 的原因、主要的临床表现及并发症,以及正确饮食和体位对缓解症状的意义。

(2) 调整生活方式:指导老年人掌握正确的进食方法和食物的选择;规律运动,控制体重;戒烟;避免一切增加腹压的因素,如腰带不要束得过紧、注意防止便秘等。

(3) 用药指导:指导老年人掌握抑酸药、胃肠促动药的剂量、用法及用药过程中的注意事项。

第七节 老年糖尿病患者的护理

案例与思考

患者,男,68岁。10年前因多饮、多食、多尿,伴体重下降10 kg,空腹血糖11.5 mmol/L,被诊断为"2型糖尿病"。接受二甲双胍片和格列齐特治疗(具体剂量不详),服药1个月后擅自停药。2年前出现下肢麻木,未予重视。1个月前因出现视物模糊,查空腹血糖17.84 mmol/L,糖化血红蛋白10.8%,遂入住医院。请思考:①该老年患者目前存在哪些护理诊断/问题?②针对该老年患者的情况,护士应采取哪些护理措施?

老年糖尿病(elderly diabetes mellitus,DM)是指老年人由于体内胰岛素分泌不足或胰岛素作用障碍,引起内分泌失调,从而导致物质代谢紊乱,出现高血糖、高脂血症,蛋白质、水与电解质等紊乱的代谢病。老年糖尿病患病率和糖耐量减低比例均随年龄增加明显上升,老年糖尿病的高发病率严重影响老年人的生活质量和寿命,糖尿病控制欠佳所致并发症是致残、致死的主要原因,是老年人健康生存的主要危险因素。

【护理评估】

1.健康史 老年糖尿病的发病与遗传、免疫、生活方式、生理性老化有关。尤其具有老年特性的是生活方式和生理性老化。

(1)生活方式:老年人体力活动逐渐减少,肌肉摄取葡萄糖的能力降低,对胰岛素敏感性降低;老年人膳食结构的变化(如纤维素摄入减少,脂类食物摄入增多),高热量、低消耗,易形成腹型肥胖;周围组织细胞膜上的胰岛素受体减少,胰岛素抵抗性增加等均可导致老年人糖耐量降低和血糖升高。

(2)生理性老化:国内外研究显示,空腹和餐后血糖均随年龄增加而有不同程度升高,平均每增10岁,空腹血糖上升0.05~0.11 mmol/L,餐后2 h血糖上升1.67~2.78 mmol/L。另外,衰老所致体内胰岛素作用活性下降,也是导致老年人血糖升高的因素。

2.身体状况 老年人糖尿病的临床特点表现为以下几方面。

(1)起病隐匿且症状不典型:仅有1/4或1/5老年患者有多饮、多尿、多食及体重减轻的症状,发病形式多样化,表现为疲乏无力、尿频、皮肤瘙痒、四肢酸痛麻木、视力障碍等。多数老年人是在健康体检或因其他疾病就诊做生化检查时才发现血糖水平高于正常值。

(2)并发症多:常并发皮肤及呼吸、消化、泌尿生殖等系统的感染,多以此为首发症状而就诊。此外,老年糖尿病患者更易发生高渗性非酮症糖尿病昏迷和乳酸酸中毒,其中乳酸酸中毒的常见诱因是急性感染,苯乙双胍的过量使用可导致乳酸堆积,引起酸中毒。老年糖尿病患者还易并发各种大血管或微血管症状,如高血压、冠心病、脑卒中、糖尿病肾病、糖尿病视网膜病变、皮肤瘙痒等。

(3)多种老年病并存:老年糖尿病患者常并存各种慢性非感染性疾病,如冠心病、高血压、白内障、缺血性肾病等。

(4)易发生低血糖:自身保健能力及依从性差,可因血糖控制不良或用药不当,引起低血糖的发生。

3.辅助检查

(1)葡萄糖测定:空腹血糖≥7.0 mmol/L 和/或餐后2 h血糖≥11.1 mmol/L,即可确诊本病。

老年人需重视餐后2 h血糖测定,因为其餐后2 h血糖增高明显多于空腹血糖。对诊断有疑问者可用口服葡萄糖耐量试验(OGTT)进行确诊。

(2)尿糖测定:老年人因为肾动脉硬化,使肾小球滤过率降低,尿糖阳性率低,表现为血糖与尿糖阳性程度不符。

(3)胰岛素和胰岛素释放试验:老年人多存在胰岛功能低下和胰岛素抵抗。

(4)糖化血红蛋白:此指标可反映较长时间内血糖的变化情况,其特异度高,但敏感度差,是目前反映血糖控制水平最有效和可靠的指标。

4. 心理-社会状况　糖尿病为终身性疾病,病程漫长、严格的饮食控制、多器官及多组织结构功能障碍,易使患者产生焦虑、恐惧和抑郁等心理反应,对治疗缺乏信心,不能有效应对,治疗的依从性较差。因此,应注意评估老年人对糖尿病相关知识的了解程度及治疗各阶段的心理状态,是否有焦虑、怀疑、悲观等不良情绪;评估家属及社区医疗服务对老年人的支持和照顾程度,如协助饮食控制、服药、胰岛素注射和自我监测;评估家庭经济状况等。

【常见护理诊断/问题】

1. 营养失调:低于机体需要量　与胰岛素抵抗或活性下降所致的三大物质代谢紊乱有关。
2. 有感染的危险　与代谢紊乱、机体抵抗力下降和微循环障碍有关。
3. 潜在并发症　如低血糖、高渗性昏迷、乳酸酸中毒、大血管或微血管病变。
4. 知识缺乏　缺乏糖尿病预防及治疗的相关知识。

【护理措施】

防治原则:糖尿病的预后取决于治疗的效果。早期治疗和长期良好的血糖、血压、血脂控制可明显延缓和防止慢性并发症的发生和发展,降低致残率。因老年人低血糖的危险性高于高血糖,故血糖控制不可过分严格。具体护理措施如下。

1. 一般护理

(1)饮食护理:饮食治疗是老年糖尿病的基本疗法,应按照糖尿病饮食计算方法及老年患者的实际情况安排饮食方案。要使老年人及家属意识到此疗法与控制血糖和减轻症状之间的关系,并能坚持控制热量摄入,合理调配饮食,忌暴饮暴食。老年糖尿病患者无须过度严格禁食蔗糖食物、水果等,但不要过量;蛋白质摄入应以优质蛋白为主,如鱼类、牛奶等,每日胆固醇摄入量不宜超过300 mg,膳食纤维每日摄入25~30 g为宜,适当补充维生素或微量元素,适当补钙和维生素D,限制摄入过多钠盐。需要注意的是,低血糖对老年人可能是一种致命的并发症,为预防低血糖的发生,老年人的饮食最好按一日五餐或六餐分配。

(2)运动护理:运动应量力而行,持之以恒很关键。适当的运动有助于肌肉对糖的利用,提高胰岛素的敏感性,降低血糖、血脂,改善代谢紊乱。长期有规律的运动有利于减轻体重,还可减轻老年人的压力。运动时注意预防低血糖,可随身携带甜点及病情卡(写有姓名、年龄、疾病、用药等)。对于高龄老年人,不宜严格执行糖尿病饮食和运动疗法,应以老年患者的实际情况随时酌情调整方案。

(3)监测血糖:为控制好血糖及防止并发症的发生,老年人必须在专科医生指导下定期检查空腹血糖及餐后2 h血糖,按照老年人血糖标准控制血糖,即空腹血糖宜控制在9 mmol/L以下,餐后2 h血糖控制在12.2 mmol/L以下。老年人除控制血糖外,还要定期检测血脂、糖化血红蛋白、血压、心电图等,并随时观察和注意控制各种并发症的发生。

2. 用药护理　指导老年人按医嘱服药,根据病情合理选药,老年人自己不能随意更改药物;根据血糖水平按时按剂量服药,不可随意增量或减量。

(1)磺酰脲类:第二代磺酰脲类的各个药物有不同的作用特点,根据老年糖尿病患者的具体情况选择使用。格列本脲在减少心血管反应方面有优势,但低血糖的发生率也高,对老年人应该慎用;格列喹酮较适于老年患者,尤其是合并轻度肾功能不全者;格列齐特和格列吡嗪则对糖尿病并发症有一定的防治作用,且作用温和,比较适合老年人。第三代药物格列美脲低血糖发生率低,对心血管系统影响小。但需要强调的是,所有磺酰脲类药物都能引起低血糖,建议老年糖尿病患者使用短效制剂。

(2) 双胍类:适用于肥胖的老年2型糖尿病患者,对非肥胖患者伴有肌酐清除率异常、肝脏病变时易导致肝、肾功能不全。用药过程中注意观察有无胃肠道反应,尤其是腹泻的发生率可达30%。

(3) 噻唑烷二酮类:此类药物单独使用时无发生低血糖的危险,还可同时降低血脂、糖化血红蛋白。可单用或与双胍类、磺酰脲类、胰岛素联合应用。但应注意,合并心力衰竭、活动性肝病、严重骨质疏松症的老年人不宜使用。

(4) α葡萄糖苷酶抑制剂:该药尤其适用于老年糖尿病患者,单独使用不会出现低血糖,通过降低餐后高血糖使胰岛素的需要量降低。主要不良反应为肠胀气,伴有肠道感染者不宜用。

(5) 胰岛素:主张对老年糖尿病患者积极、尽早应用胰岛素,推荐白天给予口服药降血糖,睡前注射胰岛素降血糖。由于老年人自己配制混合胰岛素容易出错,适合选择单一剂型。考虑到老年人易发生低血糖,加用胰岛素时,应从小剂量开始逐步增加。血糖控制不可过分严格,空腹血糖宜控制在 9 mmol/L 以下,餐后 2 h 血糖在 12.2 mmol/L 以下即可。

3. 并发症护理

(1) 低血糖及处理:老年人易发生低血糖,当血糖低于 2.8 mmol/L 时即有饥饿感及心悸、多汗、头晕等表现,若低血糖持续较久或继续下降,则会出现意识改变甚至昏迷。一旦发生低血糖,应及时进食糖类食物或静脉注射 50% 葡萄糖注射液 20~30 mL。

(2) 个人卫生保持:全身和局部清洁,特别是口腔、皮肤、会阴部的清洁。

(3) 糖尿病足及护理:每日检查、清洗、按摩足部,勤修指甲,鞋袜应平整、宽松,重点预防皮肤损伤和感染,如足部有破损或感染需及时处理。

4. 心理护理 良好的心理状态有助于糖尿病的控制,提高患者的生活质量。在病情变化(如出现并发症)或存在不良心理社会因素影响时,应特别注意其情绪评估,并有效疏导。对诊断为早期精神紧张的老年人,可鼓励其多参加户外活动,以转移其对疾病的过度关注;对拒绝治疗者,可通过真诚交流了解其顾虑,逐步引导老年人正确认知疾病,引起其对疾病的重视;对血糖控制不理想及出现并发症的老年人,应尽量帮助其克服焦虑、恐惧的心理,树立战胜疾病的信心。

5. 健康指导

(1) 健康教育:向老年人讲解糖尿病的病因、临床表现、检查和治疗方法等,讲解过程中应注意方式、方法,应耐心细致地使用通俗易懂的语言与老年人交流,观察老年人的反应,以及时调整。

(2) 日常生活指导:教会老年人饮食与运动治疗实施的原则、方法及足部护理的方法、技巧;指导老年人正确处理精神压力,保持平和的心态;增强老年人的自护能力,从而保障或提高其生活质量。

(3) 用药指导:向老年人及家属详细讲解口服降血糖药的种类、剂量、给药时间和方法,教会他们观察药物的不良反应。对于使用胰岛素者,可配合各种教学辅助工具,教会老年人及家属正确的注射方法。指导老年人掌握血糖、血压、体重指数的监测方法。

(4) 康复指导:糖尿病周围神经病变可引起感觉和运动功能障碍。感觉功能的康复可通过经皮神经点刺激疗法、电刺激疗法、磁疗、红外线治疗等物理方法缓解疼痛和促进保护性感觉的恢复。运动功能康复包括平衡训练和耐力训练,平衡训练通过刺激足底触觉和本体感觉达到改善平衡障碍的目的,中等强度的耐力训练可改善周围神经病变。

第八节 老年良性前列腺增生患者的护理

案例与思考

患者,男,68岁。3年前开始出现排尿踌躇、费力和尿不尽感,并逐渐加重。昨晚饮酒后出现不能排尿6 h,急诊入院。请思考:①采取哪些检查有利于明确诊断?②应采取怎样的处理措施?

良性前列腺增生(benign prostatic hyperplasia,BPH)是引起中老年男性排尿障碍最常见的一种良性疾病,其导致的排尿困难等下尿路症状及相关并发症严重影响老年男性的生活质量。BPH的发病率随着老年男性年龄的增长而增加,临床上50岁以上男性BPH患病率为50%~75%,70岁以上患病率超过80%。

【护理评估】

1. 健康史　了解患者的吸烟、饮食、饮酒和性生活等情况;了解患者平时饮水习惯、液体摄入量及尿量,评估患者排尿困难程度和夜尿次数,有无尿潴留、血尿及尿路刺激症状;有无并发痔、疝、脱肛等情况;有无高血压、糖尿病、脑梗死及心脏病等常见老年病。

2. 身体状况　一般在50岁以后出现症状。随着下尿路梗阻加重,症状逐渐明显。

(1) 尿频:尿频是BPH最常见的早期症状,开始多为夜尿次数增多,随后白天也出现尿频。

(2) 排尿困难:进行性排尿困难是前列腺增生最主要的症状,但发展缓慢。轻度梗阻时排尿迟缓、断续、尿后滴沥。严重梗阻时排尿费力、射程缩短、尿线细而无力,终成滴沥状。

(3) 尿潴留:梗阻严重时可发生尿潴留。可因受凉、劳累、饮酒等诱发引起急性尿潴留。

(4) 其他症状:如无痛血尿;合并感染和结石时,可有膀胱刺激症状;晚期患者可出现肾积水和肾功能损害等。

3. 辅助检查

(1) 国际前列腺症状评分:国际前列腺症状评分(international prostate syndrome score,IPSS)是目前国际公认的判断BPH患者症状严重程度的最佳手段,是量化BPH下尿路症状的方法(表5-4)。总分为0~35分;总分在0~7分为轻度症状;总分在8~19分为中度症状;总分在20~35分为重度症状。

表5-4　国际前列腺症状评分

过去1个月症状	无	1/5	<1/2	约1/2	>1/2	总是
1. 尿不尽感	0	1	2	3	4	5
2. 间隔≤2 h	0	1	2	3	4	5
3. 间断排尿	0	1	2	3	4	5
4. 憋尿困难	0	1	2	3	4	5
5. 尿线变细	0	1	2	3	4	5
6. 排尿费力	0	1	2	3	4	5
7. 夜尿次数	0	1	2	3	4	5

(2) 前列腺超声检查:前列腺超声检查可以了解前列腺形态、体积、有无异常回声、凸入膀胱的程度及残余尿量。

(3) 尿流动力学检查:尿流率测定可初步判断梗阻的程度。最大尿流率<15 mL/s 提示排尿不畅,最大尿流率<10 mL/s 提示梗阻严重。评估最大尿流率时,尿量必须超过 150 mL 才有诊断意义。应用尿动力仪测定压力-流率等可鉴别神经源性膀胱功能障碍、逼尿肌和尿道括约肌功能失调及不稳定性膀胱逼尿肌引起的排尿困难。

(4) 直肠指检:它是 BPH 患者重要的检查项目之一。直肠指检可以了解前列腺的大小、形态、质地、有无结节及压痛、中央沟是否变浅或消失及肛门括约肌张力情况;还可以对前列腺的体积进行初步评估;还是前列腺癌筛查的一个手段。

(5) 血清前列腺特异性抗原测定:前列腺特异性抗原对排除前列腺癌,尤其前列腺有结节或质地较硬时十分必要。但许多因素都可影响前列腺特异性抗原的测定值,如年龄、前列腺增生、炎症、前列腺按摩、经尿道的操作等因素均可使血清前列腺特异性抗原水平升高。

4. 心理-社会状况　尿频、夜尿增多会严重影响老年人的睡眠质量,逐渐加重的排尿困难等症状会限制其社会活动,导致焦虑、悲观情绪。同时要评估老年人的家庭成员能否支持和配合医护方案的实施。

【常见护理诊断/问题】
1. 排尿障碍　与前列腺增生引起膀胱出口梗阻有关。
2. 焦虑　与患病时间长、影响睡眠与社会活动有关。
3. 疼痛　与逼尿肌功能不稳定、导尿管刺激、膀胱痉挛等有关。
4. 潜在并发症　如出血、尿失禁等。

【护理措施】
1. 非手术治疗的护理/术前护理

(1) 调整饮食:改变生活嗜好,避免或减少咖啡因、酒、辛辣食物摄入,因为酒和咖啡具有利尿和刺激作用,可引起尿量增多、尿频、尿急等症状;合理摄入液体,注意液体摄入时间,如夜间和出席公共社交活动前限水。

(2) 改进行为方式:改进行为方式可以减轻症状并预防疾病进展。加强体育锻炼可以减轻体重,增加盆底肌的控制力,减轻尿失禁症状;伴有尿不尽症状的患者可以采用放松排尿、二次排尿和尿后尿道挤压等方法;精神放松训练,伴有尿急症状的患者可以采用分散尿意感觉,把注意力从排尿的欲望中转移开,如挤捏阴茎、呼吸练习和会阴加压等,从而改善储尿期症状;盆底肌训练可以改善 BPH 患者的储尿期症状;排尿日记有助于区分多尿症、膀胱储尿功能障碍及睡眠障碍,从而为尿频及夜尿的病因学提供有用信息。

(3) 用药护理:BPH 患者药物治疗的短期目标是缓解下尿路症状,长期目标是延缓疾病的临床进展,预防并发症的发生。

1) α 受体阻滞剂:α 受体阻滞剂可以缓解膀胱出口动力性梗阻,减轻储尿期的膀胱刺激症状。常见不良反应包括头晕、头痛、乏力、困倦、体位性低血压等。体位性低血压更容易发生在老年、伴有心血管疾病或同时服用血管活性药物的患者中,注意服药后应先卧床休息 10~20 min。服用 α 受体阻滞剂的白内障患者,建议在白内障手术前停用 α 受体阻滞剂。

2) 5α 还原酶抑制剂:目前临床应用广泛的 5α 还原酶抑制剂是非那雄胺,该药起效较慢,但优势是长期疗效,6~12 个月后可获得最大疗效,使前列腺体积缩小,改善排尿功能。长期服用可减少急性尿潴留和降低手术率,抑制前列腺增生的进程。常见的不良反应是性欲低下、男性乳房女性化等。

(4)安全护理:应嘱夜尿次数较多的患者白天多饮水,睡前少饮水。夜间睡前在床边准备便器。夜间起床如厕应有家属或护理人员陪护,以防跌倒。

2. 外科手术护理　BPH 是一种临床进展性疾病,部分患者最终需要外科治疗来解决下尿路症状及其对生活质量的影响和所致的并发症。治疗的方式包括经典/改良的外科手术、激光治疗等。老年患者手术耐受性差,术后密切观察其呼吸及尿路感染的征象、引流管的引流情况等,做好膀胱冲洗的护理,同时注意并发症的预防与护理,如出血、尿失禁等。

3. 心理调适　排尿异常严重影响患者睡眠质量和社会生活,导致疲劳、情绪障碍,同时增加了跌倒损伤的风险。护理人员应理解和关爱老年人,增加社会支持度,鼓励老年人参加社会活动。

4. 健康指导

(1)行为方式指导:寒冷会使病情加重。因此,患者一定注意防寒,预防上呼吸道感染等。

(2)饮食指导:忌食辛辣、刺激性食物,戒酒,减少咖啡因摄入。不限制饮水量,合理安排饮水时间,睡前限制液体摄入,以减少夜间排尿次数。

(3)优化排尿习惯:不可憋尿,憋尿会造成膀胱过度充盈,使膀胱逼尿肌张力减弱,排尿发生困难,容易诱发急性尿潴留,因此,要做到有尿就排。

(4)锻炼指导:指导老年人规律运动,控制体重;坚持进行盆底肌训练,以尽快恢复尿道括约肌功能,防止溢尿。接受手术的老年人,为防止术后继发性出血,术后 2 个月内避免久坐、提重物,避免剧烈运动,如跑步、骑自行车等。

(5)定期随访:接受治疗的方式不同,随访的时间和内容也不同。观察等待期间第一次随访应该在 6 个月之后,之后每年 1 次。随访的主要内容包括 IPSS、尿液分析等。外科治疗后,第一次随访的时间通常在拔除导尿管 4~6 周,随访的主要内容是了解有无残余尿、有无尿失禁等。

第九节　老年退行性骨关节病患者的护理

案例与思考

患者,女,66 岁。右膝上下楼梯、下蹲时疼痛 8 年,2 年前行走时右膝疼痛逐渐加重。院外给予营养软骨、镇痛等药物对症治疗,效果不明显,为进一步治疗收住入院。体格检查:右膝关节屈曲 30°关节活动明显受限,膝关节内侧间隙压痛。X 射线检查示:右膝关节间隙明显狭窄,关节表面不平整,边缘骨质增生明显。临床诊断:右膝骨关节炎。拟行右侧人工膝关节表面置换术。请思考:①退行性骨关节病患者主要的护理诊断/问题是什么?②退行性骨关节病患者采取的护理措施有哪些?③如何为退行性骨关节病患者进行围手术期健康指导?

退行性骨关节病又称为骨关节炎,是以关节软骨发生退行性变和继发性骨质增生为特征的慢性退行性关节疾病。骨关节的病理改变表现为关节软骨软化、碎裂、剥脱,软骨下骨质暴露,并继发滑膜、关节囊、关节周围肌肉的变化。此病好发于膝、髋、脊柱、手等关节,不但可以导致关节疼痛、畸形与功能障碍,还可显著增加心血管事件、下肢深静脉血栓栓塞、髋部骨折等的发病风险。其患病率随着年龄增加而增加,严重影响老年人的生活质量,对患者、家庭和社会造成了沉重的负担。

【护理评估】

1. 健康史　老年退行性骨关节病的发生和发展是一种长期、慢性、渐进的病理过程。一般认为是多种致病因素包括机械性和生物性因素的相互作用所致。评估患者时要询问患者的受伤史、体重、运动习惯、职业,以及骨关节炎的家族史。

2. 身体状况

(1) 关节疼痛和压痛:关节疼痛是最常见的临床表现,以膝、髋和指间关节最常见。初期为轻度或中度间断性隐痛,休息后好转,活动后加重。随着病情进展,可出现持续性疼痛和夜间痛。寒冷、潮湿环境可加重疼痛。关节局部有压痛,关节肿胀时尤其明显。

(2) 关节僵硬:多发生于晨起时或较长时间未活动后,表现为关节僵硬及发紧感,活动后可缓解。关节僵硬持续时间一般较短,常为几分钟至十几分钟,极少超过 30 min。

(3) 骨擦音感:关节软骨破坏,关节面不平整,活动时出现骨擦音。

(4) 关节肿胀、畸形:以指间关节最常见和明显,可出现 Heberden 和 Bouchard 结节;膝关节因骨赘形成或滑膜炎症性积液出现关节肿大。

(5) 关节无力,功能受限:疼痛、活动度下降、肌肉萎缩、软组织挛缩可引起关节无力,行走时打软腿或关节绞锁,不能完全伸直或活动障碍。

3. 辅助检查 实验室检查不是诊断退行性骨关节病的必要依据,放射学检查具有特征性改变。

(1) X 射线平片:X 射线平片的典型表现为受累关节间隙狭窄,软骨下骨质硬化及囊性变,关节边缘骨赘形成,关节内游离骨片。严重者关节面硬化、变形和/或半脱位。

(2) CT:CT 用于椎间盘疾病的检查,效果明显优于 X 射线。

(3) MRI:MRI 不但能发现早期的软骨病变,而且能观察到半月板、韧带等关节结构的异常。

4. 心理-社会状况 老年退行性骨关节病主要表现为反复或持续的关节疼痛、功能障碍和关节变形,严重影响老年人的日常生活,使老年人不愿意过多走动,社会交往减少;功能障碍使老年人的无能为力感加重,产生自卑心理;疾病的迁延不愈使老年人对治疗失去信心,产生消极、悲观的情绪。退行性骨关节病严重影响了老年人的心理健康。

【常见护理诊断/问题】

1. 慢性疼痛 与关节退行性变引起的关节软骨破坏及骨板病变有关。
2. 自理缺陷 与关节疼痛、畸形或脊髓压迫所引起的关节或肢体活动困难有关。
3. 有废用综合征的危险 与关节破坏所致的活动受限有关。
4. 有跌倒的危险 与关节破坏所致的功能受限有关。

【护理措施】

退行性骨关节病治疗和护理目的是减轻疼痛、改善和恢复关节功能、提高患者生活质量、延缓疾病进展和矫正畸形。在全面评估者后,采取个体化、阶梯化治疗方案。

1. 一般护理 老年人宜动静结合,急性发作期限制关节的活动,一般情况下应以不负重活动为主,避免长时间跑、跳、蹲,同时减少或避免爬楼梯、爬山等,规律而适宜的运动可有效预防和减轻病变关节的功能障碍。肥胖老年人更应坚持运动锻炼,减少高脂、高糖食品的摄入,从而达到减轻体重的目的。推荐以有氧运动、肌肉力量锻炼和水上运动为主的运动项目,如游泳、做操、打太极拳等,每周定期锻炼 2~3 次,逐渐养成规律运动习惯。

2. 减轻疼痛 减轻关节的负重和适当休息是缓解疼痛的重要措施。可使用手杖、拐杖、助行器站立或行走。疼痛严重者,可采用卧床牵引限制关节活动。膝关节骨关节炎的老年人除适当休息外,可通过上下楼梯时抓扶手、坐位站起时手支撑扶手的方法减轻关节软骨承受的压力。膝关节积液严重时,应卧床休息。另外,局部理疗与按摩综合使用,对任何部位的骨关节炎都有一定的镇痛作用。

3. 用药护理 应在物理治疗的基础上加用药物治疗。非甾体抗炎药应使用最低有效剂量,短疗程,药物剂量和种类选择注重个体化。口服非甾体抗炎药宜安排在餐后 30 min,以减轻胃肠道反

第五章 老年人常见疾病的护理技术

应,注意心血管不良事件的发生。

4. 手术护理 对症状严重、关节畸形明显的晚期骨关节炎老年人,可行人工关节置换术。术后护理因关节部位不同而有所区别。髋关节置换术后患者,因手术入路不同需选择相应护理措施,如前外侧入路术后早期需避免患肢外翻外旋体位,而后外侧入路术后早期需避免内收内旋体位,以防止假体因体位不当引起脱位;对于膝关节表面置换术术后患者,需指导其做膝关节屈伸角度锻炼及下肢肌力训练,鼓励患者术后早期下床活动,减少术后卧床并发症(如压疮、尿路感染、坠积性肺炎、静脉血栓)的发生,并尽早恢复关节功能,参与日常生活和活动。

5. 心理护理 首先为老年人营造整洁、温馨的环境,让其身心放松。做好家属或陪伴者的心理和卫生健康宣教,以取得家庭对老年人的大力支持和关爱。利用认知行为疗法的基本原理,告知老年人手术状况和预后情况,让其在了解术后疾病和伤口修复机制后不再畏惧活动。同时,注意执行保护性医疗,不随便讨论病情和医护问题,避免老年人受到负面刺激,防止发生意外。并对其锻炼成果给予肯定和鼓励,维护老年人的自尊,增强其自信心。另外,为老年人分析导致无能为力的原因,协助使用有效的应对技巧。

6. 健康指导

(1)健康教育:结合老年人的自身特点,用通俗易懂的语言介绍本病的病因、不同关节的表现、X 射线平片结果、药物及手术治疗的注意事项。

(2)保护关节:注意防潮保暖,防止关节受凉、受寒。尽量应用大关节而少用小关节,如用屈膝屈髋下蹲代替弯腰和弓背;用双脚移动带动身体转动代替突然扭转腰部;选用有靠背和扶手的高脚椅就座,且膝髋关节成直角;枕头高度不超过 15 cm,保证肩、颈和头同时枕于枕头上。多做关节部位的热敷、热水泡洗、桑拿。避免从事可诱发疼痛的工作或活动,如长期站立等,减少爬山、骑车等剧烈活动,少做下蹲动作。

(3)增强自理能力:对于肢体活动受限的老年人,应根据其自身条件及受限程度,运用辅助器具或特殊的设计以保证或提高老年人的自理能力。如门及过道的宽度须能容许轮椅等辅助器具通过;室内地板避免有高低落差的情形,地板材质应以防滑为重点等。

(4)康复训练:进行各关节的康复训练,通过主动和被动的功能锻炼,可以保持病变关节的活动度,防止关节粘连和功能障碍。不同关节的锻炼根据其功能有所不同。①髋关节:早期行足踝部背伸跖屈、踝泵锻炼,股四头肌的等长及等张收缩等肌力训练,为扶拐下地活动提供动力支持。②膝关节:早期行股四头肌的等长及等张收缩活动训练,再行膝关节的伸屈及旋转活动。③肩关节:练习外展、前屈、内旋活动。④手关节:主要锻炼腕关节的背伸、掌屈、桡偏屈、尺偏屈。

(5)用药指导:用醒目的标记提醒老年人定时、定量、准确服药,并告知药物可能有的不良反应,教会监测方法。

第十节 老年脑卒中患者的护理

案例与思考

患者,男,72 岁。既往有高血压病史 30 年,1 h 前排便后突然不省人事,随即倒地,被送入医院。请思考:①患者属于意识障碍的哪一种类型?②患者目前首要的护理措施是什么?③如何为脑卒中患者进行健康指导?

脑卒中(stroke)是指各种原因引起的脑血管疾病急性发作,造成脑供血动脉狭窄或闭塞,或非外伤性的脑实质出血,并引起相应临床症状及体征。脑卒中多见于老年人,分为缺血性脑卒中和出血性脑卒中,前者是最常见的脑卒中类型。脑卒中已成为我国第一大死因,1年病死率为14.4%~15.4%,死亡/残疾率为33.4%~33.8%。随着人口老龄化的加剧,脑血管疾病造成的危害日趋严重。

一、老年脑梗死

脑梗死(cerebral infarction),又称为缺血性脑卒中,是指各种原因引起的脑部血液供应障碍,导致局部脑组织缺血、缺氧性坏死,从而迅速出现相应神经功能缺损的一类临床综合征。脑梗死是脑卒中最常见的类型,占脑卒中人数的70%~80%。

对于缺血性脑卒中患者进行病因分型有助于预后判断、指导治疗和二级预防决策,目前国内外广泛使用脑梗死TOAST分型。按病因将脑梗死分为5种类型:①大动脉粥样硬化型;②心源性脑栓塞型;③小动脉闭塞型;④其他原因型;⑤不明原因型。

【护理评估】

1. 健康史　询问老年人的疾病史,高血压、高脂血症、心脏病、糖尿病、高同型半胱氨酸血症等疾病史;脑卒中的家族史;用药史;生活方式的评估,包括吸烟、酗酒、体育锻炼、高盐饮食、超重、感染等。了解本次发病的时间和症状。

2. 身体状况　老年人脑梗死的临床特点表现为以下几方面。

(1)大动脉粥样硬化型脑梗死:此型多见于中老年人。多数患者在安静休息时或睡眠中发病,次日早晨醒来时发现语言障碍、一侧肢体瘫痪,多数患者意识清楚。部分患者发病前有短暂性脑缺血发作前驱症状,如头晕、头痛、肢体麻木等。病情多在几小时或几天内达到高峰,症状进行性加重或波动。神经系统症状主要决定于脑血管闭塞的部位及梗死的范围,常见局灶性神经功能缺损的表现,其中大脑中动脉闭塞最常见,可出现典型的"三偏"症状(对侧偏瘫、偏身感觉障碍、同向偏盲);若主干血管急性闭塞,可发生脑水肿和意识障碍;若病变在优势半球,常伴失语。

(2)心源性脑栓塞:心源性脑栓塞发作急骤,多在活动中发病,无前驱症状,以偏瘫、失语等局灶定位症状为主要表现。重者可表现为突发昏迷,全身抽搐,因脑水肿或颅内高压继发脑疝而死亡。部分患者有脑外多处栓塞证据,如肺栓塞、肾栓塞或下肢动脉栓塞等。

(3)小动脉闭塞性脑梗死:小动脉闭塞性脑梗死随着年龄增长发病率逐渐增多,半数以上的病例有高血压病史,突然起病,出现偏瘫或偏身感觉障碍等局灶症状。通常症状较轻、体征单一、预后较好,一般无头痛、颅内压增高和意识障碍等表现。可表现为纯运动性轻偏瘫、纯感觉性脑卒中、共济失调性轻偏瘫、构音障碍-手笨拙综合征、感觉运动性脑卒中等腔隙综合征。

3. 辅助检查

(1)头颅CT:CT是常用的检查,发病后尽快进行CT检查,有助于早期脑梗死与脑出血的鉴别。CT血管成像(computed tomography angiography,CTA)可以清楚显示颅内和颅外血管闭塞和狭窄的程度。

(2)MRI:与CT相比,MRI可以更早地发现脑干、小脑梗死。

(3)数字减影血管造影:数字减影血管造影(digital subtraction angiography,DSA)准确性最高,是当前血管病变检查的金标准,可显示动脉闭塞或狭窄的部位和程度,还可显示颅内动脉瘤和血管畸形。主要缺点是有创性和有一定风险。

(4)经颅多普勒超声:经颅多普勒超声对评估颅内外血管狭窄、闭塞、痉挛或侧支循环建立的程

（5）实验室检查：对疑似脑卒中患者应该进行常规实验室检查，如血糖、肝功能、肾功能、电解质、血脂、凝血功能相关指标，有助于发现脑梗死的危险因素并对病因进行鉴别。

4. 心理-社会状况　老年脑梗死因病情危重，不但会造成患者及家属的恐惧和忧虑，而且因功能障碍会加重患者的悲观、无能为力感。另外，脑梗死较高的致残率对家庭成员的照顾能力也提出了更高的要求，应评估患者的经济状况和社会支持度。

【常见护理诊断/问题】

1. 躯体活动障碍　与运动中枢损害致肢体瘫痪有关。
2. 语言沟通障碍　与语言中枢损害有关。
3. 吞咽障碍　与意识障碍或延髓麻痹有关。
4. 潜在并发症　如颅内压增高、肺炎、尿路感染、消化道出血、压疮、废用综合征等。

【护理措施】

1. 一般护理

（1）环境：脑卒中患者应进入卒中单元重点监护，护理人员应密切观察其意识状态、瞳孔、生命体征、肌力、肌张力的变化，加强血气分析、心电图、血压的监测，防止低氧血症、心律失常及高血压的发生。同时为老年人提供安静舒适的环境，这样既增加了老年人的舒适感，减轻焦虑，又便于护理人员与老年人之间有效沟通。

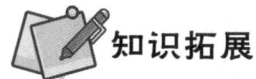 知识拓展

院内绿色通道与卒中单元

由于急性缺血性脑卒中治疗时间窗有限，及时评估病情和快速诊断至关重要，医院应建立脑卒中诊治绿色通道，尽可能优先处理和收治急性缺血性脑卒中患者。卒中单元是一种组织化管理住院脑卒中患者的医疗模式。以专业化的脑卒中医师、护士和康复人员为主，进行多学科协作，为急性缺血性脑卒中患者提供系统综合的规范化管理，包括药物治疗、肢体康复、语言训练、心理康复、健康教育等。卒中单元可明显降低脑卒中患者的死亡/残疾率。

（2）基础监测与护理

1）生命体征监测：①体温是影响脑卒中患者预后的主要因素之一，脑卒中患者入院48 h内，至少每4 h监测1次体温，对体温>38 ℃的患者应给予降温措施。②脑卒中患者伴有不同平面的脑结构损害，可产生不同类型的呼吸节律异常，造成低氧血症，必要时给氧，维持氧饱和度>94%；对气道功能严重障碍者，应给予气道支持（气管插管或气管切开术）及辅助呼吸；对重症脑卒中伴舌后坠患者，可使用口咽通气道或改变体位来保持气道通畅。③血压监测是脑卒中急性期重要的病情观察内容，对脑卒中患者进行准确的血压测量非常关键。急性期应维持血压于较平时高的水平，以保证脑部灌注，防止梗死面积扩大。血压测量频繁时，需更换监测部位，防止皮肤出现压力性紫癜。

2）瞳孔监测：瞳孔变化是脑卒中患者的重要指征，尤其对于进展性脑卒中患者。观察双侧瞳孔是否等大及对光反射是否正常。临床上使用目测法观察瞳孔存在一定的误差，可通过图片参照法或使用测量仪进行瞳孔大小的观察，从而避免护理人员因主观判断而出现差异。

3）意识障碍的评估：急性脑卒中患者发生意识障碍是病情危重的表现，意识障碍可以作为预后

不良的重要指标。评估前需排除镇静药、麻醉药等药物对意识障碍评估的影响,同时应注意人工气道、失语、听力障碍等对评估结果的影响。

4)预防颅内压增高:颅内压增高是脑卒中患者最危险的综合征。当颅内压增高时,应及时分析原因,排除干扰,对症处理。①避免并处理引起颅内压增高的因素,如头颈部过度扭曲、激动、用力、发热、癫痫、呼吸道不通畅、咳嗽、便秘等。②对颅内压增高的患者,卧床时可抬高床头>30°。③对躁动患者,遵医嘱给予适当镇静。④注意观察颅内压增高的征象,如剧烈头痛、喷射性呕吐、意识障碍等。

2. 预防感染　脑卒中患者急性期容易并发呼吸道感染和尿路感染,感染是导致病情加重的重要原因。加强口腔护理,进餐饮水时避免呛咳和误吸,注意采用适当的体位,鼓励患者有效咳嗽或协助患者翻身叩背等是预防呼吸道感染的重要措施。由于尿失禁和留置导尿是引起尿路感染的主要原因,故应保持一定的饮水量,加强会阴部护理,避免留置导尿,使用替代措施解决排尿问题。

3. 吞咽障碍的护理　脑卒中患者中吞咽障碍的发生率为22%~65%。吞咽障碍可引起误吸、吸入性肺炎、营养缺乏、脱水等并发症。护理人员应全面、准确地进行吞咽功能、营养状态的评估,根据患者情况选择不同的进食途径,要特别注意不同进食途径下患者误吸的风险,做好预防性护理工作,如管饲患者要确保喂养管位置正确、注食时尽量选择坐位或半卧位、注意胃残余量监测。另外,吞咽困难者因唾液分泌减少,口腔自净能力下降,因此口腔护理尤为重要。

4. 语言障碍的护理　老年脑卒中患者一般伴有一定程度的语言障碍。语言障碍的康复训练应在专业指导下进行,制订合理的训练计划,进行针对性的锻炼,可提高患者的生活质量。护理中常用的策略有手势,其次是口头沟通、书面沟通和触摸。在早期康复护理训练的时间安排上,应该根据患者的状态决定,状态差时可提前结束,状态好时可以适当延长训练时间。训练时要注意环境、器材的选择,以及根据患者的不同失语类型进行针对性的训练。

5. 运动与感觉障碍的护理　脑卒中会导致患者难以完成日常生活活动。早期、有效的评估与训练能够加速患者肢体运动的康复,减轻功能上的残疾,提高生活质量。脑卒中后应尽早介入康复治疗,开始的时机为患者病情稳定(即生命体征稳定),症状、体征不再进展时。轻度到中度的脑卒中患者,在发病24 h后可以进行床边康复、早期离床的康复训练,康复训练应以循序渐进的方式进行,必要时在监护条件下进行。训练的强度应考虑患者的体力、耐力和心、肺功能,在条件许可的情况下,开始阶段每天进行至少45 min的康复训练。

6. 用药护理　患者常联合应用溶栓、抗凝、脑代谢活化剂等药物。护理人员应熟悉所用药物的药理作用、用药注意事项、不良反应和观察要点。

(1)溶栓和抗凝药物:用药期间严密监测凝血时间和凝血酶原时间,注意有无其他部位出血倾向,如黑便、皮肤瘀点、瘀斑等;在使用期间应严密观察生命体征、瞳孔、意识状态的变化,注意颅内出血的发生。

(2)防治脑水肿药物:脑水肿常于发病后3~5 d达高峰,多见于大面积梗死。常用20%甘露醇125~250 mL快速静脉滴注,每6~8 h 1次。使用甘露醇时,应选择较粗血管,以保证快速输入药物,防止液体外渗;对于心、肾功能不全者,可使用呋塞米静脉注射;亦可选用甘油果糖等药物。使用脱水剂降颅内压过程中应记录24 h出入量,严密监测心、肾功能。

7. 心理调适　脑卒中后老年人运动感觉障碍和语言沟通障碍,使生活不能自理,再加上长期病痛的折磨,很容易产生不良情绪和不安全感。护理人员要同情并理解老年人的感受,鼓励其表达内心的情感,指导并帮助老年人正确处理面临的困难,对任何一点进步都予以肯定,通过问题的解决证实老年人的能力与价值,增强其战胜疾病的信心。教会家属照顾老年人的方法和技巧,引导家属为老年人提供宽松和适于交流的氛围。

8. 健康指导 研究表明,80%的脑卒中是由可干预的危险因素引起,有效的干预措施可预防脑卒中的发生。

(1)疾病认知教育:向患者及其家属讲解脑梗死的病因、表现、就诊时机及治疗和预后的关系。解释药物的使用方法及不良反应。提高老年人疾病自我管理的能力,可控制脑卒中的复发,有效的康复训练可提高生活质量。

(2)生活方式指导

1)饮食与营养:每日饮食种类应多样化,使热量和营养的摄入趋于合理,可增加纤维素、维生素、钾等营养素的摄入,降低血脂,维持心脑血管健康。吞咽困难者可进半流食,且进食速度应缓慢,进食后保持坐位 30~60 min,防止食物反流。对意识模糊不能进食者,可通过静脉或鼻饲管供给营养。为防止食物误入气管引起窒息,进食前要注意休息,避免疲劳增加误吸的风险;进餐时告知老年人不要讲话;用杯子饮水时杯中水不能过少,防止抬高杯底饮水增加误吸风险。

2)规律运动,控制体重:规律的日常身体活动可有效降低脑卒中风险,老年人应在专业指导下选择适合自己的身体运动以降低脑血管病风险,如运动类型、频率、强度和持续时间等。超重和肥胖者可通过健康的生活方式、良好的饮食习惯、增加运动及体重的自我监测等措施来减轻体重,进而减少脑卒中发病风险。

3)戒烟、限酒:吸烟者应戒烟,不吸烟者应避免被动吸烟;饮酒者应尽可能减少酒精摄入量。

4)进行有效的血压、血糖、血脂管理。

(3)康复训练:康复功能训练包括语言、运动及协调能力的训练,早期康复训练应在专业康复师的指导下进行。

二、老年脑出血

脑出血(intracerebral hemorrhage,ICH)是指非外伤性脑实质内出血。虽然发病率低于脑梗死,但其致死率、致残率却高于后者。高血压是脑出血最常见的原因,老年人发病率增高,冬、春季易发。

【护理评估】

1. 健康史 了解起病的方式、诱因及症状,如起病前有无头晕、头痛、肢体麻木和口齿不利,是否在情绪激动、兴奋、活动、疲劳、用力排便等情况下发病,有无剧烈头痛、喷射性呕吐、打呵欠、嗜睡或烦躁不安等颅内压增高的表现;了解患者的用药史;询问患者既往有无高血压、脑卒中家族史;了解患者的生活习惯与饮食结构。

2. 身体状况 突然发病,前驱症状一般不明显。老年人由于脑细胞的代偿能力差,临床表现严重,恢复差,死亡率高。

(1)一般表现:老年人多有高血压病史,在情绪激动、用力排便或体力活动中突然发病,出现肢体瘫痪、失语等局灶定位症状,部分患者可以出现头痛、呕吐和不同程度意识障碍等颅内高压表现;发病时血压明显升高。

(2)老年人的特点:颅内压增高不明显、并发症多。

(3)局限性定位:表现取决于出血量和出血部位。

3. 辅助检查

(1)CT 和 MRI 检查:二者能反映出血部位、出血量、波及范围和血肿周围脑组织情况。

(2)血管病变检查:如 CT 血管成像(computed tomography angiography,CTA)、数字减影血管造影(digital subtraction angiography,DSA)、磁共振血管成像(magnetic resonance angiography,MRA)等。

(3)实验室及其他辅助检查：包括血常规、血生化、凝血功能、心电图、胸部 X 射线等检查。

4. 心理-社会状况　同老年脑梗死。

【常见护理诊断/问题】

1. 意识障碍　与脑出血、脑水肿引起的大脑功能缺损有关。
2. 潜在并发症　如脑疝、上消化道出血等。

【护理措施】

1. 一般护理

(1)环境与休息：保持环境安静，减少不良刺激。患者卧床时抬高床头 20°～45°，避免过度屈伸颈部，以增加颈静脉回流，减轻脑水肿；注意良肢位的摆放；清除口腔分泌物困难者，注意通过体位引流口腔分泌物；保持床单位清洁、干燥，定时翻身，防止压疮；有烦躁、谵妄者加保护性床栏，必要时使用约束带适当约束。

(2)氧疗与降温：保持呼吸道通畅，用鼻导管或面罩吸氧，维持氧饱和度>94%，必要时行气管插管或气管切开术。对发热者，可行物理降温，使用亚低温疗法时将温度控制在 32～35 ℃，注意用冷安全，防止冻伤。

(3)饮食与排便：意识障碍、消化道出血者应禁食 24～48 h，进食时及进食后 30 min 内抬高床头防止食物反流，必要时遵医嘱鼻饲，保证水分供给。保持大小便通畅，意识障碍者留置导尿，注意保持导尿管的通畅和清洁。

(4)观察病情：严密监测并记录生命体征及意识、瞳孔变化，观察有无恶心、呕吐及呕吐物的性状与量，准确记录出入水量，警惕消化道出血和脑疝发生。

2. 用药护理

(1)降颅内压药：脑出血后 48 h 脑水肿达高峰，维持 3～5 d 后逐渐降低，可持续 2～3 周或更长。脑水肿可使颅内压增高，并致脑疝形成，是导致患者死亡的直接原因。积极控制脑水肿、降低颅内压是脑出血急性期治疗的重要环节。常用药物：①20% 甘露醇，125～250 mL 快速静脉滴注，15～30 min 滴完，避免药物外渗。注意甘露醇有致肾衰竭作用。②呋塞米，20～40 mg 静脉注射。③甘油果糖，250～500 mL 静脉滴注，3～6 h 滴完。用药期间注意观察尿量和尿液颜色，定期复查电解质。

(2)止血药：有消化道出血时，遵医嘱使用 H_2 受体拮抗药，应注意观察药物的疗效和不良反应。

3. 心理调适　加强与患者和家属之间的沟通，做好家属的心理疏导，增强患者的社会支持度。急性期老年人意识障碍时，也要注意安慰和鼓励患者，减轻患者的应激反应。同时，通过相关知识和技能的讲解，增强家属与患者合作战胜疾病的勇气和信心。

4. 健康指导

(1)疾病预防指导：进行疾病相关知识介绍，指导患者及其家属预防和治疗引起脑出血的原发疾病，如高血压、高脂血症、糖尿病等。保持情绪稳定，减少不良刺激，建立健康的生活方式，如适量运动、戒烟戒酒、低盐低脂饮食等。

(2)用药指导与病情监测：遵医嘱正确服用抗高血压药，维持血压稳定。教会患者及家属测量血压的方法和对疾病早期表现的识别，发现血压异常波动或无诱因的剧烈头痛、头晕、晕厥、肢体麻木、乏力或语言交流困难等症状，应及时就医。

(3)康复指导：使患者和家属认识到坚持主动或被动康复训练的意义，教会患者和家属自我护理的方法和康复训练技巧，鼓励患者积极进行康复训练如肢体功能训练及语言和感觉功能训练的方法。

第十一节　老年帕金森病患者的护理

案例与思考

患者,男,68岁,律师。3年前,自觉右手"无力",完成精细动作困难。他的妻子发现他行走时右臂不摆动。行走时他觉得右腿发僵,并且右脚穿拖鞋很困难。虽然他还能基本正常地完成各项工作,但似乎需要花费更多的时间。查体发现,他有轻微的面部表情减少和声音低微。行走略慢,右脚拖曳,右臂无摆动,后拉试验阳性,平衡尚可。右侧肢体有中度运动迟缓和轻度的铅管样肌张力增高,左侧肢体有轻微的运动迟缓,无震颤。被确诊为帕金森病,开始进行药物治疗。请思考:①帕金森病患者服用抗帕金森病药时要注意哪些问题?②家属在照顾帕金森病患者时应遵循的原则是什么?

帕金森病(Parkinson disease,PD)是一种常见的中老年神经系统退行性疾病,主要以黑质多巴胺能神经元进行性退变和路易小体形成为病理变化,纹状体区多巴胺递质降低、多巴胺与乙酰胆碱递质失平衡的生化改变,震颤、肌强直、动作迟缓、姿势平衡障碍的运动症状和睡眠障碍、嗅觉障碍、自主神经功能障碍、认知和精神障碍等非运动症状的临床表现为显著特征。流行病学调查研究显示,我国65岁以上人群患病率为1.7%,与欧美国家相似。我国是世界上人口最多的国家,未来我国帕金森病患者数将几乎占到全球帕金森病患者数的一半。

知识拓展

世界帕金森病日

2022年4月11日是第26个世界帕金森病日,今年世界帕金森病日的主题是"防疫抗帕,全程管理"。帕金森病是一种常见于中老年人群的神经系统变性疾病。有数据显示,我国约有300万帕金森病患者,65岁人群中帕金森病患病率约为1.7%。世界卫生组织专家预测,到2030年,我国帕金森病患者将达到500万。

【护理评估】

1.健康史　询问患者发病前有无心脑血管疾病、脑外伤、中毒、脑肿瘤等病史;评估生活环境、职业、家族史,疾病随年龄增加有无明显变化,以及用药效果等。

2.身体状况　帕金森病起病缓慢,进行性进展。每一位帕金森病患者可以先后或同时表现有运动症状和非运动症状,但在整个病程中都会有这两类症状,有时会产生多种非运动症状。不仅运动症状会影响患者的工作能力和日常生活活动能力,非运动症状也会明显干扰患者的生活质量。

(1)运动性症状:常始于一侧上肢,逐渐累及同侧下肢,再波及对侧上肢及下肢,呈N型进展。

1)静止性震颤:常为首发症状,多始于一侧上肢远端,静止位时出现或明显,随意运动时减轻或停止,紧张或激动时加剧,入睡后消失。典型表现是拇指与示指呈"搓丸样"动作,少数患者可不出现。

2)肌强直:被动运动关节时阻力增高,且呈一致性,类似弯曲软铅管的感觉,故称"铅管样强直"。在有静止性震颤的患者中,会出现"齿轮样强直"。颈部躯干、四肢、肌强直可使患者出现特殊的屈曲体姿,表现为头部前倾,躯干俯屈,肘关节屈曲,腕关节伸直,前臂内收,髋及膝关节略弯曲。

3）运动迟缓：随意运动减少,动作缓慢、笨拙。早期以手指精细动作如解或扣纽扣、系鞋带等动作缓慢,逐渐发展成全面性随意运动减少、迟钝,晚期因合并肌张力增高,导致起床、翻身均有困难。可出现"面具脸""小字征"。

4）姿势步态障碍：在疾病早期,表现为走路时患侧上肢摆臂幅度减小或消失,下肢拖曳。随病情进展,出现"冻结"现象,以及"前冲步态"或"慌张步态"。

（2）非运动性症状

1）感觉障碍：疾病早期可以出现嗅觉减退、肢体疼痛或麻木。

2）睡眠障碍：睡眠障碍是最常见的非运动症状,60%～90%的患者伴有睡眠障碍,也是常见的帕金森病夜间症状之一。

3）自主神经功能障碍：临床常见表现为便秘、多汗、脂溢性皮炎等。吞咽活动减少可导致流涎。疾病后期也可出现性功能减退、排尿障碍或体位性低血压。

4）精神及认知障碍：近半数患者伴有抑郁和/或焦虑,25%～30%的患者在疾病晚期伴有认知障碍及幻觉。

3.辅助检查　正电子发射计算机体层成像或单光子发射计算机体层成像检查有辅助诊断价值。

4.心理-社会状况　精神及认知障碍是疾病本身的表现,进行性发展的动作迟缓、流涎、言语断续等严重影响患者的社会交往。随着病程延长和病情进行性加重,老年人丧失劳动能力,生活自理能力也会逐渐下降,会产生无助、恐惧甚至绝望的心理。本病病程长,照顾者身心疲惫,经济负担逐日加重。

【常见护理诊断/问题】

1.躯体活动障碍　与多巴胺能神经元变性所致的震颤、肌强直、体位不稳和随意运动异常有关。

2.营养失调：低于机体需要量　与吞咽困难、饮食减少有关。

3.长期自尊低下　与身体外形改变、肢体活动能力减弱、生活需要依赖他人有关。

4.潜在并发症　如跌倒、压疮、感染。

【护理措施】

帕金森病治疗方法和手段包括药物治疗、手术治疗、运动疗法、心理干预、照料护理等综合治疗,目前的治疗只能改善症状,不能阻止病情发展,更无法治愈。因此,治疗不仅立足当前,而且需长期管理,以达到长期获益。

1.生活护理

（1）提供生活方便：老年帕金森病患者由于运动性症状,会出现行动不便、坐起困难、慌张步态等,易致日常生活活动能力下降,并增加受伤的危险。应配备必要的辅助设施,如坚固且带有扶手的座椅、手杖,卫生间加装扶手；将生活用品（如毛巾、便器等）放于患者伸手可及处；提供穿脱方便的衣服和鞋子等。

（2）安全护理：对于上肢震颤明显的老年人,避免拿热水、热汤,尽量不让老年人自己从开水瓶中倒水；对端碗持筷有困难者,准备带有大把手的餐具,选用材质不易打碎的器皿；对有幻觉、抑郁、精神错乱或智力障碍的老年人,应有专人陪护,代为保管药物,每次定时定量将药物送服到口；禁止老年人自行使用锐利器械和危险品；体位性低血压患者应增加盐和水的摄入量,变换体位时要缓慢；睡眠时抬高头位,不要平卧；可穿弹力裤。

（3）皮肤护理：对疾病所致出汗较多、皮脂腺分泌亢进的老年人,一定要指导或帮助老年人经常清洁皮肤、勤换衣服和被褥、穿柔软宽松的棉布衣服、加强皮肤护理,以预防压疮的发生。

(4)饮食护理:给予老年帕金森病患者高热量、高维生素、高纤维素、低盐、低脂、适量优质蛋白的易消化饮食,主食多选粗粮、多食新鲜蔬菜和水果、多饮水,保持大小便通畅。有吞咽障碍者,注意饮食安全。

(5)排泄的护理:便秘的老年人,注意摄入足够的液体、水果、蔬菜、纤维素或其他温和的导泻药,如乳果糖、芦荟丸、大黄片等能改善便秘;也可使用增加胃肠动力的药物,如多潘立酮、莫沙必利等;增加运动;对于有尿频、尿急和急迫性尿失禁的老年人,可遵医嘱用药,做好会阴部的清洁,若出现尿潴留,可采取间歇性清洁导尿。

2. 康复和运动护理 康复与运动疗法对帕金森病患者运动和非运动症状改善乃至对延缓病程的进展都有一定的帮助,在进行康复和运动治疗时,安全性是第一位。

(1)制订计划:针对不同的患者特点制订个体化的康复和运动训练计划;同时需要确保长期依从性,若能每日坚持,则有助于提高患者的生活自理能力,改善运动功能。

(2)运动训练

1)疾病早期:患者主要表现为震颤,应指导患者维持和增加业余爱好,应鼓励老年人从事力所能及的家务或工作,坚持适当的运动,如散步、做操等。注意通过各种形式保持身体和各关节的活动强度和最大的活动量。

2)疾病中期:对于逐渐出现和加重的运动功能障碍,患者要有计划、有目的地锻炼。护理人员应告知患者知难而退或家人的过度照料会加速其功能减退,激发其运动主动性。如步态和平衡训练、主动调整身体重心、踏步走、大步走、视觉提示(地面线条、规则图案或激光束)等。必要时使用助行器甚至轮椅,做好防护。随着人工智能技术的发展,智能穿戴设备及虚拟现实技术在改善姿势平衡障碍、冻结步态方面带来益处。在协助患者行走时,勿强行牵拉患者,保证安全。

3)疾病晚期:老年人因为显著的运动障碍而卧床不起,护理人员应帮助其采取舒适体位,保持关节功能位,定时被动活动关节、按摩四肢肌肉。

3. 用药护理 药物治疗是帕金森病首选治疗方法,且是整个治疗过程中的主要治疗手段。用药的原则以达到有效改善症状、避免或降低不良反应、提高工作能力和生活质量为目标。应坚持"剂量滴定"以避免产生药物急性不良反应,力求实现"尽可能以小剂量达到满意临床效果"的用药原则,可避免或降低运动并发症尤其是异动症的发生率。

(1)复方左旋多巴:它是治疗帕金森病最基本、最有效的药物,2~3次/d,在餐前1h或餐后1.5h服药,避免与高蛋白食物一起服用,要避免突然停药。不良反应有周围性和中枢性两类,前者有恶心、呕吐、休位性低血压、心律失常等,后者有症状波动、异动症和精神症状等。活动性消化性溃疡患者慎用,闭角型青光眼、精神病患者禁用。

(2)多巴胺受体激动药:它能直接激动纹状体产生与多巴胺相同作用的物质。常用药物有麦角类多巴胺受体激动药(如溴隐亭)和非麦角类多巴胺受体激动药(如吡贝地尔、普拉克索等)。多巴胺受体激动药大多有嗜睡和精神不良反应发生的风险,需从小剂量滴定逐渐递增剂量。

(3)金刚烷胺:一般服药2~3次/d,末次应在下午4时前服用。不良反应有踝部水肿、头晕、失眠、食欲减退等。肾功能不全、癫痫、严重胃溃疡、肝病患者慎用。

(4)抗胆碱能药:抗胆碱能药主要有苯海索,其不良反应主要是口干、视物模糊、记忆力下降、幻觉等。老年患者慎用,闭角型青光眼及前列腺增生患者禁用。

(5)单胺氧化酶B型抑制剂:常用药物为司来吉兰,其为轻微兴奋剂,故应在早、中午服用,以免加重睡眠障碍。

4. 心理调适 抑郁作为疾病本身的表现,如果不能有效缓解,还会影响抗帕金森病药的疗效,应告知老年人及其家属心理因素在疾病进展和治疗中的作用,鼓励他们在积极配合治疗的同时,应通过各种方式保持良好的心态,如保持和发展更多的兴趣和爱好、多参加各种交往活动、增加亲情互动的机会、制造良好的家庭氛围等。同时教会老年人及其家人尽量利用适当的修饰技巧以维护患者的个人形象。

5. 健康指导

(1) 疾病知识指导:结合老年人和照顾者的年龄、认知、病情等,以合适的方式向患者及其家属详细介绍帕金森病症状发展、照料和治疗方面的知识。对疾病的正确认知,才能增加运动康复、坚持服药等方面的依从性。

(2) 生活指导:根据老年人的病情,指导老年人及其家属做好老年人个人卫生、运动与康复、营养与排便、活动与安全方面的工作。

(3) 照顾者指导:帕金森病病程长达数年或数十年,疾病无法根治,照顾者身心疲惫,容易产生无助感,护理人员应充分理解照顾者,提供疾病护理相关的指导和心理支持;照顾者能采取有效的方法预防各种并发症,当老年人出现发热、外伤、骨折、运动障碍或精神智力障碍加重时,能及时发现并积极就医。

(4) 用药指导:本病需要长期或终身服药治疗,护理人员应向老年人和照顾者讲解常用药物的种类、用法、服药注意事项、常见的不良反应,保证用药安全。

第十二节　老年期痴呆患者的护理

案例与思考

患者,女,70岁,小学文化。4年前家人发现患者经常丢三落四,东西放下即忘。近半年来这些情况变得更加糟糕,患者常呆坐呆立,不主动与人交谈;外出买菜忘记将菜带回家;在小区散步找不到回家的路;不会穿衣,常将双手插入一个袖子中,或将衣服穿反,家人纠正,她却很生气。几天前无目的地外出走失,被家人找回送入医院。入院时生命体征:体温36.4 ℃,脉搏84次/min,呼吸21次/min,血压142/86 mmHg,体重72 kg。体格检查未发现神经系统定位征,CT检测提示轻度脑萎缩,测查简易智力状态检查量表(MMSE),得分为6分。请思考:①该老年患者最可能的护理诊断/问题是什么?②针对该老年患者的情况,护士应采取哪些护理措施?③如何指导其家人正确护理该老年患者?

老年期痴呆(senile dementia)属于《精神障碍诊断与统计手册(第五版)》中描述的重度神经认知障碍,是指发生在老年期,由大脑退行性病变、脑血管性病变、感染、外伤、肿瘤、营养代谢障碍等多种原因引起的,以认知功能缺损为主要临床表现的一组综合征。痴呆主要包括阿尔茨海默病(Alzheimer disease, AD)、血管性痴呆(vascular dementia, VD)、混合性痴呆和其他类型痴呆,如额颞叶变性、路易体病、人类免疫缺陷病毒感染、帕金森病、酒精依赖、外伤等引起的痴呆。其中AD和VD多见,占全部痴呆的70%~80%。AD是一组病因未明的原发性退行性脑变性疾病。AD起病可在老年前期(早老性痴呆),但老年期(老年期痴呆)的发病率更高。在神经元之间形成大量以沉积的β淀粉样蛋白为核心的老年斑和神经元内存在神经元纤维缠结是AD最显著的组织病理学特征。

VD是指由各种脑血管病导致脑循环障碍后引发的脑功能降低所致的失智。VD大都在70岁以后发病,在男性、高血压和/或糖尿病患者、吸烟过者中较多见。如能控制血压和血糖、戒烟等,一般能使进展性VD的发展有所减慢。

我国现存超过1 300万痴呆患者,且呈现高患病率和高死亡率的"两高"特点。老年期痴呆已成为危胁老年人健康的第三大杀手,其发病率和致残率仅次于肿瘤和心脑血管病,死亡率占疾病死亡的第五位。痴呆给老年人带来不幸、给家庭带来痛苦、给社会带来负担,已引起社会的广泛关注,AD和VD成为目前的研究热点。

【护理评估】

1. 健康史

(1)了解既往史:了解老年人有无脑外伤、心脑血管疾病、糖尿病、既往脑卒中病史、吸烟史等。

(2)评估老年人有无AD发病的可能因素:①遗传因素。早发家族性AD(familial Alzheimer disease,FAD)与第1、14、21号染色体存在基因异常有关,65%~75%散发AD及晚发FAD与第19号染色体 *ApoE4* 基因有关。②神经递质乙酰胆碱减少,影响记忆和认知功能。③免疫系统功能障碍。老年斑中淀粉样蛋白原纤维中有免疫球蛋白存在。④慢性病毒感染。⑤铝的蓄积。⑥高龄。⑦文化程度低。

2. 身体状况 AD和VD在临床上均有构成痴呆的记忆障碍和精神症状的表现,但二者又在多方面存在差异(表5-5)。此外,VD的临床表现除了构成痴呆的记忆障碍及精神症状外,还有脑损害的局灶性神经精神症状,如偏瘫、感觉丧失、视野缺损等,并且VD的这些临床表现与病损部位、大小及发作次数密切相关。

表5-5 阿尔茨海默病与血管性痴呆的鉴别

	起病	病程	认知功能	人格	神经系统体征
阿尔茨海默病	隐匿	缓慢持续进展,不可逆	可出现全面障碍	常有改变	发生在部分患者中,多在疾病后期发生
血管性痴呆	起病迅速	呈阶梯式进展	有一定的自知力	保持良好	在痴呆的早期就有明显的脑损害的局灶性症状体征

AD根据病情严重程度,一般可分为3期。

(1)第一期(遗忘期,轻度):①首发症状为近期记忆减退,如常常忘记刚说过的话、做过的事或存放的物品;②语言能力下降,找不出合适的词汇表达思维内容,甚至出现孤立性失语;③空间定向不良,易于迷路;④日常生活中高级活动如做家务、管理钱等出现困难;⑤抽象思维和恰当判断能力受损;⑥情绪不稳,情感较幼稚,或呈孩童样欣快,情绪易激惹,出现抑郁、偏执、急躁、易怒等;⑦人格改变,如主动性减少、活动减少、孤僻、自私、对周围环境兴趣减少、对人缺乏热情、敏感多疑。病程可持续1~3年。

(2)第二期(混乱期,中度):①认知能力进一步减退,完全不能学习和回忆新信息,远事记忆力受损,但未完全丧失;②注意力不集中;③定向力进一步丧失,常去向不明或迷路,并出现失语、失用、失认、失写、失计算;④人格进一步改变,如兴趣更加狭窄,对人冷漠,甚至对亲人漠不关心,言语粗俗,无故打骂家人,缺乏羞耻感和伦理感,行为不顾社会规范,不修边幅,不知整洁,将他人之物据为己有,争吃抢喝类似孩童,随地大小便,甚至出现本能活动亢进,当众裸体,严重者可出现违法行为;⑤行为紊乱,如精神恍惚,无目的性翻箱倒柜,爱藏废物,视作珍宝,怕被盗窃,无目的徘徊,出现攻击行为等,也有动作日渐少、端坐一隅、呆若木鸡者;⑥日常生活活动能力下降,如洗漱、梳头、进食、穿衣及大小便等需别人协助。本期是本病护理照管中最困难的时期,该期多在起病后的2~10年。

(3)第三期(极度痴呆期,重度):①日常生活完全不能自理,两便失禁;②智力趋于丧失;③无自主运动,缄默不语,成为植物人状态,常因吸入性肺炎、压疮、尿路感染等并发症而死亡,该期多在发病后的 8～12 年。

3. 辅助检查

(1)影像学检查:对 AD 患者,CT 或 MRI 显示有脑萎缩,且进行性加重;正电子发射体层摄影(PET)可测得大脑的葡萄糖利用和灌流在某些脑区(在疾病早期阶段的顶叶和颞叶,以及后期阶段的额前区皮质)有所降低。对 VD 患者,CT 或 MRI 检查发现有多发性脑梗死或多发性腔隙性脑梗死,多位于丘脑及额颞叶,或有皮质下动脉硬化性脑病表现。

(2)心理测验:简易智力状态检查量表(MMSE)、长谷川痴呆量表可用于筛查痴呆;韦氏记忆量表和临床记忆量表可测查记忆;韦氏成人智力量表可进行智力测查。国际痴呆研究小组研制的 10/66 诊断程序是一个不受教育程度影响、敏感度较高的诊断工具。

4. 心理-社会状况

(1)心理方面:老年期痴呆患者大多数时间限制在家里,常感到孤独、寂寞、羞愧、抑郁,甚至有自杀行为。

(2)社会方面:老年期痴呆患者患病时间长、自理缺陷、人格障碍,需家人付出大量时间和精力进行照顾,常给家庭带来很大的烦恼,也给社会添加了负担,尤其是付出与效果不成正比时,有些家属会失去信心,甚至冷落、嫌弃老年人。

【常见护理诊断/问题】

1. 记忆功能障碍　与记忆进行性减退有关。
2. 自理缺陷　与认知行为障碍有关。
3. 睡眠型态紊乱　与白天活动减少有关。
4. 语言沟通障碍　与思维障碍有关。
5. 照顾者角色紧张　与老年人病情严重和病程的不可预测及照顾者照料知识欠缺、身心疲惫有关。
6. 社交障碍　与失语、活动限制有关。

【护理措施】

防治原则:早期发现、早期诊断、早期治疗,可延缓病情进展,改善认知功能。对轻症老年人重点应加强心理支持与行为指导,使之尽可能长期保持生活自理和人际交往能力。鼓励老年人参加适当的活动和锻炼,并辅以物理疗法、作业疗法、记忆和思维训练及其他康复训练。对重症老年人应加强护理,注意营养,预防感染。具体护理措施如下。

1. 一般护理

(1)日常生活护理及照料指导

1)穿着:①衣服按穿着的先后顺序叠放;②避免太多纽扣,以拉链取代纽扣,以弹性裤腰取代皮带;③选择不用系带的鞋子;④选用宽松的内裤,女性胸罩选用前扣式;⑤说服患者接受合适的衣着,不要与之争执,慢慢给予鼓励,如告诉患者这条裙子很适合她,然后再告知穿着的步骤。

2)进食:①定时进食,最好是与其他人一起进食;②如果患者不停地想吃东西,可以把用过的餐具放入洗涤盆,以提醒患者在不久前才进餐完毕;③患者如果偏食,注意是否有足够的营养;④允许患者用手拿取食物,进餐前协助清洁双手,亦可使用一些特别设计的碗筷,以减低患者使用的困难;⑤给患者逐一解释进食的步骤,并做示范,必要时予以喂食;⑥食物要简单、软滑,最好切成小块;⑦进食时,将固体和液体食物分开,以免患者不加咀嚼就把食物吞下而导致窒息;⑧义齿必须安装正确并每天清洗;⑨每天安排数次喝水时间,并注意水不可过热。

3）睡眠：①睡觉前让患者先上洗手间,可避免半夜醒来；②根据患者以前的兴趣爱好,白天尽量安排患者进行一些兴趣活动,减少白天睡眠时间；③给予患者轻声安慰,有助于患者入睡；④如果患者以为是日间,切勿与之争执,可陪伴患者一段时间,再劝说入睡。

(2) 自我照顾能力的训练：对于轻、中度痴呆患者,应尽可能给予自我照顾的机会,并进行生活技能训练,如鼓励患者洗漱、穿脱衣服、用餐、如厕等,以提高患者的自尊。应理解患者的动手困难,鼓励并赞扬其尽量自理的行为。患者完全不能自理时应由专人护理,并注意翻身和营养的补充,防止压疮、感染等并发症的发生。

2. 用药护理　目前治疗痴呆的药物主要有两大类：一类为改善认知功能的药物,包括胆碱能激动剂、促智药、钙通道阻滞剂、神经生长因子等；另一类药物可能防止或延缓病程的发展,主要有抗炎药、抗氧化剂等。另外,须积极治疗脑血管疾病以预防和缓解VD症状。照料老年期痴呆患者服药应注意以下几点。

(1) 全程陪伴：失智老年人常忘记吃药、吃错药,或忘了已经服过药又过量服用,所以老年患者服药时必须有人在旁陪伴,帮助患者将药全部服下,以免遗忘或错服。痴呆患者常不承认自己有病,或者因幻觉、多疑而认为给的是毒药,所以他们常常拒绝服药。需要耐心说服,向患者解释,可以将药研碎拌在饭中吃下。对拒绝服药的患者,一定要看着患者把药吃下,让患者张开嘴,观察是否咽下,防止患者在无人看管时将药吐掉。

(2) 重症患者服药：吞咽困难的患者不宜吞服药片,最好将药片研碎后溶于水中服用；对昏迷患者,由胃管注入药物。

(3) 观察不良反应：痴呆患者服药后常不能诉说不适,要细心观察患者有何不良反应,以及时报告医生,调整给药方案。

(4) 药品管理：对伴有抑郁症、幻觉和自杀倾向的痴呆患者,一定要把药品管理好,放到患者拿不到或找不到的地方。

3. 智力康复训练

(1) 记忆训练：鼓励患者回忆过去的生活经历,帮助其认识目前生活中的人物和事件,以恢复记忆并减少错误判断；鼓励患者参加一些力所能及的社交活动,通过动作、语言、声音、图像等信息刺激,提高记忆力。对于记忆障碍严重者,通过编写日常生活活动安排表、制订作息计划、挂放日历等,帮助患者记忆。对容易忘记的事或经常出错的程序,设立提醒标志,以帮助其记忆。

(2) 智力锻炼：如进行拼图游戏,对一些图片、实物、单词做归纳和分类,进行由易到难的数字概念和计算能力训练等。

(3) 理解和表达能力训练：在讲述一件简单事情后,向患者提问,让其解释一些词语的含义。

(4) 社会适应能力的训练：结合日常生活常识,训练患者自行解决日常生活中的问题。

4. 安全护理

(1) 提供较固定的生活环境：尽可能避免搬家,当患者要到一个新地方时,最好能有他人陪同,直至患者熟悉新的环境和路途。

(2) 佩戴标志：患者外出时最好有人陪同或佩戴写有联系人姓名和电话的卡片或手镯,以便迷路时被人送回。

(3) 防意外发生：老年期痴呆患者常可发生跌倒、烫伤、烧伤、误服、自伤或伤人等意外。应将患者的日常生活用品放在其看得见、找得着的地方,减少室内物品位置的变动,地面防滑,以防跌伤骨折。患者洗澡、喝水时注意水温不能太高,热水瓶应放在不易碰撞之处,以防烫伤。不要让患者单独承担家务,以免发生煤气中毒或因缺乏应急能力而导致烧伤、火灾等意外。有毒、有害物品应放入加锁的柜中,以免误服中毒。尽量减少患者单独行动,锐器、利器应放在隐蔽处,以防痴呆患者因不愿给家人增加负担或在抑郁、幻觉、妄想的支配下发生自我伤害或伤人。

(4) 正确处理患者的激越情绪:当患者不愿配合治疗护理时,不要强迫患者,可稍待片刻,等患者情绪稳定后再进行。当患者出现暴力行为时,不要以暴还暴,保持镇定,尝试引开患者的注意,找出导致暴力表现的原因,针对原因采取措施,防止类似事件再发生。如果暴力表现变频,与医生沟通,给予药物控制。

5. 心理护理

(1) 陪伴关心患者:鼓励家人多陪伴患者,给予患者各方面必要的帮助,多陪患者外出散步,或让患者参加一些学习和力所能及的社会、家庭活动,使之去除孤独、寂寞感,感到家庭的温馨和生活的快乐。

(2) 开导患者:多安慰、支持、鼓励患者,遇到患者情绪悲观时,应耐心询问原因,予以解释,播放一些轻松愉快的音乐以活跃情绪。

(3) 维护患者的自尊:注意尊重患者的人格;对话时要和颜悦色,专心倾听,回答询问时语速要缓慢,使用简单、直接、形象的语言;多鼓励、赞赏、肯定患者在自理和适应方面做出的任何努力。切忌使用刺激性语言,避免使用呆傻、愚笨等词语。

(4) 不嫌弃患者:要有足够的耐心,态度温和,周到体贴,不厌其烦,积极主动地关心照顾患者,以实际行动关爱患者。

6. 照顾者的支持与指导 教会照顾者和家属自我放松方法,合理休息,以保持良好的心身健康,适当寻求社会支持,可利用家政服务机构、社区卫生服务机构、医院和专门机构的资源,组织有痴呆患者的家庭进行相互交流,相互联系与支持。

7. 健康指导

(1) 及早发现:大力开展科普宣传,普及有关老年期痴呆的预防知识和痴呆早期症状,即轻度认知障碍和记忆障碍知识。重视对老年期痴呆前驱期的及时发现,鼓励凡有记忆减退主诉的患者及早就医,以利于及时发现介于正常老化和早期痴呆之间的轻度认知障碍,对老年期痴呆做到真正意义上的早期诊断、早期干预。

(2) 早期预防:老年期痴呆的预防要从中年开始做起;积极合理用脑,劳逸结合,保护大脑,保证充足睡眠,注意脑力活动多样化;培养广泛的兴趣爱好和开朗性格,保持乐观的情绪;养成良好的卫生饮食习惯,多吃富含锌、锰、硒、锗类的健脑食物,如贝壳类、鱼类、乳类、豆类、坚果类等,适当补充维生素 E,以延缓认知功能减退;尽量不用铝制炊具,过酸过咸的食物在铝制炊具中存放过久,就会使铝深入食物而被吸收;戒烟限酒;积极防治高血压、脑血管病、糖尿病等慢性病。

此外,许多药物能引起中枢神经系统不良反应,包括精神错乱和倦怠,尽可能避免使用镇静药(如苯二氮䓬类药物)、抗胆碱能药物(如某些三环类抗抑郁药、抗组胺药、抗精神病药)及苯甲托品。

实训情景

【实训目的】 ①运用护理程序对老年患者进行整体护理。②使学生掌握老年人常见疾病的病因和诱因,并能进行健康指导。

【实训情景一】 患者,女,68 岁,反复咳嗽、咳痰 15 年,活动后气短 2 年,加重 3 d。患者 15 年前开始于秋、冬季出现咳嗽、咳痰,痰多为白色,有时为黄色,经抗感染治疗后症状可缓解。近 2 年逐渐出现活动后气短。曾于当地医院行肺功能检查,示"支气管舒张试验阴性"。间断使用"氨茶碱"等治疗,呼吸困难可缓解。3 d 前受凉后再次出现咳嗽、咳大量脓痰,气短明显,无发热、胸痛,大小便正常,体重无明显变化。既往体健,无高血压、心脏病、糖尿病病史。吸烟 30 年余,每日 20 支,已戒烟2年。否认遗传病家族史。体格检查：体温36.4 ℃，脉搏86次/min，呼吸24次/min，血压136/70 mmHg，口唇发绀，桶状胸，呼气相延长，双肺可闻及散在干、湿啰音。实验室检查：红细胞计数5.5×10^{12}/L，白细胞计数13×10^9/L，氧分压47 mmHg，二氧化碳分压60 mmHg。临床诊断：慢性支气管炎急性发作，阻塞性肺气肿。请思考：①如何对患者进行健康史评估？②该患者目前主要的护理诊断/问题是什么？③该患者的护理措施是什么？④如何对患者进行健康指导？

【实训要点】 ①在教师的指导下，学生4人为一组，1名护士、1名医生、1名患者、1名家属进行角色扮演。②讨论护理诊断/问题和护理措施的制定是否个体化。

【实训目的】 ①学生能体会运动对老年人的影响。②学生可以为患有糖尿病的老年人制订饮食和运动计划。

【实训情景二】 患者，女，63岁，退休在家，有糖尿病病史5年。医生建议任大妈进行饮食控制和运动疗法，辅助应用降血糖药治疗。任大妈觉得糖尿病治疗很简单，并不像别人所说的那么可怕，只要少吃点甜食就可以了，运动并不能缓解病情，对待医生安排的治疗方案采取不重视、不规范执行的态度。近1个月来因天气转冷，任大妈感冒咳嗽一直没有好转，吃饭服药都不规律，在家也不怎么活动。任大妈出现多饮、多尿、食欲减退、口干、乏力、嗜睡、皮肤干燥等症状，呼吸深快，呼出的气体能闻到烂苹果味。于是到当地医院查空腹血糖19.3 mmol/L，诊断为糖尿病酮症酸中毒，需要住院治疗。①作为一名接诊的护士，你应该如何接诊及处理任大妈病情。②请根据任大妈的情况制订一份长期的饮食和运动计划，并进行指导。

【实训要点】 ①请学生查阅运动消耗热量表，指导患者进行科学饮食和运动。②每组有学生5~8人，分别扮演患者、患者家属、护士等角色。在各组模拟结束后，每组由1名汇报者汇报感受和收获。

（穆荣红　闫泽雨）

自测题

第六章 老年人安全用药的护理技术

课件　　　教案

◎识记：①复述老年人常见药物不良反应。②陈述老年人的用药原则。
◎理解：①正确描述老年人药物代谢动力学和药物效应动力学特点。②准确评估老年人用药能力。
　　　　③正确分析老年人常见药物不良反应及其原因。
◎应用：①具有对老年人尊重、关心的意识,正确评估老年人服药能力。②针对老年人的用药问题,
　　　　能制订安全用药护理计划,对老年人进行正确的安全用药指导。

案例与思考

林某,男,70岁,确诊原发性高血压10年,冠心病5年,长期服用硝苯地平缓释片、倍他洛克、阿司匹林、硝酸异山梨酯等药物治疗,用药过程中有时会出现头晕、黑矇,平卧休息后缓解。因为记忆力减退,经常忘记吃药,加之长期吃药,感到厌烦,经常自行停药,血压控制不佳。请思考:①林先生服用药物的不良反应是什么?②出现该不良反应的主要原因有哪些?③作为责任护士,应如何进行正确的安全用药指导?

老年人各系统、器官的组织结构和生理功能逐渐出现退行性改变,影响机体对药物的吸收、分布、代谢和排泄。药物代谢动力学改变又直接影响着组织器官,特别是靶器官中有效药物浓度维持的时间,影响了药物的疗效。此外,老年人常同时患有多种疾病,治疗中应用药物种类较多,药物之间相互作用复杂,加上老年人用药依从性较差,发生药物不良反应的概率相对增高。因此,做好老年人的安全用药指导与护理工作对维护老年人的健康至关重要。本章将解释老化与药物的作用关系,按正确程序给药、检查配伍禁忌、观察药物效果及不良反应是临床护士的主要工作内容。

第一节　老年人药物代谢动力学和药物效应动力学特点

老年人由于各器官功能的衰退,机体对药物的代谢和反应发生改变。在临床工作中,应注意评估老年人药物代谢动力学和药物效应动力学特点,为指导临床合理用药及用药护理提供重要信息。

一、老年人药物代谢动力学特点

药物代谢动力学,简称药代学或药动学,是研究机体对药物处置过程(如药物在老年人体内的

吸收、分布、代谢和排泄过程)及血药浓度随时间动态变化规律的科学。伴随着器官功能的衰退,老年人药物代谢动力学改变,其特点为:药物代谢过程减慢、药物代谢能力减弱;绝大多数药物的被动转运吸收不变,而主动转运吸收减少;药物排泄功能降低,药物消除半衰期延长,血药浓度增高。

(一)药物的吸收

药物的吸收是指药物从给药部位进入血液循环的过程。不同的给药途径形成不同的吸收环境,其中口服给药是老年人常用的给药途径。

1. 老化对口服药物吸收的影响　药物被口服后,经胃肠道吸收后进入血液循环,到达靶器官而发挥效应。因此,胃肠道组织结构及功能的改变均会对药物的吸收产生影响。影响老年人胃肠道药物吸收的因素有以下几点。

(1)胃酸分泌减少导致胃液 pH 值升高:老年人胃黏膜萎缩,胃壁细胞功能下降,胃酸分泌减少,胃液 pH 值升高,可影响药物的解离和溶解,因而影响药物的吸收,导致酸性药物吸收减少,碱性药物吸收增加。

(2)胃排空速度减慢:老年人胃肌萎缩、胃蠕动减慢,使胃排空速度减慢,延迟药物到达小肠的时间。因此,药物的吸收延缓、速率降低,有效血药浓度达到的时间推迟,特别对在小肠远端吸收的药物或肠溶片有较大的影响。

(3)肠肌张力增加和活动减少:老年人肠蠕动减慢,肠内容物在肠道内的停留时间延长,药物与肠道表面接触时间延长,使药物吸收增加。

(4)胃肠道和肝血流量减少:胃肠道和肝血流量随年龄增加而减少。胃肠道血流量减少,使溶解与弥散不良的药物吸收减少,可影响药物吸收速率,使药物浓度峰值降低,作用延迟或降低。肝血流量减少、肝功能减退,使药物首过效应减弱,对有些主要经肝脏氧化灭活药物的消除减慢,血药浓度增高,如普萘洛尔。

2. 老化对其他给药途径吸收的影响　老年人局部组织血液循环较差,皮下或肌内注射的药物吸收缓慢;静脉给药途径吸收速度较快,但输液量过大易加重老年人心脏负担。

(二)药物的分布

药物的分布是指药物从给药部位吸收进入血液后,随血液循环运送至体内各组织器官的过程。药物的分布不仅与药物的贮存、蓄积及清除有关,而且影响药物的效应。影响药物在体内分布的主要因素有机体的组成成分、药物与血浆蛋白的结合率、组织血液灌注量、体液 pH 值、药物与组织的亲和力等。

1. 机体的组成成分　①老年人肝脏合成白蛋白的功能下降,血浆白蛋白含量比成年人减少10%~20%,血中结合型药物量减少,游离型药物量增加,而只有游离型药物才能进入细胞产生药物效应。老年人在应用血浆蛋白结合率高的药物如抗凝药华法林时,游离型的药物浓度增高而导致抗凝作用增强,毒副作用增大。因此,老年人在使用华法林时应减少剂量。②老年人由于肌肉和肝、肾等实质性器官萎缩、细胞内液减少,使机体总水量比成年人减少10%~15%,水溶性药物如乙醇、吗啡、地高辛等的表观分布容积减小,使血药浓度增加,起效可能比预期快。③老年人因激素水平降低和体力活动减少,脂肪组织比成年人增加10%~20%,脂溶性药物如地西泮、氯丙嗪、苯巴比妥等在组织中表观分布容积增大,药物达到稳态浓度的时间比预期要晚,药效作用持续较久,消除半衰期延长,在体内易形成贮存蓄积。

2. 药物与血浆蛋白的结合率　药物与血浆蛋白的结合率不但直接影响药物分布容积,还可以增加药物吸收速度,延缓并减少药物的代谢和排泄。血浆蛋白结合率高,游离药物浓度降低,反之则游离药物浓度升高。酸性药物易与白蛋白结合,碱性药物则易与 α_1-糖蛋白结合。α_1-糖蛋白随年龄增加而不变或升高，老年人在应用碱性药物如普萘洛尔时，结合型药物增加，游离型药物减少，药效可能降低。

同时，当药物合用时，不同药物对血浆蛋白结合具有竞争性相互置换作用，与蛋白结合部位亲和力较高的药物将另一种与蛋白结合力较低的药物置换出来，从而改变其他游离型药物的作用强度和持续时间。如保泰松、阿司匹林、苯妥英钠可将与蛋白结合的磺酰脲类降血糖药置换出来，使游离型药物浓度增高而引起低血糖；亦可使双香豆素从蛋白结合部位置换出来而引起出血等。

3. 组织血液灌注　老年人心排血量逐年降低，组织血液灌注量减少，也可影响药物到达组织器官的浓度、分布和作用强度。

4. 体液pH值　体液pH值随年龄增加而降低，对于老年人老说，可能会影响酸性、碱性药物的分布，但相对来说影响较小。

5. 药物与组织的亲和力　血脑屏障是血液与脑组织之间的屏障，极性小而脂溶性大的药物较易通过，对极性大而脂溶性小的药物则难以通过。随年龄增加，老年人血脑屏障的通透性相应增高，可使更多药物进入脑脊液，致使毒性作用增强。

（三）药物的代谢

药物的代谢是指药物在体内多种药物代谢酶的作用下发生化学结构变化的过程，又称为生物转化。绝大多数药物的代谢通过氧化、还原、水解、结合等反应进行。肝脏是药物代谢的主要器官。老年人肝血流量和功能性细胞量比成年人降低40%~65%；肝脏微粒体酶系统的活性也随之下降，肝脏代谢速度只有年轻人的65%。因此，老年人药物代谢减慢，血浆半衰期延长，易造成某些主要经肝脏代谢的药物蓄积。临床研究证实，老年人使用利多卡因、普萘洛尔、保泰松和异戊巴比妥等药物后，血药浓度增高，半衰期延长。因此，老年人在应用主要经肝脏代谢的药物时，应减少剂量、延长用药间隔，尤其是已有肝病的老年人，用药时更应该根据肝功能调整用药剂量和间隔时间。

老年人肝脏代谢药物的能力改变，不能采用一般的肝功能检查来预测，这是因为肝功能正常不一定说明肝脏代谢药物的能力正常。一般认为，血药浓度可反映药物作用强度，血浆半衰期可作为预测药物作用和用药剂量的指征。但是还应注意，血浆半衰期并不能完全反映药物代谢、消除过程和药物作用时间。如氨氯地平作为长效抗高血压药，其血浆半衰期长达30多小时，经过3~5个半衰期达到稳定降压效果，但其半衰期长是因为药物主要通过与血管平滑肌结合起效，致药物在体内分布容积大，而非清除率慢。

（四）药物的排泄

药物的排泄是指吸收进入体内的药物在经吸收、分布及代谢后，最终以药物原型或其代谢物的形式从体内排出体外的过程。药物的生物转化与排泄称为消除。药物排泄的途径有肾脏、胆汁、肠道、呼吸道、皮肤汗腺、乳汁等，其中肾脏是大多数药物排泄的主要器官。老年人肾体积减小、肾血流量减少、肾小球滤过率降低、肾小管的主动分泌功能和重吸收功能降低等原因，使主要经肾脏排泄的药物（如苯巴比妥、青霉素G、磺酰脲类降血糖药等）排泄时间延长，清除率降低，血浆半衰期延长。这是导致老年人易出现药物蓄积中毒的主要原因。老年人常见代谢或排泄减少的药物见表6-1。

因此，老年人用药时应减少剂量，延长给药间隔，特别是以原型排泄、治疗指数窄的药物，如地高辛、氨基糖苷类抗生素等，尤其需要引起注意。老年人如有心力衰竭、失水、低血压等病变，可进一步损害肾功能，用药时应更小心，最好能监测血药浓度。

表6-1 老年人代谢或排泄减少的药物

药物类别	在肝内代谢减少*	经肾排泄减少
抗生素		阿米卡星、庆大霉素、妥布霉素、链霉素、环丙沙星、呋喃妥因
利尿药		呋塞米、氢氯噻嗪、氨苯蝶啶、阿米洛利
心血管药	硝苯地平、氨氯地平、地尔硫䓬、维拉帕米、奎尼丁、普萘洛尔	卡托普利、依那普利、赖诺普利、喹那普利、地高辛、普鲁卡因胺
镇痛药和抗炎药	吗啡、布洛芬、哌替啶、普奈生、右丙氧芬	
镇静催眠药	阿普唑仑△、三唑仑△、氯氮䓬、地西泮、苯二氮䓬类、巴比妥类	
抗精神病药	丙咪嗪、地普帕明△、去甲替林、曲唑酮	利培酮▲
其他	左旋多巴	金刚烷胺、氯磺丙脲、西咪替丁、雷尼替丁、甲氨蝶呤

注：*根据大多数研究的结果；△只在男性老年人中；▲表示9-羟利司培酮是其活性代谢产物。

二、老年人药物效应动力学特点

药物效应动力学，简称药效学，是研究药物对机体的作用及作用机制的科学。老年药效学改变是指机体效应器官对药物的反应随老化而发生的变化。老年人药效学改变的特点包括：对大多数药物的敏感性增高、作用增强；对少数药物的敏感性降低；用药依从性差；药物耐受性下降；药物不良反应发生率增加。

1. 对大多数药物的敏感性增高　老年人对中枢神经系统药物（如镇静催眠药、镇痛药、抗抑郁药、抗精神病药）、心血管药物、抗凝药物、影响内环境的药物的敏感性增高，宜适当减少药物剂量。

2. 对少数药物的敏感性降低　老年人因心脏β受体数目及亲和力下降，对β受体阻滞剂（如普萘洛尔）和激动剂（如异丙肾上腺素）的敏感性降低，在使用同等剂量时减慢或加快心率的作用减弱。

3. 用药依从性差　老年人因记忆力下降、反应迟钝、对药物一知半解或不了解等原因，容易出现错服、漏服或多服的现象，从而影响药物的疗效。

4. 药物耐受性下降　老年人对药物的耐受性降低，具体表现如下。

（1）多药合用耐受性明显下降：与多药合用相比，老年人单一用药或少数药物合用的耐受性要好，如利尿剂、镇静药、催眠药各一种分别服用，耐受性较好，能各自发挥预期疗效。但若同时合用，老年人则不能耐受，易出现体位性低血压。

（2）对易引起缺氧的药物耐受性差：老年人由于呼吸系统、循环系统出现不同程度的功能降低，应尽量避免使用这类药物。如吗啡对呼吸有抑制作用，应慎用于老年人，禁用于患有慢性阻塞性肺气肿、肺源性心脏病、支气管哮喘等疾病的老年人。

（3）对损害肝脏的药物耐受性下降：老年人肝功能下降，对损害肝脏的药物，如盐酸苯乙双胍（降糖灵）、利福平等耐受力下降，应慎用于老年人。

（4）对排泄慢或易引起电解质紊乱的药物耐受性下降：老年人由于肾调节功能和酸碱代谢能力较差，机体对排泄慢或易引起电解质紊乱药物的耐受性下降，故使用剂量宜小、间隔时间宜长，还应注意检查药物的肌酐清除率。

（5）对胰岛素和葡萄糖耐受力降低：老年人由于大脑耐受低血糖的能力较差，易发生低血糖昏迷。在使用胰岛素的过程中，应注意识别低血糖的症状。

老化对部分药物效应的影响见表6-2。

表6-2 老化对部分药物效应的影响

药物类别	药物	作用	老化的影响
心血管药	血管紧张素Ⅱ	血压增加	↑
	普萘洛尔	变速作用	↓
	地尔硫䓬	急性抗高血压作用	↑
	非洛地平	抗高血压作用	↑
	维拉帕米	急性抗高血压作用	↑
	依那普利	急性抗高血压作用	↑
	哌唑嗪	急性抗高血压作用	—
	多巴胺	增加肌酐清除	↓
	异丙肾上腺素	变速作用	↓
		喷射分数	↓
		血管扩张	↓
	硝酸甘油	血管扩张	—
	去甲肾上腺素	急性血管收缩	—
	去氧肾上腺素	急性高血压作用	—
		急性血管收缩	—
	腺苷	心率效应	—
		血管扩张	—
支气管扩张剂	沙丁胺醇	支气管扩张	↑
	异丙托溴铵	支气管扩张	↓
利尿药	布美他尼	尿流和钠排泄	↓
	呋塞米	高峰利尿效应的延缓和强弱	↓
口服降血糖药	格列本脲	慢性降血糖作用	—
	甲苯磺丁脲	急性降血糖作用	↓
镇痛药	阿司匹林	急性胃、十二指肠黏膜损伤	—
	吗啡	急性镇痛作用	↑
	喷他佐辛	镇痛作用	↑

续表6-2

药物类别	药物	作用	老化的影响
镇静催眠药	地西泮	镇静作用	↑↑
	替马西泮	镇静作用	↑
	三唑仑	短效镇静作用	—
	苯海拉明	精神动力功能	—
抗精神病药	氟哌啶醇	镇静作用	↓
抗凝血药	肝素	激活部分凝血活酶时间	
	华法林	凝血酶原时间	↑
其他	阿托品	胃排空减少	—
	甲氧氯普胺	镇静作用	—
	左旋多巴	由于不良反应,剂量限制	↑

注:—表示无变化;↑表示增加;↓表示减少。

第二节 老年人药物不良反应

药物不良反应(adverse drug reaction,ADR)是指在使用常规剂量的药物防治或诊断疾病的过程中,由于药物本身作用或药物间相互作用而发生与用药目的无关的、不利或有害于患者的反应,包括药物副作用、毒性反应、变态反应、后遗效应、继发反应和特异质反应等。老年人各系统、器官功能及代偿能力随年龄增大而逐渐衰退,肝、肾功能减退,体内调节能力变差,机体耐受性降低,由于药代动力学的改变,对药物的敏感性发生变化,药物不良反应发生率增高。据统计,老年人发生药物不良反应的概率往往是青年人的3~7倍。医护人员要严格遵循老年人用药原则,合理给药,指导老年人和家属遵医嘱用药,减少或避免不良反应的发生,确保老年人用药安全。

一、老年人常见的药物不良反应

1. 精神症状　中枢神经系统,尤其大脑最易受药物作用的影响。老年人脑细胞数量减少、脑血流量下降和脑活力减退,对某些药物的敏感性增高,可导致神经系统的毒性反应,如吩噻嗪类、洋地黄、抗高血压药和吲哚美辛等可引起老年抑郁症;中枢抗胆碱药苯海索,可致精神错乱;老年期痴呆患者使用中枢抗胆碱药、左旋多巴或金刚烷胺,可加重痴呆症状。长期使用氨茶碱、咖啡因等可导致精神不安、焦虑或失眠。长期服用巴比妥类镇静催眠药可致惊厥,产生身体及精神依赖性,突然停药会出现戒断症状。因此,临床上老年人用药时,应注意观察其认知、情感等方面是否发生变化。

2. 体位性低血压　老年人动脉粥样硬化明显,血管运动中枢的调节功能没有年轻人灵敏,压力感受器发生功能障碍,不能灵活调节血压,即使没有药物的影响,也会因为体位的突然改变而产生头晕。使用抗高血压药、利尿剂、血管扩张药、三环类抗抑郁药时,尤其易发生体位性低血压。因此,在使用这些药物时应特别注意,尽可能取坐位或卧位,防止发生体位性低血压。

3. 耳毒性　老年人由于内耳毛细胞数目减少,故使用易在内耳聚集的药物如庆大霉素、链霉素等氨基糖苷类抗生素和多黏菌素时,易产生前庭症状和听力下降。前庭损害的主要症状有眩晕、头痛、恶心和共济失调；耳蜗损害的症状有耳鸣、耳聋。毛细胞损害后难以再生，可致永久性耳聋。因此，老年人最好避免使用此类抗生素和其他影响内耳功能的药物，如必须使用时应注意减量。

4. 尿潴留　三环类抗抑郁药（阿米替林、多塞平等）和抗帕金森病药（苯海索）有副交感神经阻滞作用，老年人使用这类药物可引起尿潴留，特别是伴有前列腺增生的老年人。所以在使用三环类抗抑郁药时，开始应以小剂量分次服用，逐渐加量。患有前列腺增生的老年人，使用呋塞米、依他尼酸等强效利尿剂也可引起尿潴留，在使用时应加以注意。

5. 药物中毒　老年人各个重要器官的生理功能减退，60岁以上老年人肾脏排泄毒物的功能比25岁时下降20%，70~80岁时下降40%~50%；肝脏血流量比年轻时下降40%，代谢功能也相应降低；老化致机体出现心功能减退，心排血量减少，窦房结内起搏细胞数目减少，心脏传导系统障碍。因此，老年人用药还容易产生肝毒性反应、肾毒性反应及心脏毒性反应。

二、老年人药物不良反应的特点

1. 易被误认为是老年病五联症　老年人因器官功能衰退，出现特有的老年病五联症，即精神异常、大小便失禁、跌倒、不思活动和生活能力丧失。而常见的药物不良反应又以精神异常（时间、地点、人物定向力障碍，情绪不稳，精神错乱等）和继发性体位性低血压引起的晕厥、跌倒最常见，易混淆。

2. 症状不典型，易与原发病混淆　如记忆力减退、心律失常、便秘、尿失禁等，易与老年人原发疾病或机体老化相混淆。

3. 药物矛盾反应多见　老年人用药治疗后容易出现与治疗效果相反的特殊不良反应。例如，硝苯地平治疗心绞痛会加重心绞痛，甚至诱发心律失常；应用糖皮质激素抗过敏时出现过敏反应。

三、老年人发生不良反应的常见药物

（一）抗高血压药

老年人对抗高血压药的耐受性较低，或压力感受器反应障碍，易发生体位性低血压，降压宜从小剂量开始、个体化用药。多数高血压患者需要终身用药，不同类型的抗高血压药有各自的适应证和不良反应。

1. β受体阻滞剂　常用药物有普萘洛尔、阿替洛尔、美托洛尔、比索洛尔等，老年人因自身肝功能减退和血浆蛋白含量降低等，而致不良反应增加，如头痛、眩晕、嗜睡、心动过缓、低血压、心脏传导阻滞、高血糖等，大剂量使用时还可诱发哮喘发作或加重心力衰竭。合并房室传导阻滞、哮喘、糖尿病、高尿酸血症的老年人不宜应用本类药物。

2. 钙通道阻滞剂　二氢吡啶类钙通道阻滞剂如硝苯地平、氨氯地平、非洛地平等，可引起头痛、面部潮红、心率加快、下肢踝部水肿等不良反应，其中硝苯地平偶有升高血糖作用。非二氢吡啶类钙通道阻滞剂如维拉帕米、地尔硫䓬等可引起窦性心动过缓和房室传导阻滞。

3. 血管紧张素转换酶抑制剂　如卡托普利、依那普利、贝那普利等，降压作用较强，除本身易致刺激性干咳和血管神经性水肿外，还易出现低血压、心脏供血不足和脑缺血晕厥。

4. 血管紧张素Ⅱ受体拮抗剂　如氯沙坦、缬沙坦等，不良反应较血管紧张素转换酶抑制剂少，耐受性好，常见不良反应为低血压、轻微头痛、头晕等。

5. 利尿剂　如氢氯噻嗪、螺内酯等，降压效果好。但氢氯噻嗪除了可能会引起低钾血症以外，还会影响血脂、血糖和血尿酸代谢，合并痛风的人群禁用；螺内酯可引起高钾血症。

6. α受体阻滞剂　如哌唑嗪、特拉唑嗪等，易致体位性低血压，首次服药时更容易发生。因此首次服药剂量应减半,睡前服用,并尽量避免夜间起床。

7. 其他抗高血压药　可乐定、甲基多巴等中枢性抗高血压药,可使老年人出现极度镇静、嗜睡、眩晕等反应,长期应用利血平易导致抑郁症,老年人应慎用。

(二) 降血糖药

老年糖尿病患者是一个特殊的群体,患者常伴发多种慢性并发症,治疗依从性差,常出现血糖波动。对于认知功能健全且预期寿命较长的老年糖尿病患者,应与其他年龄段人群一致,采取较严格的治疗标准;对于存在健康问题的老年人,可适当放宽血糖控制标准。无论是口服降血糖药还是注射胰岛素,在兼顾降血糖效果的同时更要强调用药的安全性,因老年人肝、肾功能减退而易出现低血糖,应从小剂量开始逐步增加剂量。胰岛素对过敏性体质患者有可能引起过敏性休克、血管神经性水肿等。二甲双胍适用于肥胖的老年 2 型糖尿病患者,此药主要经肾脏排泄,可引起乳酸酸中毒和酮尿,严重肾脏病老年人应慎用。降血糖药氯磺丙脲因其在老年人中半衰期延长,能引起持久的、严重的低血糖,不宜应用于老年人。α-葡萄糖苷酶抑制剂(阿卡波糖)在老年人中应用较安全。

(三) 抗心绞痛药

老年人应用硝酸甘油可引起头晕、头痛、心率加快,诱发或加重青光眼;老年人用硝苯地平后可出现面部潮红、心悸、头痛等反应。

(四) 抗心律失常药

大多数抗快速型心律失常的药物都具有负性肌力作用,可出现心动过缓、房室传导阻滞等,严重者可诱发或加重心力衰竭而出现呼吸困难、低血压。因此,老年心力衰竭患者应在医师指导下使用此类药物。此外,老年人使用利多卡因可引起眩晕、感觉异常、意识模糊等精神症状;使用胺碘酮可出现室性心动过速;使用美西律可出现眩晕、低血压、手足震颤、心动过缓和房室传导阻滞。抗心律失常药大多安全范围较窄,容易剂量过大或联合用药造成或加重心律失常,严重时可导致尖端扭转型室性心动过速而死亡,故使用时应在心电监护下进行。

(五) 抗生素

老年人由于免疫功能低下,易患感染性疾病,使用抗生素的概率较高。在老年感染性疾病的治疗过程中,抗生素的应用原则与成年人一般无大的差异,但老年人机体功能减退,对于抗生素的选择、剂量、给药间隔时间等应遵循个体化原则,严密观察有无不良反应。抗生素常见不良反应如下。

1. 肝毒性　老年人肝功能减退,使主要经肝代谢和灭活的抗生素(如红霉素、利福平、乙胺丁醇、抗肿瘤抗生素等)血药浓度升高、半衰期延长,并导致毒副反应增加,故合并肝病的患者应慎用或禁用。

2. 肾毒性　老年人伴有肾功能减退,使以原型从肾排泄的抗生素清除减慢,血药浓度升高,半衰期延长,而易发生蓄积性中毒。氨基糖苷类、四环素类、头孢菌素类可引起肾损害,庆大霉素、卡那霉素与利尿剂合用还可加重耳毒性。老年人一般不宜选择此类药物,必须使用时应减量或延长间隔时间,注意监测尿和肾功能。一旦发现蛋白尿、管型或红细胞增多,应立即停药。

3. 二重感染　老年人大量长期应用广谱抗生素,可导致肠道菌群失调或真菌感染等并发症,表现为肺部感染、假膜性肠炎、尿路感染等。老年人免疫功能低下,若出现二重感染,病情不易控制,甚至危及生命。因此,老年人尽量不要长期使用广谱抗生素。

4. 胃肠道反应　大多数老年人口服抗生素可引起食欲减退、恶心、呕吐、腹痛、腹泻等反应,应用时密切观察有无胃肠道反应,并及时给予对症处理。

(六) 抗胆碱药

老年人应用阿托品,可诱发或加重老年性青光眼,甚至可致盲;阿托品、苯海索还可使前列腺增生的男性老年人排尿括约肌抑制而导致尿潴留。

(七)激素类药

糖皮质激素在临床应用较多,如泼尼松、地塞米松等,但必须慎重使用并严密观察,以减少或避免不良反应的发生。若长期应用,可致向心性肥胖(满月脸、水牛背)、痤疮、多毛、高血压、高血糖、骨质疏松症、无菌性股骨头坏死等;其抗免疫作用致使机体防御抵抗能力下降而诱发或加重感染;因增加胃酸和胃蛋白酶原分泌、抑制蛋白质合成与组织的修复能力,可诱发或加重消化性溃疡,严重时突发出血或穿孔。

(八)解热镇痛药

解热镇痛药如阿司匹林、对乙酰氨基酚,对发热尤其是高热的老年人,可导致大汗淋漓,血压及体温下降,四肢冰冷,严重者甚至发生虚脱。长期服用阿司匹林、吲哚美辛等可导致胃黏膜损伤出血,呕吐咖啡色物及引起黑便。吲哚美辛还可引起头痛、眩晕等神经系统症状;保泰松可引起骨髓抑制;吗啡具有镇静和抑制呼吸中枢的作用。

(九)镇静催眠药

镇静催眠药主要包括苯二氮䓬类和巴比妥类。与巴比妥类相比,苯二氮䓬类药安全范围大,常用药物有阿普唑仑、地西泮、氟西泮等,但老年人长期服药后,易引起神经系统抑制,表现为嗜睡、四肢无力、意识模糊,甚至可引起老年性抑郁症,用药宜减量,且不宜长期用药。老年人对巴比妥类药敏感性增高,多数老年人应用后出现兴奋、激动、精神反常等作用,并可产生药物依赖性,应避免使用。

(十)抗精神病药

老年人对三环类抗抑郁药(如阿米替林、多塞平)敏感性增强,用药后其抗胆碱能和镇静作用强,易发生便秘、尿潴留、口干、视物模糊、精神错乱和心律失常等,故青光眼与前列腺增生老年人禁用。吩噻嗪类药物如氯丙嗪,不仅可阻断网状结构上行激活系统的α受体,具有较强的镇静作用,还可阻断外周α受体,直接扩张血管引起血压下降,故应用氯丙嗪后易致体位性低血压。

四、老年人药物不良反应发生率高的原因

1. 同时接受多种药物治疗　老年人常多病共存,同时接受多种药物治疗,易发生药物的相互作用,加强或减弱药物的效果,增强药物的不良反应。现已证实老年人药物不良反应的发生率与用药种类呈正相关。据统计,同时用药5种以下者,药物不良反应发生率为6%~8%,同时用6~10种时升至40%,同时用15~20种以上时发生率升至70%~80%。

2. 药动学和药效学改变　老年人各器官功能随年龄增加而减退,由于老年药动学改变,药物在老年人血液和组织内的浓度发生改变,导致药物作用增强或减弱。在药效欠佳时,临床医师常加大剂量,造成药物不良反应发生率增高。此外,老年人机体内环境稳定性减退,中枢神经系统对某些药物特别敏感,镇静药易引起中枢过度抑制;老年人免疫功能下降,使药物变态反应发生率增加。

3. 滥用非处方药　有些老年人缺乏医药知识,擅自服用和滥用滋补药、保健药、抗衰老药和维生素等,用药的次数和剂量不当,易发生药物不良反应。

4. 用药依从性差　老年人常患有多种慢性病,用药种类多,且需长期给药,导致老年人不能够严格遵医嘱用药,用药依从性差。用药不足使症状不受控制;用药过量致不良反应增多;突然停药引起停药综合征和症状反跳,以及产生耐药性。

第三节　老年人的用药原则

合理用药(rational administration of drug)是指根据疾病种类、患者状况和药理学理论选择最佳的药物及其制剂,制定或调整给药方案,以达到有效、安全、经济地预防和治愈疾病的措施。老年人由于各器官储备功能及身体内环境稳定性随年龄增加而衰退,因此,对药物的耐受程度及安全幅度均明显下降。国内临床合理用药指南普遍采用塞在金教授推荐的老年人用药六大原则。

一、受益原则

药物对人体既有治疗作用,也有毒副作用。用药前应根据老年人的特殊生理和病理因素,正确做出诊断,权衡利弊,确保利大于弊。执行受益原则应注意:①要求老年人用药要有明确的指征。②要求用药的受益/风险比值>1。只有药物治疗好处>风险的情况下才可用药;有适应证而用药的受益/风险比值<1 者,不用药。例如,对于老年人的心律失常,当既无器质性心脏病又无血流动力学障碍时,长期应用抗心律失常药可使死亡率增加,因此,应尽可能不用或少用抗心律失常药。又如无危险因素的非瓣膜性心房颤动的成年人,未采用抗凝治疗时每年发生脑卒中的危险仅0.6%,若用抗凝治疗则并发出血的危险每年约1.3%,因此,这类患者无须抗凝治疗。③要求选择疗效确切而毒副作用小的药物。

二、5 种药物原则

许多老年人多病共存,常多药合用。过多使用药物不仅增加老年人经济负担,而且还增加药物相互作用,用药依从性下降。虽然并非所有药物的相互作用都能引起药物不良反应,但无疑会增加多药合用潜在的危险性。联合用药种类越多,药物不良反应的发生率越高。对患有多种疾病的老年人,不宜盲目应用多种药物,可单用药物时绝不联用多种药物,用药种类尽量简单,最好5种以下,治疗时分轻重缓急,注意药物间潜在的相互作用。若用药超过5种,则应考虑药物不良反应及是否都是必需用药等问题。

执行5种药物原则时要注意以下几点。①了解药物的局限性:许多老年性疾病尚未有相应有效的药物治疗,若用药过多,药物不良反应的危害反而大于疾病本身。②抓主要矛盾,选主要药物治疗:凡疗效不明显、耐受差、未按医嘱服用药物时应考虑终止使用药物;病情不稳定可适当增加药物种类,病情稳定后要遵守5种药物原则。③选用具有兼顾治疗作用的药物:如高血压合并心绞痛者,可选用β受体阻滞剂或钙通道阻滞剂;高血压合并前列腺增生者,则应首选α受体阻滞剂。④重视非药物治疗:老年人并非所有自觉症状、慢性病都需药物治疗,非药物治疗能奏效的应首选非药物治疗。治疗过程中若病情好转、治愈或达到疗程时应及时减量或停药。如轻度消化不良,只要注意饮食卫生、纠正饮食习惯即可避免用药;睡眠不好者,可通过调整生活方式来改善,如睡前用热水泡脚、饮一杯热牛奶;避免晚间过度兴奋的因素,如吸烟、喝浓茶、喝咖啡等;老年便秘患者可多食粗纤维食物或按摩腹部等。⑤忌滥用补药和保健品:凡是药物都有一定的毒副作用,老年人用药一定要有明确的适应证。健康老年人一般不需要服用补药;体弱多病的老年人,适当服用滋补药物也应在医师指导下服用。

三、小剂量及个体化原则

老年人由于肝、肾功能减退,白蛋白降低,脂肪组织增多,药物在体内的代谢减慢和排泄时间延长,致使药物浓度增加,故用药量应少于成人。《中华人民共和国药典》规定老年人用药量为成人用药量的3/4;一般开始剂量用成人用药量的1/3~1/2,然后根据临床反应调整剂量,直至出现满意疗效而无药物不良反应为止。遵循小剂量原则应注意:①对于首次负荷量药物(如利多卡因、胺碘酮),为确保药物及时起效,老年人首次可用成人剂量的下限,小剂量主要体现在维持量上。②大多数药物不需要使用首次负荷量,小剂量主要体现在开始用药阶段。只有把药量掌握在最低有效量,才是老年人的最佳用药剂量。

老年人之间个体差异大,健康状况极不均一,用药剂量的确定,在小剂量的基础上还要遵守剂量个体化原则,主要根据老年人的年龄、体重、肝功能、肾功能、健康状况、对药物的敏感性和耐受性等进行综合考虑。高龄、体重轻、身体状况差的老年人更应酌情减少用药剂量。老年人用药要以获得最大疗效和最小不良反应为准则,从小剂量开始,逐渐达到适宜个体的最佳剂量。

四、择时原则

择时原则即根据时间生物学和时间药理学的原理,选择最合适的用药时间进行治疗,以提高疗效和减少毒副作用。许多疾病的发作、加重与缓解都具有昼夜节律变化,如夜间容易发生脑血栓形成、哮喘和变异型心绞痛,类风湿关节炎常在清晨出现关节僵硬,急性心肌梗死和脑出血常在上午发生;药动学、药效学也有昼夜节律变化,如白天肠道功能相对亢进,用药比夜间吸收快、血药浓度高;夜间肾功能相对低下,主要经肾排泄的药物排泄速度减慢,血药浓度维持时间较长;阿司匹林早晨给药的生物利用度大、疗效好,上午胰岛素的降血糖作用强于下午。因此,执行用药择时原则时,主要根据疾病的发作、药动学和药效学的昼夜节律变化来确定最佳用药时间,如主张变异型心绞痛患者睡前服用长效钙通道阻滞剂;抗高血压药应在血压高峰前给药,不要在血压低谷前给药,一般早晨起床后到中午为血压高峰。老年人常用药物最佳用药时间见表6-3。

表6-3 老年人常用药物最佳用药时间

药物类别	用药时间
抗高血压药	杓性高血压:早晨服用长效抗高血压药。非杓性高血压:早晨、晚上分别服用长效抗高血压药
降血糖药	格列本脲应饭前半小时服用;二甲双胍应饭后服用;阿卡波糖应与第一口饭同服
抗心绞痛药	变异型心绞痛患者应睡前服用长效钙通道阻滞剂;劳力性心绞痛患者应早晨服用长效硝酸盐、β受体阻滞剂及钙通道阻滞剂;强心药凌晨服用药效较强
平喘药	宜早上服用
调血脂药	宜晚上服用
胃肠解痉药	饭前服用
促消化药	饭时服用
对胃有刺激性的药物	饭后服用
铁剂	饭后服用
催眠药	睡前服用

五、暂停用药原则

老年人在用药期间,应密切观察病情,一旦出现新的症状或不适,应考虑是药物的不良反应还是病情进展。前者应立即停药,后者则应增加药物或调整药物。对于服药后的老年人出现新的不适,停药受益可能多于加药受益。因此,暂停用药是现代老年病学中简单、有效的干预措施之一。

六、及时停药原则

当老年人的病情得到有效控制后,应及时停药,以减少药物不良反应的发生。遵循及时停药原则需注意:①感染性疾病、发热、疼痛得到控制或症状消失后应立即停药;②对于病情复杂且易复发的疾病,如抑郁症、癫痫、结核病等,疗程结束时应及时停药,但应缓慢停药不能突然停药;③凡疗效不确切、耐受性差、未按医嘱使用的药物应及时停药;④高血压、糖尿病、慢性心力衰竭等需长期服药的疾病不能停药。

第四节 老年人安全用药的护理

随着年龄增加,老年人记忆力减退,学习新事物的能力下降,对药物的治疗目的、用药时间、用药方法常不能正确理解,影响用药安全和药物治疗的效果。老年人由于机体生理功能衰退,用药后不良反应发生率高,这些因素往往影响老年人安全用药和药物治疗效果。因此,运用药理学知识指导老年人正确用药,减少用药差错是护理工作的一项重要内容。

一、全面评估老年人用药情况

1. 用药史 详细评估老年人的用药史,建立完整的用药记录,包括既往和现在的用药记录、药物过敏史、引起不良反应的药物,以及老年人对其所用药物的作用、用法、不良反应和注意事项的了解情况。

2. 各系统老化程度 仔细评估老年各系统和主要脏器的功能情况,如吞咽能力、肝功能、肾功能、胃肠功能、心功能、呼吸功能等,以及老年人的中枢神经系统功能和生活自理能力。使用对脏器功能有损害的药物时,应对相应的脏器功能进行检查。亦可通过一些相关检查,如B超、心电图、脑电图、胸片、CT等,对各脏器功能进行全面评估。此外,还应评估老年人的分析判断能力、反应能力和描述疾病症状的能力。

3. 用药能力 包括视力、听力、阅读能力、理解能力、记忆力、吞咽能力、获取药物的能力、发现不良反应的能力、识别变质药物的能力等,以及应用药物的最佳时间、药物与食物的相互影响、多种药物的配伍禁忌常识等用药知识。如是否有能力自己准备药物,包括开关瓶盖、从药袋或药瓶中取出药物、计算用量、阅读说明书、辨认刻度等。老年人由于视力和听力减退,阅读、理解能力和记忆力减退,常出现误服、漏服、重服、多服药物等情况,不但影响药物的疗效,还可能增加药物的不良反应或意外发生。因此,要重视对老年人服药能力和知识的评估,对于不具备自己用药能力的老年人,其家庭成员应协助其用药。

4. 心理-社会状况 了解老年人的文化程度、饮食习惯、家庭经济状况,对疾病的态度,对当前治疗方案和护理计划的认识程度和满意度,家庭的支持情况,有无生活特殊嗜好(吸烟、饮酒、饮茶等),对药物有无依赖、怀疑、期望、恐惧等心理,对医护人员的信任程度,以及对治疗和护理方案的依从性心理。

二、密切观察老年人药物不良反应

老年人药物不良反应发生率高,且发生不良反应的症状不够典型,易混淆成原发病症状。因此,护士要严格遵医嘱正确用药,密切观察药物的不良反应,提高老年人的用药安全。

1. 密切观察药物不良反应　给药期间加强与老年人的沟通,对于理解能力尚可的老年人,护士在给药前,用通俗易懂的语言解释用药后可能出现的情况,以及了解老年人是否有不适或异常感觉。对于老年人用药后可能出现的不良反应,要及时处理。例如,对使用抗高血压药的老年人,要注意提醒其站立、起床时动作要缓慢,避免体位性低血压;使用降血糖药时有无低血糖。

2. 注意观察药物矛盾反应　老年人在用药后容易出现药物矛盾反应,所以用药后要细心观察。一旦出现药物矛盾反应,要及时停药、就诊,根据医嘱改服其他药物。

3. 注意药物之间的相互作用和配伍禁忌　老年人用药种类较多,应注意不同药物之间的相互作用和配伍禁忌,避免药物之间因协同或拮抗作用影响疗效,甚至对机体造成损伤。另外,在不了解中、西药相互作用的情况下,应间隔服用。

4. 定期监测血药浓度和生化指标　对于住院老年人,护士应定时监测生命体征、心电图变化,采集血液标本检测肝、肾功能及生化指标等,发现异常时应及时报告医师。出院后在家用药的老年人,如果经济条件许可,最好自备血压计、体温计,便于及时监测生命体征,并定期到医院复查。用药期间如出现异常情况,应立即停药,保存好残药,迅速到医院就诊。

三、老年人安全用药指导

(一)选择合理的给药途径和时间

根据病情选择正确给药方法和最佳用药时间,口服给药最安全、方便,若病情允许,尽量选择口服给药。

1. 口服给药　吞咽困难的老年人不宜选用片剂、胶囊制剂,宜选用液体制剂,如冲剂、口服液等。掌握最佳的用药时间,如健胃药饭前服用效果最好,对胃有刺激性的药物应在饭后服用。

2. 注射给药　老年人由于皮肤弹性组织减少,常造成注射部位出血;肌肉对药物的吸收能力较差,注射后疼痛明显或易形成硬结。故一般不主张用皮下注射和肌内注射给药。必须采用肌内注射时,护士在注射前应认真选择注射部位;糖尿病患者注射胰岛素时,应有计划地交替更换注射部位,避免同一部位反复注射引起组织坏死。

3. 静脉给药　若患急性病、急性感染伴有高热、病情危重需静脉给药时,护士应考虑老年人心脏的功能状况,尽量减少输入液体的量和控制给药的速度,预防循环超负荷。在输注葡萄糖时要警惕老年人有无糖尿病,若有糖尿病,应加适量的胰岛素和钾盐。

4. 其他方式给药　综合考虑老年人病情和用药安全性,适当选择舌下含化、雾化吸入、直肠给药等。

(二)提高老年人用药依从性

老年人用药依从性差的原因:记忆力减退,容易忘记用药或错用药;担心药物不良反应;经济收入减少,生活相对拮据;家庭、社会的支持不够;盲目听信广告,擅自购买所谓的特效药,拒绝到医院就诊等。用药依从性差会影响治疗效果。提高老年人用药依从性的护理措施如下。

1. 加强药物护理

(1) 住院的老年人：护士应耐心解释药物治疗的目的和重要性，严格执行给药操作规程，按时将早晨空腹服、餐前服、餐后服、睡前服的药物分别送到老年人床前，并照护其服下。

(2) 出院带药的老年人：护士要通过口头和书面的形式，用通俗易懂、简单明了的语言向老年人解释药物名称、剂量、用药时间、疗程和不良反应。用较大字体的标签注明用药方法、剂量、时间，以便老年人识别。定期随访，了解老年人用药情况。

(3) 空巢、独居的老年人：护士可将老年人每天需要服用的药物放置在专用的药品盒内，分格存放，每个小格标明用药的方法、剂量和时间，并将药品盒放置在醒目的位置，促使老年人养成按时用药的习惯。此外，社区护士定期到老年人家中清点剩余药片数目、检查药品质量，也有助于提高老年人的用药依从性。

(4) 精神异常或不配合治疗的老年人：护士要协助和督促老年人用药，并确定其是否将药物服下。老年人若在家中，应要求家属配合做好协助督促工作，可通过电话追踪，确定老年人的用药情况。

(5) 吞咽困难与意识不清的老年人：一般通过鼻饲管给药。对意识清楚但有吞咽障碍的老年人，首选液体制剂，必须服用片剂时可加工制作成糊状物后再给予服用。

(6) 外用药物者：护士应向老年人详细说明外用药的名称、用法及用药时间，在盒子外贴红色标签，注明外用药不可口服，并告知家属。

2. 开展健康教育 护士可借助宣传媒介，采取专题讲座、小组讨论、分发宣传材料、个别指导等综合性教育方法，通过门诊教育、住院教育和社区教育3个环节紧密相扣的全程健康教育计划的实施，循序渐进地加强对老年人疾病相关知识、药物的作用及自我护理技能的强化，尤其是高血压、糖尿病、冠心病等慢性病的知识教育，增加老年人对疾病的认知，提高老年人的自我管理能力，促进其服药依从性的提高。开展对老年人安全用药知识的教育，指导老年人不要随意购买及服用特效药、广告药，应在医师指导下正确用药，切忌症状好转时自行停药、症状加重时擅自加药。

3. 建立合作性护患关系 护士多与老年人交谈，邀请老年人讨论对病情、治疗和用药过程的看法和感受，倾听老年人的治疗意愿，注意老年人是否非常关注费用，鼓励老年人参与治疗方案与护理计划的制订。与老年人建立良好的合作性护患关系，增强老年人对医护人员的信任，使老年人对治疗充满信心，形成良好的治疗意向，促进其用药依从性。与家属多沟通，鼓励家属多关心老年人，协助和督促老年人用药。来自家庭的关爱会增强老年人战胜疾病的信心，更好地提高用药依从性。

4. 行为治疗 ①行为监测：建议老年人记用药日记、病情自我观察记录等，强化用药的依从性。②刺激与控制：将老年人的用药行为与日常生活习惯联系起来，如设置闹钟或醒目小卡片提醒用药时间，并将药物放在固定、易看到的地方。③强化行为：当用药依从性好时及时给予肯定，依从性差时给予适当批评。

5. 指导老年人正确保管药品 指导老年人正确存放药品，定期整理药柜，保留常用药和正在服用的药物，弃除过期或变质的药物。①避免影响药物稳定性的因素：药物应保管和存放在干燥通风处，避免潮湿、高温和阳光直射。②常用药物分类保存：内服药和外用药分开，外用药要用醒目的颜色做上标记，避免老年人因视力不好而拿错、误服。③所有药物均应保留原始包装：所有药物标签要完整、清晰，标签上要写明药物名称、规格、作用、用法、用量、注意事项、有效期等内容；对外包装或说明书字体较小的内容，用老年人可以看清楚的大字体重新标明。定期检查药物是否在有效期内，以及时扔掉过期药品。

6. 正确解释用药后的特殊反应 部分药物在使用期间会出现特殊反应，为正常的药物反应，而非不良反应,应向老年人充分解释,使其解除疑虑、坚持服药。如服用利福平后会引起尿液、汗液、唾液等排泄物呈橘红色;服用铋剂使粪便呈黑色;服用维生素 B_2 使尿液呈黄绿色等。

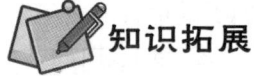
知识拓展

用药依从性的评价

Morisky 用药依从性量表(8 条目)已广泛应用于慢性病患者用药依从性的评价研究。8 个条目如下。

(1)您是否有时忘记用药?

(2)在过去的 2 周内,是否有一天或几天您忘记服药?

(3)治疗期间,当您觉得症状加重或出现其他症状时,您是否未告知医生而自行减少药量或停止服药?

(4)当您外出旅行或长时间离家时,您是否有时忘记随身携带药物?

(5)昨天您服药了吗?

(6)当您觉得自己的症状已经得到控制时,您是否停止过服药?

(7)您是否觉得坚持治疗计划有困难?

(8)您觉得记住按时按量服药困难吗?

评价标准:问题(1)~(4)、(6)~(7)答"是"记 0 分,答"否"计 1 分;问题(5)答"是"计 1 分,答"否"计 0 分;问题(8)的备选答案为"从不""偶尔""有时""经常""总是",依次计 1 分、0.75 分、0.5 分、0.25 分和 0 分。量表满分为 8 分,得分<6 分表示依从性低,6~8 分表示依从性中等,8 分表示依从性高。

[来源:MORISKY D E, ANG A, KROUSE-WOOD M, et al. Predictive validity of a medication adherence measure in an outpatient setting [J]. J Clin Hypertens (Greenwich), 2008, 10(5): 348-354]

(三)加强用药的健康指导

1. 加强老年人用药的解释工作　护士要以老年人能够接受的方式,向其解释药物的种类、名称、用药方式、药物剂量、药物作用和有效期等,并预先告诉老年人可能出现的不良反应及处理方法,有助于提高依从性。必要时,以书面的方式,在药袋上用醒目的颜色标明用药的注意事项。此外,要反复强调正确用药的方法和意义。

2. 鼓励老年人首选非药物性措施　指导老年人如果能以其他方式缓解症状,尽量不要用药,如失眠、便秘和疼痛等,应先采用非药物性措施解决。

3. 指导老年人不随意购买及服用药物　身体健康的老年人只要注意调节好日常饮食,注意营养,科学安排生活,保持平衡的心态,就可以达到健康长寿的目的,一般不需要服用滋补药、保健药、抗衰老药和维生素。选药要有针对性,在购买之前仔细阅读药品说明书,对症购药;对体弱多病的老年人,要在医师的指导下辨证施治,适当服用滋补药物,切忌盲目听从宣传员或广告讲解购买;切忌一次性购买过多药物,导致失效浪费。

4. 注意药物与食物之间的相互作用　服药期间要节制吸烟、饮酒行为。尼古丁可增加药物毒性,影响肝脏解毒功能。乙醇可使多种药物毒性增加。此外,因茶中鞣酸可使药物失去活性,服药时不可以茶代水。

5. 加强家属的安全用药教育　对老年人进行健康指导的同时,还要重视对其家属进行有关安全用药知识的教育,使他们学会正确协助和督促老年人用药,能够识别老年人用药后的常见不良反应,防止用药不当造成意外。

6. 合理应用抗生素,避免二重感染　随着年龄增加,老年人抵抗力减退,发生感染的概率增高,若盲目地反复使用抗生素或长期大剂量应用抗生素,易发生药物的敏感性降低,且易发生二重感染。老年人抗生素的使用应严格掌握适应证,不乱用抗生素,坚持定时定量,感染控制后及时停用抗生素。

四、老年人药物不良反应的预防措施

1. 遵循老年人的用药原则　老年人用药要有明确指征,并非所有症状、慢性病都需要药物治疗。必须用药时要注意个体差异,从小剂量开始,依据择时原则选择药物最佳作用时间给药。多药合用时遵循受益原则和5种药物原则酌情用药,避免盲目联合用药。用药过程中连续性动态观察,根据病情和疗效及时调整剂量,一旦出现不良反应,立即停药并做好相应处理。

2. 合理选用药物剂型　根据病情选择给药方法,如病情允许尽可能选择口服给药。对有吞咽困难的老年人,不宜选用片剂、胶囊制剂,宜选用冲剂、口服液等剂型。老年人肌肉对药物的吸收能力较差,注射后疼痛较显著或易形成局部硬结,应尽量减少注射给药。对口腔黏膜干燥的老年人,服用片剂、胶囊制剂时要给予充足的水送服;胃肠功能不稳定的老年人不宜服用缓释剂,因为胃肠功能改变影响缓释药物的吸收;不能将控释片、缓释片及肠溶片掰碎后服用,不能将胶囊内的粉剂倒出服用,不能将特定保护的糖衣片压碎后服用,不能将注射剂改为口服、将口服药改为外用。由于体温下降,血液循环减慢,老年人使用栓剂药物需要更长的融化时间。

3. 规定适当的用药时间和用药间隔　根据老年人的用药能力、生活习惯,给药方式尽可能简单,当口服药物与注射药物疗效相似时,宜采用口服给药。由于许多食物和药物同时服用会导致相互作用而干扰药物的吸收,如服用铁剂时不可与牛奶、浓茶、咖啡同时服用,同服的话会引起铁的吸收障碍;维生素C则可促进铁的吸收。此外,给药间隔过长则达不到治疗效果,而频繁给药又容易引起药物中毒。因此,在安排用药时间和用药间隔时,尽量减少用药品种和用药次数,采用长效制剂,既要考虑老年人的作息时间,又要保证有效的血药浓度。

4. 指导、协助老年人遵医嘱用药　老年人由于记忆力减退和对疾病的认知不足等原因,易出现用药依从性较差,常不能遵医嘱用药,出现漏服、重服药物和随意增减药物剂量的情况,或不按疗程用药。因此,对老年人用药要多加指导,告知药物的名称、剂量、使用方法和服用时间(饭前、饭后、睡前),必要时护士以书面形式告知家属,做到按时按量用药。对缺乏自己用药能力的老年人,护士或家属应做到服药到口。

5. 谨防药物过敏　当老年人使用有致敏倾向的药物(如青霉素、头孢菌素、普鲁卡因等)时,用药前一定要详细询问用药史、过敏史、家族史等,过敏试验阴性方可使用。应用过程中仍要继续严密观察,发现异常及时处理。如确认老年人对某种药物过敏,应及时告知老年人及家属,并在病历上做药物过敏的标记。指导老年人在就诊时应向医生说明既往过敏性药物,避免医生开同类药物再次引起过敏反应。

6. 检查药物质量　护士应教会老年人和家属检查药物质量的方法,包括检查生产日期、批号和有效期,观察药物的颜色,注意有无发霉或变质。嘱老年人不要过量购买药品和长期放置中成药制剂,定期检查家庭药箱,及时弃除过期、变质药品。

7. **慎用新药** 使用新药时要特别谨慎,由于较短时间内新药的毒副作用尚未被发现,故应慎用,必须使用时从小剂量开始,密切观察药物的疗效和不良反应,有疑问时尽早向医生咨询,并及时与老年人及家属沟通。

8. **定期监测血药浓度和病情变化** 定期监测血药浓度和生化指标,既可调整剂量提高疗效,又可避免药物不良反应的发生。特别是应用治疗指数低、安全范围窄、个体差异大的药物,或长期服用某一药物的老年人,要注意监测血药浓度,以达到临床安全、有效、合理用药。给药期间加强与老年人的沟通,观察是否有不适表现;对于出院的老年人,应指导老年人及家属,用药期间一旦出现异常情况应立即停药,保存好残药,迅速到医院就诊。

9. **心理护理** 老年人服药期间,护理人员应多与老年人沟通、交流,做好心理护理。鼓励老年人说出服药后的不适或异常感觉。当发现老年人对药物治疗有错误认识、不按医嘱服药或过度依赖药物等情况时,应倾听老年人想法,以其能接受的方式进行说明和疏导,建立合作性的护患关系,帮助老年人解除疑虑,合理用药。

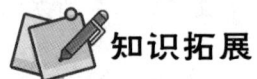

假药与劣药

1. 有下列情形之一的,为假药。
(1)药品所含成分与国家药品标准规定的成分不符。
(2)以非药品冒充药品或者以他种药品冒充此种药品。
(3)变质的药品。
(4)药品所标明的适应证或者功能主治超出规定范围。

2. 有下列情形之一的,为劣药。
(1)药品成分的含量不符合国家药品标准。
(2)被污染的药品。
(3)未标明或者更改有效期的药品。
(4)未注明或者更改产品批号的药品。
(5)超过有效期的药品。
(6)擅自添加防腐剂、辅料的药品。
(7)其他不符合国家药品标准的药品。

禁止未取得药品批准证明文件生产、进口药品;禁止使用未按照规定审评、审批的原料药、包装材料和容器生产药品。

[来源:摘自从2019年12月1日起施行的《中华人民共和国药品管理法》第九十八条禁止生产(包括配制)、销售、使用假药、劣药]

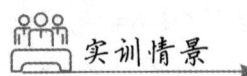

【**实训目的**】 ①能正确判断老年人出现变化是否为药物不良反应。②学会运用药物知识对出现的药物不良反应做出应对和初步处理。③使学生掌握与老年人有效沟通的技巧,给予老年人用药指导及健康教育,培养学生尊重、关爱老年人的良好品质和为老年人健康服务的良好医德。

【实训情景】 赵某,女,65岁,既往有支气管哮喘病史。因患有高血压、冠心病,服用普萘洛尔导致哮喘复发。①请对赵奶奶的健康状况进行评估,并对其出现的病情变化做出解释。②请为赵奶奶开展用药指导及健康教育。

【实训要点】 ①在教师的指导下,学生3~4人为一组进入实训地点。根据赵奶奶具体情况合理安排时间,必要时分次分段进行。②要注意采用体贴的语气,保持语音清晰,语言通俗易懂,并减慢语速、适时停顿,必要时重复,来增进与老年人之间的情感交流。③环境准备,调节室内温度为24~26 ℃,保持环境安静,避免光线直射,注意保护老年人的隐私。

(贝家涛)

自测题

第七章 老年人家庭护理技术

课件

教案

学习目标

◎识记：①能说出老年人家庭护理的分类、服务形式。②描述老年人常用家庭护理物品及仪器设备的使用方法。③叙述老年人居住环境的布置及家庭消毒方法。

◎理解：①正确陈述并解释家庭护理的概念、老年人家庭护理的特点。②能理解老年人家庭护理的趋势、家庭护理的注意事项。③能举例说明家庭消毒与隔离方法。

◎应用：①能采取适当的措施对老年人(包括偏瘫、骨折患者)进行家庭护理。②能选择适当的方法进行家庭消毒与隔离。

世界卫生组织健康老年化战略主张老年人的服务不仅仅是单一的延长寿命，更应该不断提高其晚年生活质量，提出了独立、照顾、自我实现及尊严四大原则。而基于我国的国情和传统文化，大部分老年人更愿意在家庭接受健康服务与技术帮助到终老。为了提高老年人的生存质量，使老年人在自己熟悉的家庭环境里得到更好的照顾，家庭护理无形中已经成为老年人健康需求的重要途径之一。因此，为病情允许的老年人提供家庭护理服务，指导家庭照顾者或老年人自身基本的护理常识，以及指导护理人员为病情较复杂的老年人提供上门家庭护理服务势在必行。

第一节　老年人家庭护理的特点及发展趋势

案例与思考

社区护士小王今天在咨询服务台值班时，前后有8位老年人及家属咨询上门家庭护理服务的服务内容及收费标准等相关事宜，其中6个家庭因收费偏高且不能报销而放弃选择家庭护理服务。请思考：①以上情况反映了我国家庭护理面临的什么问题？②对于以上问题，你能提出哪些解决办法？

家庭护理在我国才刚刚起步，发展尚不成熟。只有充分了解我国老年人家庭护理现状，分析存在的问题，才能为今后发展提出对策，促进我国家庭护理的发展，并为老年人提供更好的健康照顾，提高其生活质量。

家庭护理的概念可分为广义和狭义。广义的家庭护理是指"正规或非正规护理人员在家庭中为需要照顾的人提供护理服务，促进、恢复和保持被照顾者最大程度的舒适、功能和健康，服务内容集专业的预防、治疗、康复、护理服务和非专业的社会服务于一体。狭义的家庭护理是指专业的家庭健康照顾服务,强调服务提供者是正规的服务组织,服务内容是专业的健康照护,突出家庭护理的专业性。老年家庭护理作为社区护理的一部分,不但要满足老年人的生理需求,还要对他们进行心理护理,老年人将成为社区家庭护理的最大受益者。

一、家庭护理的分类与服务形式

1. 家庭护理的分类　　家庭护理分为专业与非专业两类。专业的家庭护理是社区服务机构医护、保健人员为处于健康或疾病状态的家庭及其成员提供的一系列服务;非专业的家庭护理是家人或朋友的照护或帮助行为,其方法主要来源于他人指导或是科普书籍。国内对家庭护理的理解偏重于其专业性,即专业的家庭卫生保健服务,而对于非专业的护理多理解为家政服务或家庭服务。

2. 家庭护理的服务形式　　主要包括两种。①指导监督性护理:是指医护人员对家庭中的照顾者进行指导和培训,以提高其照护能力,帮助照顾者解决在护理过程中遇到的各种问题。这种形式经济实用,但一般只适用于病情较轻、护理难度较低的老年人。②实际操作的上门护理:是指医疗机构指派专业人员到老年人家中开展护理服务,这种形式适合病情较复杂、护理难度较大的老年人。根据服务的连续程度又可分为家庭病床护理和临时出诊家庭护理两种形式。家庭病床护理是根据诊疗护理计划,定期为家庭病床的老年人提供连续性、综合性、专业的、上门的健康照护服务;临时出诊家庭护理是为家庭病床以外的老年人提供的临时而紧急的护理服务。目前家庭护理实际开展的项目还比较局限,主要仍以提供护理技术支持为主,一些护理项目还没有充分开展,如康复保健服务、心理护理、健康教育服务等。

二、老年人家庭护理的特点

家庭护理是满足老年人健康需求的有效途径之一,具有以下特点:①家庭护理的地点是在家庭,可以在护理者或护理对象家中,但主要是在后者家中;②护理对象是处于不同健康状态(包括心理和躯体的健康)的人,既可以是需要长期照顾的有慢性病或有残障的人,也可以是需要间断照顾有急性病的人,还可以是需要健康教育的健康的人或其整个家庭;③护理者分为正式和非正式护理者,如护士、医生、家人、亲属等,但提供服务的主体是护士;④服务内容包括专业人员提供的专业服务,如注射、伤口及各种管道的护理等,还包括非专业人员提供的日常生活照顾,如洗衣、做饭等;⑤服务的目的是满足个体健康需求,促进、恢复和维持其最佳的功能状况和自护能力,提高其生活质量。

三、老年人家庭护理的发展趋势

鉴于人口的老龄化趋势与目前家庭结构的特点,我国需要发展家庭护理。但到目前为止,我国家庭护理还处于起步阶段,相关的政策和制度均不健全,卫生资源配置不够合理,专业的老年家庭护理人员不足。此外,家庭护理人员的待遇较低,且人们对其重要性认识不足,致使家庭护理人员缺乏,家庭护理服务质量难以保证。因此,对于已步入人口老龄化社会的我国来说,应借鉴国外家庭护理发展的成功经验,完善各项政策和制度,加大培养家庭护理人才,改善目前老年家庭护理的现状,促进我国家庭护理稳步发展,以满足我国老龄化社会的需要,提高家庭护理服务质量,提高老年人的生活质量。

第二节　老年人家庭日常生活护理

> **案例与思考**
>
> 张大爷,80岁,退休教师。患有高血压、糖尿病20年余,长期服药控制血压、血糖,日常起居饮食由老伴刘奶奶照料。近日,刘奶奶因意外摔倒导致手腕骨折入院治疗,出院后日常生活不能自理。儿子小张家住3楼,楼层内有电梯,为便于照料,小张将两位老人接到家中进行照顾。请思考:①为迎接两位老人入住家中,小张应做哪些准备?②对于两位老人的日常生活照顾,小张应注意哪些方面?

老年人因机体老化而健康受损和患各种慢性病的风险增高,因此老年人日常生活护理应强调指导老年人建立健康的生活方式,帮助老年人维持和恢复基本的生活能力,使其适应日常生活,或在健康状态下独立、方便地生活,进而提高生活质量。

一、日常生活护理的注意事项

(一)鼓励老年人充分发挥其自理能力

Orem 的自护理论认为,自我护理能力是一个身心发展趋于成熟或已成熟的人的综合能力,应予以维持和强化,但当个体因健康或其他原因无法自我照顾时,应由他人提供部分协助或完全照顾服务。但在现实生活中,部分老年人低估自己的健康状况,对护理人员产生过度依赖的心理,甚至有些老年人只是为了得到他人的关注和爱护而要求被照顾;与此相反,部分老年人高估自己的健康状况,导致其存在健康问题时不能及时寻求帮助。因此,在制订护理计划前要对老年人的生理、心理和社会状况等进行全面评估,既要关注其丧失的功能;也应重视其残存的功能,了解老年人是否存在过度的依赖思想和抑郁、孤独等心理问题;鼓励老年人最大限度地发挥残存功能,适时提供相应的心理支持。

(二)注重心理护理

常见的影响老年人安全的心理状态有两种,一是不服老,二是不愿麻烦他人,特别是个人生活中的小事,愿意自己动手。如有的老年人独自上卫生间,坚决拒绝他人帮助,结果难以走回自己的房间甚至发生跌倒;有的老年人想自己倒水,但因力量不足难以控制好暖瓶而导致烫伤等。对此应加强健康指导,使老年人充分了解自身的健康状况和能力,对于有可能出现的危险因素多加防范。护理人员则应熟悉老年人的生活规律和习惯,及时给予指导和帮助以满足其生活所需,并给予充分的尊重以尽量减少其因需要他人照顾而带来的无用感、无助感。

(三)加强安全护理

老年人机体功能衰退、疾病及生活环境中的不安全因素,均可严重威胁健康甚至生命。老年人常见的安全问题有跌倒、服错药、坠床、交叉感染及用电安全等,护理人员应意识到其危害,积极采取有效的防护措施,保证老年人的安全。

1. **防坠床**　对于经评估有坠床危险的老年人,护理人员应积极采取预防措施,如悬挂防坠床标识等。入睡期间应有专人守护或定时巡视。如果发现老年人睡到床边缘,要及时护挡,必要时把老年人推向床中央,以防其坠床摔伤。对于有意识障碍、身材高大或睡眠中翻身幅度较大的老年人,应加床栏,以防其坠床。

2. 防止交叉感染　老年人由于免疫功能低下,对疾病的抵抗力弱,应注意预防感染。尽量避免去人多的地方,特别是在感染性疾病多发的季节,不宜过多会客,尤其有发热、咳嗽等感染症状的老年人必要时可谢绝会客。

3. 注意用电安全　向老年人宣传安全用电知识,强调不要在电热器具旁放置易燃物品;及时检修、淘汰陈旧的电器;经常维护供电线路和安装漏电保护装置;在不使用和离开时应关闭电源和熄灭火源。购置新型的电炊具和电热器具时,应评估老年人能否掌握正确的使用方法,以消除安全隐患。对记忆力明显减退的老年人,应尽量选择带有明显温度标志、控温功能或过热/超时断电保护或鸣叫提醒功能的电器,从而减少因遗忘引发意外。

(四)尊重老年人的个性和隐私

1. 尊重老年人的个性　个性是指每个人所具有的个别的生活行为和社会关系,以及与经历有关的自我意识。由于每个个体拥有独特的社会阅历和生活经历,其思维方式和价值观也不尽相同,尤其是老年人有丰富的社会经验,为社会贡献了毕生精力,为家庭做了很大贡献,从生活经历而来的自我意识很强烈,如果受到了侵害,其尊严将被损伤。

2. 尊重老年人的隐私　在日常生活中,一些生活行为需要在私密空间中开展,如排泄、沐浴、性生活等。因此,为保护老年人的隐私,有必要为其提供合适的独立空间。老年人最好能有其单独的房间,可与家人的卧室、厕所相连,以方便联系;窗帘最好为两层,厚的外层可遮住阳光以利于睡眠,薄的纱层可通风透光,同时保证私密性。但由于老年人的身体状况、生活方式、价值观、经济情况等有个体差异,很难对此做出统一的规定。此外,应因地制宜地采取一些措施以保护老年人的隐私,如必要时使用拉帘或屏风进行遮蔽。

二、居室的环境与布置

老年人生活环境的布置应从"健康、安全、便利、整洁"4个方面进行考虑,以老年人周边环境为出发点,从老年人的衣着、床单位、室内外等方面去除妨碍生活行为的因素,或调整环境,使环境能补偿机体缺损的功能,促进生活功能的提高。

(一)安全

1. 防跌倒　由于老年人机体功能衰退,普遍存在骨质疏松,加之身体平衡能力减弱,跌倒后极易发生腕部、髋部、股骨颈等部位的骨折。老年高血压患者跌倒后可能发生脑出血,以致危及生命。因此,老年人的居住环境首先要考虑到安全,特别是预防跌倒及坠床。

2. 防滑　经常走动的地面应减少物品堆放,注意做好地面防滑,以防老年人跌倒。

3. 床铺合适　床高应根据老年人身高确定,以老年人坐在床边双脚脚尖能触及地面为宜,不宜太高。床铺不宜过窄,必要时可加床栏,以防老年人坠床。

4. 家具摆放及选择　老年人居室内的陈设应尽量简洁,一般有床、柜、桌、椅即可,家具摆放要便于老年人活动。家具的转角处应尽量用弧形,以免碰伤老年人;座椅或沙发不宜太低,最好有扶手,便于老年人起立;卫生间宜采用坐式马桶,避免老年人在下蹲和站起时费力,导致血压升高,引发心脑血管病。

(二)色彩

1. 居室色彩　和谐的色彩搭配,可给居室布局带来良好的效果,使老年人身心愉悦。老年人居室色彩以素雅、宁静为主,墙面宜选用蓝色、绿色、灰色等色彩,给人以安详及舒适之感,避免使用红色、黄色等刺激性颜色。同时,房间内墙壁应避免使用纯白色,可悬挂风景画加以装饰,还可适当摆放花草。

2. 居室光线　多数老年人视力下降,因此应注意室内的采光和照明。居室的光线不论是自然光还是照明光,应当明亮、均匀,尽量减少因照明不当引起的视物不清或错觉而发生碰撞或跌倒。尤其要注意老年人的暗适应力低下,一定要保持适当的夜间照明,如可在走廊和厕所安装声控灯,或在不妨碍睡眠的前提下安装地灯等。

(三) 温湿度

1. 室内温度　由于老年人体温调节能力降低,室温以 22～24 ℃为宜。室温过高,会使心率加快,增加心肌氧的消耗;室温过低,会使外周血管收缩,容易诱发心绞痛等。有条件的情况下室内应有冷暖设备,并注意经常通风换气。夏季使用空调时应注意避免冷风直吹在身上及温度不宜太低,而冬季取暖设备的选择应慎重考虑其安全性,如热水袋易引起烫伤,电热毯的长时间使用易引起脱水,煤油炉或煤气炉对嗅觉降低的老年人来说有造成煤气中毒的危险,同时易造成空气污染和火灾等。

2. 室内湿度　老年人室内湿度以相对湿度50%～60%为宜。湿度过高,会产生憋闷感;湿度过低,空气中尘埃飞扬,同时容易导致鼻黏膜干燥甚至出血。如冬季暖气易造成室内空气干燥,可在室内用加湿器或放置水培植物以调节室内湿度。

(四) 环境

1. 环境安静　老年人应选择安静的居住环境,居住地应当远离马路、菜市场等车流量大、人流量大的地方,避免突发过强的声响,以免影响休息和睡眠。

2. 空气清新　老年人的居住环境应远离空气污染重的环境,同时注意适当开窗通风,以提高空气中的氧含量,减少细菌滋生。但要避免对流风,以免老年人受凉感冒。对于抵抗力弱或有呼吸道疾病者,可定期使用室内空气净化器对空气进行消毒。

3. 床铺整洁　为促进老年人舒适,应及时清理老年人床铺,特别是长期卧床的老年人,注意保持床单干净、干燥、平整、无渣,从而有效预防压疮的发生。

三、常备物品及使用方法

(一) 生命体征测量物品的选择和使用

生命体征是体温、脉搏、呼吸及血压的总称。生命体征受大脑皮质控制,是机体内在活动的客观反映,是衡量机体身心状况的可靠指标。定期观察老年人生命体征的变化,可为预防、诊断、治疗及护理疾病提供依据。测量生命体征应准备体温计、血压计、秒表等物品,且应放置在固定位置。具体使用方法参见《基础护理学》。

(二) 血糖仪的选择和使用

监测血糖可以了解糖尿病老年人的血糖变化,是日常血糖管理的重要和基础手段,对饮食、运动及用药都有重要的指导意义。

1. 血糖仪的选择

(1) 选择血糖仪时应遵循的原则:①注意区分血糖仪的种类。血糖仪按工作原理分为两大类——光化学法血糖仪和电极法血糖仪。光化学法血糖仪稳定性、准确性较好;电极法血糖仪因为电极材质的不同,内置矫正系统的差异,价格和准确性、稳定性有较大差异,优点是这类血糖仪需血量少,测试结果快。②注意性价比,包括试纸的价格,试纸是否容易买到。③注意售后服务,测试过程中如有疑问,应及时与商家沟通。

(2)血糖试纸的保存:血糖试纸应放置于干燥、温度为 10~40 ℃环境内,不宜放置在卫生间、厨房及冰箱内;尽量选购有独立包装的血糖试纸;每次取出试纸后,应立即盖上密封盖;打开的新试纸尽量在 3 个月内用完。

2. 使用血糖仪测量血糖的方法

(1)调试血糖仪:打开血糖仪,屏幕上即显示出一个号码,调试该号码,使其与即将要使用的试纸盒上的号码完全一致。当屏幕上闪现插入试纸提示时,可轻轻插入试纸。

(2)皮肤准备:用 75% 乙醇消毒指尖,注意不要使用含碘消毒剂消毒皮肤。

(3)采血:待局部皮肤干燥后,将采血针刺入手指欲采血部位,从指根向指端(采血点)方向轻轻挤压手指,用无菌干棉签擦去第一滴血,然后将一大滴血滴入试纸测试孔,测试孔应全部被血滴充满。最后,用无菌棉签轻压伤口。

(4)读数:待足够的血正确滴入测试孔后,不要涂抹、移动试纸,等待屏幕上显示血糖的测定值。

(5)判断结果:若检测结果保持在 2.8~6.1 mmol/L,餐后 2 h 血糖<7.8 mmol/L,表明血糖控制良好。在日常生活中应注意避免低血糖(<2.8 mmol/L)的发生。

(6)整理物品:从血糖仪中取下用过的试纸并放入污物盒,关闭血糖仪。将采血针放入物品收集器中(或按医院规定处理)。

3. 使用血糖仪的注意事项

(1)血糖仪允许的工作温度是 10~40 ℃,湿度是 20%~80%,过冷、过热、过湿均会影响其准确性。避免将仪器置于电磁场(如移动电话、微波炉等)附近。

(2)取血点宜选择手指偏侧面,此处神经分布较少,痛感较轻。取血前,下垂手臂,使手指血管充盈采血。挤压手指血时不宜用大力,否则挤出血浆时,组织液占较大比例,影响其准确性。取血点可在十指间轮换选取。

(3)操作不当是造成数据偏差的常见原因,包括使用含碘的消毒液进行消毒、血样不足、重复加样、试纸保存不当等。

(三)胰岛素笔的选择和使用

1. 胰岛素笔的选择　胰岛素笔中比较常用的有诺和笔和优伴笔,老年人应根据具体情况选择适合自己使用的胰岛素笔。一般根据以下两种情况选择:①不同胰岛素笔均有配套的胰岛素,因此应有针对性地选择胰岛素笔;②尽量选择使用寿命较长的胰岛素笔,对于需长期、多次注射胰岛素的老年人来说,质量好的胰岛素笔更经济、实用。

2. 胰岛素笔的使用

(1)胰岛素笔注射部位选择:①胰岛素采用皮下注射时,宜选择皮肤疏松部位,如上臂三角肌、臀大肌、大腿前侧、腹部等。腹部吸收胰岛素最快,其次分别为上臂、大腿和臀部。使用短效胰岛素或与中效胰岛素混合的胰岛素时,优先考虑的注射部位是腹部;对于中长效胰岛素,如睡前注射的中效胰岛素,最合适的注射部位是臀部或大腿。运动会加快胰岛素的吸收,如老年人参加运动锻炼,不要选择在大腿、上臂等活动的部位注射胰岛素,以免发生运动后的低血糖。建议每天同一时间注射同一部位,如医生推荐每天早晨注射的部位是腹部,就应该一直选择在腹部注射,不要随意更换到其他部位。②定期轮换注射部位:每周按左右轮换注射部位,如大腿,可以 1 周打左边,1 周打右边。轮换注射部位时,注意每次注射点应与上次注射点至少相距 1 cm,同一个注射点,应间隔 1 个月以上。

(2)胰岛素笔的注射步骤:①准备乙醇棉签或棉球、注射针头、胰岛素笔;②核对胰岛素类型,检查胰岛素有效期、包装,有沉淀、变色时不宜使用;③安装胰岛素笔用注射针头;④将胰岛素笔上下倒置10次摇匀药液(使用短效胰岛素可以省略此步骤),拔下笔帽,调节剂量选择环至所需刻度;⑤75%乙醇消毒皮肤待干,直握胰岛素笔垂直进针(或30°~40°角进针);⑥推动注射键将药物注入体内,停留10 s以上,以免药液未吸入而在拔针时随针头带出;⑦快速拔针,用棉签压住针眼,回套胰岛素针头外套,旋下胰岛素笔注射针头并放入利器盒,盖好笔帽;⑧整理,将使用后的针头、棉签等按照规定妥善处置。

3. 使用胰岛素笔的注意事项

(1)使用胰岛素笔时,要注意笔与笔芯相互匹配,每次注射前确认笔内是否有足够剂量、药液是否变质等。

(2)注射部位要经常轮换,因为长期注射同一部位可能导致局部皮下脂肪萎缩或增生、局部硬结。尽量每天同一时间在同一部位注射,并进行腹部、上臂、大腿外侧和臀部的"大轮换",如餐时在腹部注射、晚上在上臂注射等;在同一部位注射时,也要进行"小轮换",即与每次注射点相距1 cm以上,且选择无硬结的部位。

(3)不可重复使用针头,因为重复使用针头可导致针头折断、针管堵塞、胰岛素注射剂量不准确。

(4)胰岛素的保存:未开封的胰岛素放于冰箱2~8 ℃冷藏保存;正在使用的胰岛素在常温下(不超过30 ℃)可使用28~30 d,无须放入冰箱,但应避免过冷、过热、太阳直晒、剧烈晃动等,否则可因蛋白质凝固变性而失效。

(5)如注射局部产生硬结,可热敷,但应避免烫伤。

四、日常生活护理

(一)面部清洁

晨晚间护理时,应协助生活不能自理的老年人进行面部清洁,以去除污垢,促进皮肤血液循环;同时面部清洁可使老年人感觉清新、放松,利于维持外观和增进自尊。因老年人皮肤逐渐干燥,油脂分泌减少,皮肤弹性下降,故应选用对皮肤刺激性小的洁面用品,水温按季节选用温热水。用松软的小毛巾包住手指,依次擦洗眼部(从内眦到外眦)、前额、面颊、鼻翼、耳后、下颌直至颈部。清洁时勿使水流入耳内,用力大小以使老年人感到舒适为宜。清洁后涂少许护肤霜于面部,避免干燥。

(二)口腔清洁

进食后,口腔内易存留食物残渣,引起细菌繁殖,产生口臭,从而影响老年人食欲。特别是发热时口腔唾液分泌减少,如不及时清洁口腔,食物残渣发酵,细菌繁殖会引起舌尖及齿龈炎。因此,当老年人生活不能自理、高热或昏迷的情况下,应协助其进行口腔清洁,以保持口腔清洁、湿润,去除口腔异味,促进食欲,确保舒适,预防口腔感染等并发症。口腔清洁的方法和常用口腔护理液参见《基础护理学》。新型的口腔护理液包括复方氯己定含漱液(口泰,其主要成分为葡萄糖酸氯己定和甲硝唑)、活性银离子抗菌液、含碘消毒剂(如1%聚维酮碘溶液)及中药口腔护理液等。选择适当的口腔护理液,对保持口腔清洁、湿润及减少口腔定植菌数量至关重要。

日间佩戴义齿的老年人,因其会积聚食物碎屑、牙菌斑及牙石,故需每天取下义齿进行清洁与护理,特别是在餐后。夜间休息时,应将义齿取下,使牙龈得到充分休息,防止细菌繁殖并按摩牙龈。当老年人不能自行清洁口腔时,每天应至少协助老年人清洁义齿2次,义齿取下后按正确的刷牙方法用牙膏或义齿清洁剂刷洗,然后用清水冲洗干净,在对老年人口腔进行清洁后,协助老年人戴上义齿。暂时不戴的义齿应浸没于贴有标签的冷水杯中,每日换水1次。注意勿将义齿浸于热水或乙醇中,以免变色、变形及老化。佩戴义齿前,应协助老年人进行口腔清洁,并保持义齿湿润以减少摩擦。昏迷、意识不清时,必须取下义齿,防止活动义齿脱落,误入食管或气道。

(三)床上洗头和床上擦浴

床上洗头可清洁头发,按摩头皮,去除头皮屑和污物,减少感染机会,促进头部血液循环及头发生长代谢,保持老年人的良好形象,适用于生活不能完全自理的老年人。床上擦浴可清洁皮肤,促进血液循环,预防感染和压疮等并发症的发生。当老年人身体情况不允许自行沐浴时,应给其进行床上擦浴。床上洗头和床上擦浴操作步骤和注意事项参考《基础护理学》。

(四)会阴部清洁

会阴部有特殊的生理结构,故成为病原微生物侵入人体的主要途径。此外,会阴部温暖、潮湿,通风较差,为致病菌的滋生创造有利条件。老年人随着年龄增加,各器官功能逐渐衰退,机体抵抗力逐渐减弱,易因尿液、粪便污染会阴部引起生殖系统、泌尿系统的逆行感染,故需要加强会阴部清洁护理,从而保持会阴部清洁,促进舒适,预防和减少感染。

1. 会阴部清洁步骤

(1)用物准备:会阴清洗专用毛巾1条,会阴清洗专用小盆1个。

(2)会阴清洗:将温水倒入专用盆中,用专用毛巾擦洗尿道口周围,女性老年人随后擦洗阴道口,最后擦洗肛门周围。

(3)擦干:擦洗后,以及时擦干,保持局部干燥。

2. 会阴部清洁注意事项

(1)应督促或协助老年人每日清洗会阴部,以保持会阴部清洁。对大小便失禁者,要及时更换、清洗污染的内裤,此外,可采取日光暴晒或开水烫洗的方法进行消毒。

(2)进行会阴部擦洗时,每擦洗一处需要变换毛巾部位。

(3)擦洗时动作要轻柔,从污染最小部位至污染最大部位清洁,避免交叉感染。

(4)老年人宜选用宽大松软的棉质内裤,外阴瘙痒时,应及时就医,查明原因,并坚持必要的治疗,避免外阴抓伤加重感染。

(五)外出安全

老年人在身体状况许可的情况下,适当外出对心身健康有益。但应注意防止外出老年人走失,保证老年人外出的安全。

首先,家属或照顾者应清楚老年人每日的日常活动路线。对于需要乘车外出的老年人,家属或照顾者应告知老年人常用的公交路线。

其次,减少老年人外出路线的复杂性。日常生活用品,尽量使用送货上门服务,以减少老年人外出路线的复杂性。夜晚,老年人可能会出现夜盲症,尽量不让老年人晚上单独外出。

再次,强化老年人的记忆。平时多关心老年人,要经常教老年人记住家人的电话或工作单位,或教老年人记住户籍所在地的具体地址,或教老年人记住家周围的标志性建筑,如大商场、市场、学校、公园或小区名称等。

最后,建议老年人佩戴身份识别卡或定位装置。可以为老年人制作身份卡片,卡片上面记录老年人的个人信息或家人的联系方式,以及主要病症的处理方法等内容。老年期痴呆患者应同时佩戴定位手表或手机,以防走失。

五、家庭消毒与隔离方法

消毒(disinfection)是指清除或杀灭传播媒介上病原微生物,使其达到无害化的处理,是切断传染病传播途径的重要措施。隔离(isolation)是采用各种方法、技术,防止病原体从患者及携带者传播给他人的措施,是切断传染病的传播途径,防止传染病蔓延的重要措施。家庭消毒与隔离的目的是杀灭或减少病原微生物,在家庭范围内预防传染病的传播。

传染病患者原则上均应住院隔离治疗,减少与外界的联系。因条件所限,不能住院治疗者,在家庭中应采取相应的隔离措施,并对患者接触过的物品、排泄物等进行消毒。

(一)家庭中常用的消毒方法

家庭中常用的消毒方法有两大类:物理消毒法和化学消毒法,具体包括日光消毒、紫外线消毒、煮沸消毒、蒸汽消毒、化学消毒等方法。我们需要根据病原体的抵抗力、被消毒物品的性质和当时的条件,选择正确的消毒方法以达到消毒效果。如家中有患传染病的老年人,应随时消毒,且当老年人治愈、转移、死亡时应做好终末消毒处理。

1. 日光消毒　这是利用日光的热、干燥和紫外线作用达到杀灭病原微生物的目的。常用于被褥、棉衣、书籍等不宜蒸、烫、药物浸泡的物品。将物品放在阳光直射下晒 6 h,并定时翻动,使物品的各面均能受到日光照射。日光强的中午前、后效果最佳,可杀灭痢疾、伤寒、结核分枝杆菌和某些病毒。

2. 煮沸消毒　这是应用最早的消毒方法之一,也是家庭常用的消毒方法。该消毒法简单、方便、经济、实用,适于金属、搪瓷、玻璃和餐饮具或其他耐湿、耐热物品的消毒。消毒前,应将物品刷洗干净,然后全部浸没在水中,水面应高于物品 3 cm,加热煮沸后维持 15 min 以上。需要注意的是,消毒时间应从水沸后算起,如中途添加物品,应重新计时。为增强杀菌效果、去污防锈,可在水中加入少量碳酸氢钠配成 1%~2% 的浓度,水的沸点可达 105 ℃。

3. 蒸汽消毒　家庭中可用普通蒸锅进行蒸汽消毒,常用于耐热、耐湿的金属、玻璃、棉织物等物品的消毒。消毒时间从水沸产生大量蒸汽开始计时 5~10 min,注意该方法不能用于油类和粉剂的消毒。

4. 化学消毒　化学消毒灭菌法是家庭广泛使用的消毒方法,该方法能使微生物的蛋白质凝固变性、酶蛋白失去活性,或能抑制微生物的代谢、生长和繁殖。能杀灭传播媒介上的微生物,使其达到消毒或灭菌要求的化学制剂称为化学消毒剂。常用的化学消毒剂有漂白粉、新洁尔灭、氯己定、来苏尔、过氧乙酸、甲醛、乳酸、高锰酸钾等。消毒前需先将物品清洗、擦干,消毒时需根据物品的性能和各种微生物的特性选择合适的消毒剂,严格掌握消毒剂的有效浓度、消毒时间及使用方法(表 7-1)。

表 7-1　各种物品消毒方法

消毒物	性质	消毒方法	备注
衣物	棉织品	(1)煮沸 10~30 min (2)来苏尔浸泡 2 h(3%~5%) (3)日光下暴晒 4~6 h	消毒前要清除污垢
	丝、毛	福尔马林溶液加热蒸发(12.5~50.0 mL/m³)	10~24 h
餐具	不锈钢	(1)煮沸 10~15 min (2)蒸 20 min (3)0.5%~1.0%过氧乙酸溶液浸泡 30 min (4)有效氯浸泡 30 min	塑料不宜煮,金属不宜泡

续表7-1

消毒物	性质	消毒方法	备注
家具	木质	(1)用3%~5%来苏尔擦拭 (2)用消毒清洗液擦拭 (3)用0.2%过氧乙酸溶液擦拭	金属、油漆家具不宜
墙壁、地面		(1)用有效氯擦洗 (2)有0.2%过氧乙酸溶液喷洒	
空气(室内)		(1)通风30 min (2)用0.5%~1.0%有效氯喷雾关门窗1 h (3)艾叶熏30 min	
粪便、尿液		(1)生石灰 (2)10%~20%漂白粉上清液,2倍量,作用2~6 h	
便器		(1)用1%漂白粉上清液浸泡30~60 min (2)用0.2%过氧乙酸溶液浸泡30~60 min	
书籍、钱币		(1)福尔马林溶液熏蒸 (2)日光暴晒	
废弃物		焚烧	

(二)家庭中常用的隔离方法

隔离是为了切断传染病的传播途径,防止传染病继续传播。当家庭中有人患传染病时,做好家庭隔离是预防传染病扩散的重要措施,常用的家庭隔离方法如下。

1. 居住隔离 适用于接触传播或空气传播的疾病,如甲型流感、麻疹等呼吸道传染病患者。感染者应单独居住一个房间,除了照顾者以外,其他人不得出入。如条件不允许,也应当分床分被。

2. 用具隔离 患者所使用的餐具、衣服、被褥、毛巾、脸盆、水杯等生活用品应与普通人分开,单独保管,单独洗涤。主要适用于消化道传染病(如痢疾、伤寒、肝炎等)患者。

3. 生活隔离 不吃患者剩下的食物,不接触患者和患者使用过的物品。一旦接触,要彻底清洗,同时叮嘱患者不要随地吐痰,不面对他人打喷嚏或咳嗽,不把自己吃剩的东西给他人。

4. 昆虫隔离 一些疾病通过昆虫叮咬而传播,在日常生活中,应当注意消灭这类昆虫,切断传播途径,防止疾病传播。如流行性乙型脑炎、流行性出血热、疟疾、斑疹伤寒等可以通过蚊子、臭虫、跳蚤、虱子叮咬后传播。

(二)家庭消毒隔离的注意事项

其一,注意保持家庭环境清洁,减少感染性疾病的发生。室内定期通风以保持空气清新,特别是洗手间等潮湿的地方更容易滋生细菌。

其二,家庭成员应勤洗手,每次洗手时认真揉搓双手15 s以上,有效的洗手可清除手上99%以上的各种暂居菌,是防止感染传播最重要的措施。

其三,消毒时,要对经常接触的物品加强消毒,如门把手、电话、水龙头开关等。

其四,煮沸消毒和蒸汽消毒时,应注意避免烫伤。

其五,家庭中的化学消毒剂应放置于儿童或意识障碍老年人接触不到的地方,以免发生意外。

其六,选购消毒用品时,应先注意浓度、杀菌效果、安全性及对人体可能造成的影响。使用时,应注意稀释的正确浓度,过浓的消毒液刺激皮肤,也会对肝脏造成损伤。对于敏感体质的人来说,也可能造成过敏。

第三节 老年人家庭康复护理技术

案例与思考

李奶奶,65岁,有高血压、糖尿病病史10年余,1个月前以"突发右侧肢体无力、言语不清2 h"入院,被医生诊断为脑梗死,并进行住院治疗。出院后,李奶奶仍存在右侧肢体活动障碍,肌张力低下,左侧正常。请思考:①针对李奶奶的情况,如何对其进行家庭康复护理?②在家庭环境下护理偏瘫老年人应该注意什么?

一、偏瘫老年人的家庭护理

软瘫期是指发病1~3周内(脑出血2~3周,脑梗死1周左右),患者意识清楚或轻度意识障碍,生命体征平稳,但患肢肌力、肌张力均很低,腱反射也低。在不影响临床抢救,不造成病情恶化的前提下,康复护理措施应尽早介入。早期介入的目的是预防并发症及继发性损害,同时为下一步功能训练做准备。一般每2 h更换1次体位,保持良肢位,以防患者产生压疮、肺部感染及痉挛模式(偏瘫患者的典型痉挛模式表现为上肢的肩下沉、后缩,肘关节屈曲,前臂旋前,腕关节掌屈,手指屈曲;下肢外旋,髋膝关节伸直,足下垂内翻)。

(一)良肢位摆放

良肢位摆放是为了防止或对抗痉挛姿势的出现,保护肩关节,防止半脱位,防止骨盆后倾和髋关节外展、外旋,早期诱发分离运动而设计的一种治疗体位。它是早期抗痉挛治疗的重要措施之一。具体体位包括患侧卧位、健侧卧位和仰卧位,3种体位应交替摆放,至少2 h变换1次。3种体位的具体摆放方法如下。

1. 患侧卧位 患侧肢体在下,健侧肢体在上,头部垫枕,躯干稍向后旋转,后背用枕头支撑。患侧卧位对偏瘫老年人的康复来说是最重要的体位,又称为第一体位或首选体位。该体位可以伸展患侧肢体,减轻或缓解痉挛,使瘫痪侧关节韧带受到一定压力,促进本体感觉的输入,同时利于自由活动健侧肢体。取患侧卧位时,患侧上肢前伸,前臂外旋,肘关节自然呈背屈位,手指伸展,掌心向上。患侧髋关节伸展,膝关节略屈曲。健侧上肢放在身上或身后的软枕上,避免放在身前,以免因带动整个躯干向前而引起患侧肩胛骨后缩。健侧下肢充分屈髋屈膝,腿下放一软枕支撑(图7-1)。

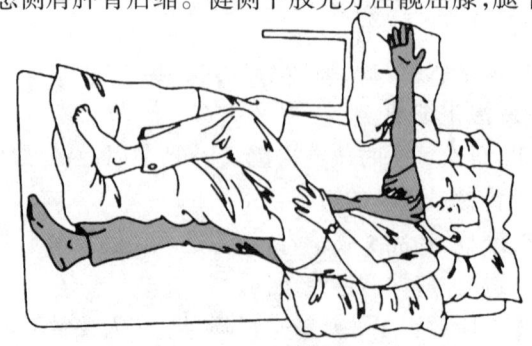

图7-1 患侧卧位

2. 健侧卧位　健侧肢体在下,患侧肢体在上。此体位避免了患侧肩关节的直接受压,减少了患侧肩关节的损伤,但是限制了健侧肢体的主动活动。取健侧卧位时,老年人的头下给了合适的软枕,胸前放一软枕。患肩充分前伸,患侧肘关节伸展,腕、指关节伸展放在枕上,掌心向下。患侧髋关节和膝关节置于体前另一软枕上,同时注意足部不能悬空,以防造成足内翻下垂。健侧上肢可放在任何舒适位置,下肢平放在床上(图7-2)。

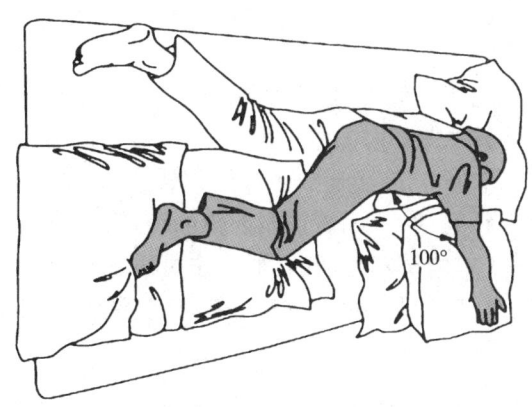

图7-2　健侧卧位

3. 仰卧位　即面朝上的卧位。这种体位容易受紧张性颈反射的影响,极易激发异常反射活动,从而强化老年人上肢的屈肌痉挛和下肢的伸肌痉挛。因此,应尽量缩短仰卧位的时间或与其他体位交替使用。仰卧位时,患者使用的软枕不宜太高,以防因曲颈而强化了患者的痉挛模式。患侧肩下垫一厚软垫,使肩部上抬外展,以防肩胛骨向后挛缩,患侧上臂外旋稍外展,肘、腕关节伸直,手指伸直并分开,整个患侧上肢放置于枕头上,防止上肢内收。患侧髋下放枕头,使髋向内旋,患侧臀部、大腿外侧下放枕头,其长度以能够支撑整个大腿外侧为宜,以防下肢外旋。膝关节稍垫起使微屈并向内。足底不放任何东西,以防止增加不必要的伸肌模式的反射活动(图7-3)。

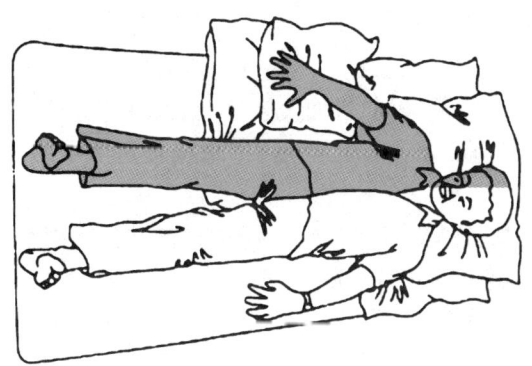

图7-3　仰卧位

(二)体位移动训练

为了预防压疮和肺部感染,应尽早使老年人学会向两侧翻身。不断变换体位可使肢体的伸屈张力达到平衡,预防痉挛模式出现。一般每2 h变换1次体位。脑卒中老年人变换体位或者做训练时,握手的方法应用Bobath握手,即双手手指叉握,患手拇指置于健侧拇指之上。

1. 被动向健侧翻身训练　先旋转上半部躯干,再旋转下半部躯干。家属一只手放在老年人颈部下方,另一手放在患侧肩胛骨周围,将老年人头部及上半部躯干转成侧卧位。然后一只手放在患侧骨盆,将其转向前方,另一手放在患侧膝关节后方,将患侧下肢旋转并摆放于自然半屈位。

2. 被动向患侧翻身训练　家属先将患侧上肢放置于外展90°的位置,再让老年人自行将身体转向患侧,若老年人处于昏迷状态或体力较差,则可采用向健侧翻身的方法帮助老年人翻身。

3. 主动向健侧翻身训练　老年人仰卧,双手手指交叉,患侧拇指置于健侧拇指之上,屈膝,健腿插入患腿下方。交叉双手伸直向上方,做左右侧方摆动,借助摆动的惯性或家属在患侧肩部给予支持,使双上肢和躯干一起翻向健侧。

4. 主动向患侧翻身训练　老年人仰卧,双手手指交叉,上肢伸展,健侧下肢屈曲。两上肢左右侧向摆动,当摆向患侧时,顺势将身体翻向患侧。

5. 桥式运动训练　老年人取仰卧位,上肢放于体侧,双腿屈曲,足支撑在床上,然后将臀部主动抬起,并保持骨盆呈水平位(双桥运动)。随着控制能力的增加,可以逐渐加大难度,让老年人悬空健腿,仅患腿屈曲,足踏床抬臀(单侧桥式运动)。此方法可以缓解躯干及下肢的痉挛,促进下肢的正常运动,训练腰部的控制能力,从而提高老年人床上生活自理能力,如置便器、穿脱裤子等。

(三)站立行走训练

1. 立位训练　为行走训练做准备。包括起立训练、站位平衡训练和患侧下肢支撑训练。

(1)起立训练:老年人双足分开约一脚宽,双手手指交叉,上肢伸展前伸,双腿均匀持重,慢慢站起。此时家属站在老年人面前,用双膝支撑老年人的患侧膝部,双手置于老年人臀部两侧,帮助老年人重心前移,伸展髋关节并挺直躯干,坐下时动作相反。要注意防止仅用健腿支撑站起。

(2)站位平衡训练:静态站位平衡训练是在老年人站起后,让其松开双手,上肢垂于身体两侧,家属逐渐除去支撑,让老年人保持站位。注意站位时不能有膝过伸。老年人能独立保持静态站位后,将重心逐渐移向患侧,训练患腿的持重能力。同时老年人双手手指交叉(或仅用健侧上肢)并伸向各个方向,伴随躯干(重心)的相应摆动,训练动态站位平衡。如老年人在受到突发外力的推拉时仍能保持平衡,说明已达到动态站位平衡。

(3)患侧下肢支撑训练:当患侧下肢负重能力提高后,就可以开始进行患侧单腿站立训练。老年人取站立位,身体重心移向患侧,健手可握一固定扶手做保护,健足放在家属腿上。为避免患侧膝关节过度伸展,用手帮助膝关节保持屈曲15°左右。随着患侧下肢负重能力的提高,可用另一手握住老年人健足,使之向下踩的力量减弱,进而使患侧下肢负重能力逐渐接近单足站立平衡能力。

2. 步行训练　当老年人达到自动动态平衡后,患腿持重达体重的一半以上,且可向前迈步时,方可开始步行训练。

(1)步行前准备:先练习扶持站立位,接着进行患腿前后摆动、踏步、屈膝、伸髋等活动,以及患腿负重,双腿交替前后迈步和进一步训练患腿平衡。

(2)扶持步行:家属站在偏瘫侧,一手握住老年人,掌心向前;另一手从患侧腋下穿出置于胸前,手背靠在胸前处,与老年人一起缓慢向前步行。训练时要按照正确的步行动作行走或在平行杠内步行,然后由扶杖步行到徒手步行。

(3)改善步态训练:步行训练早期常有膝过伸和膝打软(膝突然屈曲)的现象,应该进行有针对性的膝控制训练。如出现侧骨盆上提的划圈步态,说明膝屈曲和踝背屈差,应重点训练。

(4)复杂步态训练:如高抬腿走、直线绕圈走、换方向越障碍等各种速度和节律的步行,以及训练步行耐力,增加下肢力量(如上斜坡),训练步行稳定性(如在窄步道上步行)和协调性(如踏固定自行车)。

(5)上下楼梯训练:上下楼梯训练应遵照健腿先上、患腿先下的原则。家属站在患侧后方,一只手协助控制患膝关节,另一只手扶持健侧腰部,帮助老年人将重心转移至患侧,健腿先登上一层台阶。健腿支撑稳定后,重心充分前移,家属一只手固定腰部,另一只手协助患腿抬起,髋膝关节屈曲,将患足置于高一层台阶。如此反复进行,逐渐减少帮助,老年人最终能独立上楼梯。下楼梯时,家属站在患侧,协助老年人完成膝关节的屈曲及迈步。老年人健手轻扶楼梯以提高稳定性,但不能把整个前臂放在扶手上。

(四)日常生活活动训练

日常生活活动训练的目的是争取生活自理,并可进行必要的家务和户外活动等。早期即可开始持之以恒的日常生活动作训练,从而提高老年人的生活质量。训练内容包括进食、个人卫生、穿脱衣裤鞋袜、转移活动、洗澡等。偏瘫者可先训练用健手代替患手操作,再训练患手,健手辅助,或尽量只用患手操作。为完成日常生活活动能力训练,可选用一些适用的装置,如便于进食的特殊器皿、改装的牙刷、各种形式的器皿及便于穿脱的衣服。

在日常生活活动训练的过程中一定要注意老年人安全,避免过度劳累;注意观察老年人生命体征状况,训练应遵从由易到难、循序渐进的原则,指导训练者应有耐心,切忌焦躁。

1. 进食训练　老年人进食时,应尽量选择适应其功能状态的餐具和姿势进行训练。在病情允许的情况下,应尽量采取坐位进食。抓握餐具时,开始可抓握木条或橡皮,继之用匙。丧失抓握能力的老年人、协调性差或关节活动受限的老年人常无法使用普通餐具,可将餐具改良或加以固定,如将碗固定在桌子上,使用防洒碗,长把可调角度的勺、叉等。食物及用具放于老年人方便使用的位置上,如老年人存在视空间失认、全盲,则食物要按固定方向摆放,如顺时针摆放。

2. 更衣训练　必须在老年人掌握坐位平衡的条件下进行更衣训练。穿脱衣物应遵从患侧先穿后脱、健侧先脱后穿的原则。训练时应给予老年人足够的时间,耐心指导。双上肢功能障碍者,需要他人给予一定的协助;对穿戴假肢的老年人注意配合假肢穿戴。下面以偏瘫老年人为例说明穿脱衣服的方法。①穿脱上衣:穿衣时先用健手找到衣领,将衣领朝前平铺在双膝上,将患侧袖子垂直于双腿之间,患手伸入袖内,健手将衣领拉到肩上。健手转到身后,将另一侧衣袖拉到健侧斜上方,穿入健侧上肢。脱衣时先脱健手,再脱患手。②穿脱裤子:穿裤子时应将患腿屈膝、屈髋放于健腿上,套上裤腿、放下患腿,健腿穿裤腿,拉至膝以上,站起拉至腰部,再行整理。脱裤子的动作与之相反,先脱健侧,再脱患侧。

3. 个人卫生训练　包括洗漱、如厕、沐浴等行为训练。①洗漱,即移到洗漱处、开关水龙头、刷牙、洗脸等。拧毛巾时,可将毛巾绕在水龙头上或患侧前臂上,用健手将其拧干。旋牙膏时,可借助身体固定,如用两膝夹住牙膏体,用健手将牙膏盖旋开。②如厕,即移至厕所,完成排便活动。③沐浴,即移至浴室、完成入浴的全过程、移出浴室等。

二、老年人骨折中后期的家庭护理

(一)功能锻炼的原则和方法

1. 骨折愈合中期(骨折后3~8周)　此期上肢肿胀逐渐消退,疼痛减轻,骨折断端有纤维连接,并逐渐形成骨痂,骨折处日趋稳定。本期进行康复训练的目的是促进骨痂形成,逐渐增加关节活动范围,增加肌肉力量,从而提高肢体活动能力,改善日常生活活动能力。锻炼方法包括关节活动度训练、肌力训练,辅以红外线、蜡疗等物理治疗,同时可进行日常生活活动能力训练。

2. 骨折愈合后期(骨折后8~12周)　此期骨性骨痂已逐步形成,骨骼拥有一定的支撑力,但仍可能存在关节活动范围受限、肌肉萎缩等问题。本期训练的目的是消除残肢肿胀,进一步减轻瘢痕挛缩、粘连,最大限度恢复关节活动范围,增加肌力,恢复肢体功能,使老年人的日常生活活动能力接近正常。锻炼方法包括肌力训练、关节活动度训练(关节主动运动、主动助力运动、被动运动)、负重练习、步态训练及日常生活活动能力训练。

(二)饮食调节

因大部分骨折后的老年人会出现食欲减退、便秘的情况,所以应给予易消化的食物,鼓励老年人多吃蔬菜和水果。老年人常伴有骨质疏松,骨折后也易引起废用性骨质疏松,宜给予高钙饮食,必要时补充维生素D和钙剂。适量的高蛋白、高热量饮食有助于骨折愈合和软组织修复。骨折后老年人体内的锌、铁、锰等微量元素的血清浓度均明显降低,动物肝脏、海产品、黄豆、蘑菇等含锌较多,动物肝脏、鸡蛋、豆类、绿叶蔬菜等含铁较多,麦片、芥菜、蛋黄等含锰较多,可给予适当补充。

(三)并发症的预防与护理

骨折较严重者,尤其是长期卧床的老年人,易并发压疮及坠积性肺炎。在病情允许的情况下,可每1~2 h翻身叩背1次,必要时可使用气垫床。此外,也可采取呼吸训练、雾化吸入等方法预防并发症的发生。

三、老年人家庭康复常用仪器设备的选择和使用

辅助人体支撑体重,保持平衡和行走的工具称为助行器。主要用于步态不稳、下肢缩短或一侧下肢不能支撑或步态不平衡的老年人。临床常用的助行器有手杖、拐杖和步行器等。

(一)手杖

它为单手扶持帮助行走的工具。根据结构和功能,可分为单足手杖、多足手杖、直手杖、可调式手杖、带坐式手杖、多功能手杖及盲人用手杖等。单足手杖一般采用木材或铝合金制成,适用于握力好、上肢支撑能力强的老年人,如偏瘫老年人的健侧使用等。多足手杖包括三足或四足,支撑面较广而且稳定,多用于平衡能力及肌力差、使用单足手杖不够安全的老年人。

(二)拐杖

它是靠前臂或肘关节扶持帮助行走的工具。有普通木拐杖、折叠式拐杖、前臂杖、平台杖和腋杖等。前臂杖也称之为洛氏杖,可单用也可双用,适用于握力较差、前臂力量较弱但又不必使用腋杖者。平台杖,又称为类风湿拐,有固定带,可将前臂固定在平台式前臂托上,前臂托前方有一把手,用于手关节损害严重的类风湿老年人或手有严重外伤、病变不宜负重者。腋杖可靠、稳定,用于截瘫或外伤较严重的老年人。腋杖长度的选择:让老年人穿上鞋或下肢支具仰卧,将拐杖轻轻贴近腋窝。在小趾前外侧15 cm处与足底平齐处即为拐杖最适当的长度,肘关节屈曲150°,腕关节背伸时的掌面处即为把手部位。

(三)步行器

它主要用来辅助下肢功能障碍者,如偏瘫、截瘫、截肢、全髋置换术后等老年人。主要有保持平衡、支持体重和增强上肢伸肌肌力的作用。常见的有框架式(两轮、三轮、四轮式)。框架式步行器可支撑体重,便于老年人站立和行走,因其支撑面积大,故稳定性较好。使用时老年人两手扶持左右两侧,于框架当中站立,可行走。

(四)轮椅

它适用于脊髓损伤、下肢伤残、颅脑损伤、脑卒中偏瘫、骨关节疾病、体弱的老年人。使用过程中应注意保护,以防发生意外。

1.种类 轮椅依据其用途不同可以分为普通轮椅和特殊轮椅。普通轮椅由轮椅架、车轮、刹车

装置及座靠四部分组成,特殊轮椅包括电动轮椅、单侧驱动轮椅、站立轮椅等。

2. 轮椅的选择　坐轮椅时,人体承受体重的主要部位为臀部坐骨结节周围、股骨周围、腘窝周围和肩胛骨周围。轮椅的尺寸,特别是座位宽窄、深浅,靠背的高度,脚踏板到坐垫的距离是否合适,都会使乘坐者有关着力部位的血液循环受到影响,并发生皮肤磨损,甚至压疮。此外,还要考虑老年人的安全性、操作能力及轮椅的重量、使用地点、外观等问题。

3. 轮椅的使用

(1) 从床移到轮椅:将轮椅置于老年人的健侧,与床呈30°~45°角,轮椅面向床尾,关好刹掣。偏瘫老年人用健手将患手放置于腹部,健腿放置于患腿膝部之下,并移至床旁。健手抓住床栏坐起,将双腿移至床沿下;也可在床上系带,用健手拉带坐起。坐稳后,抓住床扶手,以健手支撑身体,将身体大部分重量落在健腿上,健手放在轮椅远侧扶手上,以健腿为轴心旋转身体坐在轮椅上。调整位置,用健足抬起患足,用健手将患腿放在脚踏板上,松开刹掣,轮椅后退离床。

(2) 从轮椅移到床上:轮椅朝向床头,关好刹掣,老年人用健手提起患足,将脚踏板移向一边,躯干向前倾斜并向下撑而移至轮椅前缘,双足下垂,使健足略后于患足。抓住床扶手,身体前移,用健侧上、下肢支持体重而站立,转身坐到床边,推开轮椅,将双足收回床上。

(3) 轮椅、便器之间的转移:便器一般高于地面50 cm。厕座的两侧必须安装扶手。先将轮椅靠近厕座,关好刹掣,足离开足踏板并将足踏板旋开,解开裤子,用健手扶轮椅扶手站起,然后握住墙壁上的扶手,转身坐在便器上。

实训情景

【实训目的】　①学会布置老年人居住环境,掌握老年人常用家庭护理物品及仪器设备的使用方法。②增强尊老爱老的意识,掌握偏瘫老年人的康复护理措施。

【实训情景一】　李奶奶,75岁,有高血压、糖尿病病史10年余。近日,其女儿将李奶奶接到家中照顾。女儿家住二楼,四室两厅两卫,无电梯。①请模拟社区医护人员进行家庭访视,指导李奶奶女儿合理布置居家环境。②请模拟根据李奶奶和其女儿需求,教会其正确测量生命体征、监测血糖及注射胰岛素的方法。③请模拟在新型冠状病毒感染流行期间进行家庭的消毒及隔离。

【实训情景二】　张爷爷,65岁,有高血压病史20年余,常年独居,儿子在外地上班。3周前张爷爷突发脑卒中,在邻居帮助下被紧急送往医院进行治疗。出院后,张爷爷仍存在右侧肢体活动障碍,肌张力低下,左侧正常。①请模拟根据张爷爷的病情,指导其家人为张爷爷摆放合理的体位。②如果你是张爷爷的家庭照顾者,请你指导张爷爷进行体位移动训练及站立行走训练。

【实训要点】　①情景模拟越贴近现实,表演者越进入角色,效果越好。②不仅要求学生熟练掌握各项操作,还要能够进行详细的健康指导。③各场景的处理和操作应具有实用性,适宜在居家环境中进行。④学生可分小组进行,每组4~5人,分别扮演老年人、老年人家属、医生、护士等角色。各组模拟结束后,每组由1名汇报者汇报收获和感受。

(闫泽雨)

自测题

第八章 老年人安宁疗护技术

课件

教案

学习目标

◎ 识记：①能准确复述临终老年人的生理特点。②能正确概述国内外安宁疗护的发展史。③能简述老年人生命教育的目的、意义和内容。
◎ 理解：①能正确陈述并理解安宁疗护、生前预嘱的概念。②能举例说明安宁疗护的意义。③能比较老年人对待死亡的不同心理类型，说明它们之间的异同点。
◎ 应用：能在教师指导下，为临终老年人提供安宁疗护服务。

随着我国人口老龄化的发展，社会结构及疾病谱的转变，慢性非传染性疾病如心脑血管疾病、糖尿病、恶性肿瘤等终末期的患者日益增多，社会对安宁疗护的需求日渐强烈。安宁疗护为临终老年人及家属提供全面的身心照护与生命支持，使临终患者能够正确认识死亡和生命存在的意义，在有限的时间内减轻身体的痛苦及心理上的恐惧；同时家属能以健康的方式应对和适应。作为护理人员，应在临终老年人人生最后的阶段提供关爱和帮助，并进行优质的生命教育。

第一节 安宁疗护简介

安宁疗护（又称为临终关怀）一词源于欧洲中世纪，是由英文"hospice"转译的，原意是"收容院""救济院""驿站""安息所"等，在当时是一些向贫困的老年人、孤儿、旅行者、流浪汉提供住所和食物等的修道院及寺庙。1988年，我国天津医学院（现天津医科大学）临终关怀研究中心建立时正式将其译为"临终关怀"，现称为"安宁疗护"。

一、安宁疗护的概念和意义

（一）安宁疗护的概念

安宁疗护（hospice care）是一种特殊的卫生保健服务，是指由多学科、多方面的专业人员组成的临终关怀团队，为疾病终末期或老年患者在临终前通过控制痛苦和不适症状进行舒缓疗护，为临终患者及其家属提供生理、心理、社会、精神、宗教等全方位的照料和人文关怀服务。其目的是提高临终患者最后的生命质量，最大限度减轻他们的痛苦，帮助患者舒适、安详、有尊严地走完人生的旅程。临终患者的护理重点为症状的控制、心理的支持、家属的安慰。

(二)安宁疗护的意义

随着人口老龄化的不断加剧和人口预期寿命的延长,死亡人口中老年人口所占比例不断提高,传统家庭的临终照护资源也因家庭小型化和空巢化而变得日益匮乏。老年人的照护,尤其是临终安宁疗护问题日益凸显。社会对安宁疗护服务的需求越来越强烈,对优化临终生命质量的呼声也愈发高涨。因此,发展老年人临终安宁疗护事业,对个人、家庭及社会具有重要的意义。

1. 维护尊严,提高老年临终者的生存质量　目前,许多临终老年人在生命的最后一段日子里,不是在舒适、平静中度过,而是处于现代医疗技术、麻醉及药物的控制下,身上插着各种管道,在接受各种侵入性治疗的同时,内心充满了恐惧、痛苦和无奈。安宁疗护则为临终老年人及家属提供心理上的关怀与安慰,缓解心理上的恐惧,维护尊严,提高生命质量,使逝者平静、安宁、舒适地抵达人生的终点。因此,安宁疗护是满足老年人"老能善终"的最好举措。

2. 安抚亲友,解决老年人家庭照料困难　安宁疗护将家庭成员的工作转移到社会,社会化的老年人照顾,尤其是对临终老年人的照顾,不仅是老年人自身的需要,同时也是临终家属和子女的需要。对于一些家庭,特别是低收入的家庭来说,安宁疗护可以让老年人走得安详,让临终家属摆脱沉重的医疗负担和心理的枷锁,使他们更好地投身到自己的事业中去,免受社会的遣责。因此,安宁疗护是解决临终老年人家庭照料困难的一个重要途径。

3. 节约费用,优化利用医疗资源　安宁疗护不追求过多的、可能给患者增添痛苦的或无意义的治疗,但要求医护人员以熟练的业务和良好的服务来控制患者的症状。对于那些身患不治之症且救治无效的患者来说,接受安宁疗护服务可以减少大量的甚至是巨额的医疗费用,如果将这些高额费用转移到其他有希望救助的患者身上,它将发挥更大的价值。同时建立附设的安宁疗护机构,即综合医院内的专科病房或病区,不仅可以解决目前大多数医院利用率不足、造成资源闲置浪费的问题,又可以综合利用医院现有的医护人员和仪器设备。因此,安宁疗护为节约医疗资源、有效利用有限的资源提供了可能。

4. 转变观念,真正体现人道主义精神　推广安宁疗护是一场观念上的革命。一方面,教育人们要转变死亡的传统观念,临终者、家属及医护人员都要坚持唯物主义,面对现实,承认死亡。另一方面,承认医治对某些濒死患者来说是无效的这一客观现实,通过安宁疗护来替代卫生资源的无谓消耗,合理分配和利用有限的卫生资源,以保证卫生服务的公平性和可及性,从实质上体现了对患者及大多数人真正的人道主义精神。因此,安宁疗护不仅是社会发展与人口老龄化的需要,也是人类文明发展的标志。

二、国内外安宁疗护的发展

(一)国外的安宁疗护

现代意义上的安宁疗护始于20世纪60年代的英国。英国女医生D.C.桑德斯(D.C. Saunders)博士在伦敦创建了世界上第一家安宁疗护医院——圣克里斯多弗安宁疗护医院(St. Christopher Hospice)。此后,美国、加拿大、日本、澳大利亚及南非等许多国家都相继开展了安宁疗护的工作,经过近半个世纪的发展,安宁疗护事业进入了一个新阶段。发达国家已构建了较完善的安宁疗护服务体系,并形成了大量理论和实践成果。早在1973年,安宁疗护就受到美国政府的重视,成为美国政府研究的重点课题。1978年,全国统一的非盈利性的安宁疗护组织成立;1980年,安宁疗护已纳入国家医疗保险法案;2001年美国成立了NCP(the National Consensus Project for Quality Palliative Care)项目,编制了《缓和医疗的临床实践指南》(Clinical Practice Guidelines for Quality Palliative Care),并不断更新。2018年,世界卫生组织服务提供安全司联合多个国家和地区的专家共同制定了《将缓和医疗整合至初级卫生保健指南》，这是第一部系统说明如何将缓和医疗和初级卫生保健相整合的实施指南。

目前，安宁疗护服务大部分被纳入医疗保险之中，扩大了安宁疗护服务的覆盖面，使更多的患者享受到这一福利。据美国国家临终关怀和姑息治疗组织统计，2011年美国近45%的死者接受了安宁疗护服务，而且近63%都是非癌症患者。此外，美国自1993年开始实行专科护士资格认证项目。按照这一制度，从事安宁疗护和姑息护理服务的工作人员必须参加资格认证考试，考试内容涉及安宁疗护护理的理论和实践。安宁疗护机构的注册护士及护理人员都要定期接受严格的专业培训。加拿大于1975年在蒙特利尔创办了第一家安宁疗护院——皇家维多利亚安宁疗护院，建立至今相关学术氛围持续活跃，现已拥有一整套相对完善的教学体系，在师资力量、课程设置、考核标准等方面已趋成熟。日本是亚洲国家中最早设立安宁疗护机构的国家，1981年建立了第一所安宁疗护机构。1990年，日本山口红十字会医院成立了安宁疗护研究会，2000年4月出台并实施了《长期护理服务保险法》，为需要长期护理服务的人提供经济上的支持。日本安宁疗护形式包括独立型、病院型、指导型和家庭型4种。2015年全球136个国家和地区建立了安宁疗护机构，部分国家/地区将安宁疗护纳入了医保体系。随着世界各地安宁疗护服务的发展，世界卫生组织提出了安宁疗护的6条标准：①肯定生命，认同死亡是一种自然历程；②并不加速和延长死亡；③尽可能减轻痛苦及其他身体不适症状；④支持患者，使其在死亡前能有很好的生活质量；⑤结合心理、社会及灵性照顾；⑥支持患者家属，使他们在亲人的患病期间及去世后的悲伤期中能做适当的调整。

（二）国内的安宁疗护

我国率先开展安宁疗护工作的是香港、台湾地区，内地安宁疗护起步较晚。1988年，天津医学院成立了中国内地第一家临终关怀研究中心，崔以泰主任被誉为"中国临终关怀之父"。同年10月上海诞生了中国第一家临终关怀医院——南汇护理院。1992年接收濒危患者的北京松堂关怀医院正式成立。汕头大学医学院第一附属医院于1998年在李嘉诚先生的捐助下建立了全国第一家宁养医院，从而开始了国内安宁疗护服务的推动工作。2006年4月，中国生命关怀协会成立，标志着我国安宁疗护事业进入了一个新的发展时期，安宁疗护有了一个全国性行业管理的社会团体。

我国的安宁疗护事业受到了政府的高度重视。2000年，《卫生部关于在医疗机构改革中加强护理工作的通知》中第一次将安宁疗护在护理范围内予以规范。2004年国内部分地区医院评审标准中新增了安宁疗护的内容，从政策导向上予以重视。特别是近年来，如何建立和发展老年人安宁疗护服务机制已成为国家、政府关注的重要课题。2005年，中国老龄事业发展基金会启动了以关注高龄老年人养老问题、建立和完善老年人安宁疗护服务机制，为党和政府分忧、促进和谐社会构建为主题的创建"爱心护理院"试点工作。2006年2月，国务院批准了全国老龄委办公室、发展改革委、教育部、民政部、劳动保障部、财政部、建设部、卫生部、人口计生委、税务总局《关于加快发展养老服务业的意见》，明确提出了今后发展养老服务业的6项重点工作。其中之一就是支持发展老年护理、安宁疗护服务业务，并要求根据实际情况，对开展老年护理、安宁疗护服务的机构按规定给予政策扶持。2008年1月，中国生命关怀协会组织开展了"中国城市临终关怀服务现状与政策研究"的调查，这次调研可视为我国城市范围安宁疗护服务现状的重要调查，其成果具有非常重要的现实意义和启示性意义。

2011年，卫生部在《中国护理事业发展规划纲要(2011—2015年)》中，首次提到除了老年病、慢性病以外，还要将安宁疗护纳入长期医疗护理中。《护理院基本标准(2011版)》要求，护理院要设安宁疗护科，每床至少配备0.8名护理人员，安宁疗护科应增设家属陪伴室。2012年《中华人民共和国老年人权益保障法》鼓励为老年人提供安宁疗护服务。2016年实施的《"健康中国2030"规划纲要》提出,要为老年人提供治疗期住院、康复期护理、稳定期生活照料、安宁疗护一体化的健康和养老服务。2017年修订的《医疗机构管理条例实施细则》要求在医疗机构的类别中增设安宁疗护中心;同年,印发《安宁疗护实践指南(试行)》《安宁疗护中心基本标准和管理规范(试行)》等文件,对安宁疗护中心的床位数量、科室设置、人员配备、建筑要求、设备配置等提出要求,对安宁疗护的症状控制、舒适照护、心理精神和社会支持等服务予以规范。第一批全国安宁疗护试点在北京市海淀区、吉林省长春市、上海市普陀区、河南省洛阳市、四川省德阳市启动。2019年,国家卫生健康委等8部门联合印发《关于建立完善老年健康服务体系的指导意见》,要求构建包括健康教育、预防保健、疾病诊治、康复护理、长期照护、安宁疗护的综合连续、覆盖城乡的老年健康服务体系,强调根据医疗机构的功能和定位,推动相应医疗卫生机构,按照患者"充分知情、自愿选择"的原则开展安宁疗护服务。

目前,安宁疗护试点工作初步构建了市、县(区)、乡镇(街道)多层次服务体系,形成医院、社区、居家、医养结合和远程服务5种模式。民政部门就加强安宁疗护服务体系建设、完善安宁疗护收费和医保政策、加强对社会公众的生命教育、提高安宁疗护服务质量、鼓励支持社工和志愿者参与安宁疗护服务、鼓励引导养老机构开展安宁疗护服务、以医养结合方式支持开展安宁疗护服务等方面的问题积极开展建设工作。

三、影响我国安宁疗护的因素

20多年来,我国安宁疗护事业取得了长足的进步,但是发展还不平衡。当前影响我国老年人安宁疗护的主要因素如下。

1. 社会对安宁疗护的认知不够　目前,由于中国整个医疗卫生保健系统还未形成相对统一的、积极的伦理大环境,多数人没有从伦理道德的层次上认识安宁疗护,或仅仅是知道而不是支持。很多人认为临终护理等于放弃治疗,受传统观念影响,家属担心受到道德谴责,即使面对失去医学救治意义的患者,也要求医院积极救治;医护人员担心承担责任,通常迫于家属压力给予过度的抢救。因此,医护人员和家属尽管知道是终末期老年人,却总是想方设法用最先进的药物、设备去挽救其生命,继续给予让患者有失颜面、徒增痛苦又毫无意义的救护措施,既给临终患者自身造成了极大的痛苦,也造成了极大的医疗资源浪费。

2. 安宁疗护服务供给不足　安宁疗护的发展需要整个社会的支持。一方面,虽然国家在一定程度上对安宁疗护的发展提供政策和资金支持,但其程度较低,仍不能满足其发展的需要;另一方面,安宁疗护专业服务机构人员培训不够,专业队伍尚未建立。安宁疗护机构的收入比一般医院收入相对较少,而且安宁疗护机构对病房、设施等的投入相对较高,安宁疗护机构人员培训也需要大量资金的支持。因此,如果没有国家财政和社会资金的支持,就可能导致一般安宁疗护机构入不敷出。目前安宁疗护机构还不属于慈善范围,政府没有专门的资金,安宁疗护机构还要靠医疗收入来维持。医院为维持运转,需要向患者收取相应的费用,这无疑使部分低收入老年人望而却步,影响了安宁疗护事业的发展。

3. 安宁疗护教育尚未普及　由于长期受传统的死亡观、伦理观的影响,人们对于死亡采取否定、回避的负面态度,也有的人误将安宁疗护理解为"安乐死"。迄今为止,全社会对安宁疗护、生命教育还未普遍开展。首先,我国传统的生死观过分强调生的问题,缺乏对死亡本体性研究,人们对死亡缺乏理性的认识,因而造成对死亡的恐惧,从而避谈这个问题。而安宁疗护必然要和临终者及家属谈论死亡问题。因此,安宁疗护和我国传统死亡观存在着内在冲突。其次,我国传统伦理思想强调"百善孝为先",如"身体发肤,受之父母,不敢毁伤,孝之始也"。这些表明孝是评价人们行为准则的最高标准。深受这种观念的影响,不管父母亲人患有何种绝症,儿女及家属都应该尽最大努力去治疗,而不能放弃,否则就会背上不孝的罪名。在这种观念下,人们忽视了老年人自身的生理和心理感受,更忽视了老年人的生命质量和死亡尊严。这些因素都使安宁疗护的推行受到相应的影响。

四、安宁疗护的组织机构及服务内容

(一)组织机构

1. 安宁疗护专门机构　这种机构有医疗和护理设备,设有家庭式的危重病房,以及一定的设施,提供适合临终患者的陪伴制度,配备一定的专业人员,给临终患者及家属提供服务。如北京松堂关怀医院、上海南汇护理院。

2. 附设的安宁疗护机构　这种机构是利用医院、养老院、护理院内现有的物质资源,为临终患者提供医疗、护理和生活照顾,避免临终患者及其家属产生被遗弃的不良感觉,是目前最主要的形式。如中国医学科学院肿瘤医院的"温馨病房"、北京市朝阳门医院的老年临终关怀病区。

3. 家庭式安宁疗护病床　这是安宁疗护基本服务方式之一,使不愿意离开自己家的临终患者也可以得到安宁疗护服务。根据临终患者的病情,医务人员每日或每周探视数次,提供临终照料和居家照料。对患者来说,在生命的最后时刻感受到家人和他人的关心与安抚,能在一定程度上减轻其生理和心理上的痛苦;对家属而言,能尽最后一份孝心,使逝者死而无憾,生者问心无愧。如香港新港安宁疗护居家服务部。

(二)服务内容

1. 姑息性医疗护理　安宁疗护机构必须拥有一定数量的专业技术人员和设备,能够有效地控制和缓解临终患者的疼痛、呼吸困难、高热等不适症状,能够为临终患者提供常规的姑息性医疗护理,以满足患者及家属的需要。

2. 生活护理　临终病房的设置应按患者的意愿,尽可能满足其需要,使患者感到温暖,消除恐惧心理,积极面对人生。注重舒适护理,如减轻身体不适,预防并发症,做好各项专科护理及基础护理。由于临终患者多器官功能衰竭,并发症较多,护理人员应提供高质量的专科及基础护理,集中进行各项治疗与护理。

3. 安宁疗护社会服务　安宁疗护社会服务是安宁疗护机构的基本职能之一,包括对临终患者及家属的社会支持、临终患者在接受照护过程中所得到的各种社会支持及临终患者去世1年内向其家属所提供的居丧照护。

第二节　老年人及家属的生命教育

案例与思考

王阿姨,71岁,肝癌晚期。王阿姨的老伴和儿子一直在隐瞒病情,最后由于治疗方法改变,不得不让王阿姨知道患病事实。王阿姨自从知道病情那天开始,每天郁郁寡欢,担心她走了之后,老伴和孩子伤心过度,又担心自己看病花费过多,反正也是无药可治,还不如节省看病的钱,给家人存着,减少家人的负担,甚至有"一死了之"的想法。护理人员在与之谈话时,王阿姨说:"我知道生老

病死是人之常情,人生在世总要经历这个过程。可是发生在自己身上怎么就轻松不起来了?"请思考:①作为一位护理人员,你将如何劝导王阿姨?②面对不同年龄的人,你将如何进行优死教育?

死亡是构成完整生命历程不可回避的重要组成部分,是人类不可抗拒的自然规律。对老年人乃至全社会进行有关生命教育,可以帮助人们正确地面对自我之死和他人之死,理解生与死是人类自然生命历程的必然组成部分,从而树立科学、合理、健康的死亡观。应该认识到死亡是生命结束的正常过程,医疗护理措施不刻意加速,也不要拖延死亡;当死亡不可避免来临时,能够安宁、平静、无痛苦、有尊严地走完人生的最后阶段非常重要。

一、临终老年人及家属生命教育的目的和意义

(一)临终老年人及家属生命教育的目的

生命教育(life education)即全人教育,是指从人的出生到死亡的过程和整个过程中所涉及的内容,它关乎人的生存与死亡,也关乎人的本性与价值。人的一生都要经历由生到死的过程。死亡作为每个人无法抗拒的命运,是客观存在的。临终是临近死亡的一种必然的人生发展阶段,此时最需要受到关爱和帮助。护理人员应在患者的临终阶段充分发挥职业素养,让临终老年人及家属理解相关医学及护理知识,找到其生命价值,树立正确的人生观、价值观、世界观、珍惜生命、热爱生命;帮助临终老年人克服对死亡的恐惧,学习如何面对死亡,接受死亡;对临终老年人的家属进行生命教育的目的在于帮助他们适应患者病情的变化和死亡,缩短悲痛过程,减轻悲痛程度。同时,可使家属积极参与安宁疗护,给予患者最后的陪伴和爱护,以得到心理上的慰藉。

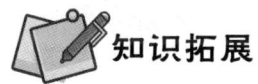

知识拓展

世界宁养日

宁养(hospice)一词,最早出现在20世纪60年代的英国,是以晚期癌症患者及其家属为主要服务对象,以向患者提供镇痛治疗、心理辅导和生命伦理等照顾为目的的一项医疗服务。自2005年起,国际将每年10月的第二个星期六定为"世界宁养日(World Hospice and Palliative Care Day)",凡在有宁养服务发展的国家,在约定的10月这一天,用形式、规模不拘的活动,表达宁养心愿,让民众更重视宁养服务的发展,传达对终末期患者的关怀。

(二)临终老年人及家属生命教育的意义

我国自从步入老龄化社会以后,家庭结构功能弱化,对老年人的照料尤其是安宁疗护问题日益凸显。人们对生命的理解与对待直接影响着临终需求。了解生命价值,就是了解自己本身和对他人、社会的价值,尊重生命是实现生命价值的根本。因此,发展老年人及家属的生命教育具有重要的意义。

1. 尊重生命,提高老年人临终时的生命质量　这一点与安宁疗护的意义是完全一致的。现今,较多的临终老年人在生命的最后一段日子里,仍是采取医疗措施,过度使用高科技手段如呼吸机、起搏器、侵入性治疗、药物等强撑着生命,内心充满了恐惧、痛苦和无奈。这样的生命是否违背了尊重的意义,热爱生命是否就意味着要义无反顾地拒绝死亡,种种疑问反映出医疗护理的现状。在安

宁疗护中完整的生命过程应包括死亡过程,这是不容置疑的客观事实,所以完整的尊重生命应包括尊重死亡。生命教育是实施安宁疗护当中一项重要的内容,尊重生命是生命教育的基础。生命教育可以为临终老年人及家属提供心理上的关怀与安慰,帮助其减少和去除身体上的痛苦,缓解心理上的恐惧,维护尊严,提高生命质量,使患者平静、安宁、舒适地抵达人生的终点。

2. 关注护理,为老年人家庭护理方向提供指导　生命教育能够促使老年人家属理解并减少在亲人临终阶段及亲人死亡时带来的精神痛苦。老年人家属可以在亲人临终阶段经常陪伴在其身边,学习简单的护理知识,自行给予临终照料;也可将家庭成员的护理盲点转移到社会,如附设的安宁疗护机构,即综合医院内的专科病房或病区进行临终照料,不仅可以解决大部分医院资源闲置、利用率不足的问题,又可以扩大医院现有的医护人员和仪器设备的利用率。既满足了老年人的需求,又满足了其家属和子女的需要;同时,可以帮助他们接受亲人逝去的现实,顺利度过居丧期,缩短悲伤过程。另外,关注护理而非治疗的概念。在医疗无能为力的情况下,护理更显示出独特的主导性。护理不仅让老年人走得安详,也让老年人家属摆脱了沉重的医疗负担,安慰了临终老年人的亲属和子女;也使得医疗资源得到节约和有效利用,为有限的卫生资源提供了更多可能。有了生命教育,安宁疗护的护理重点便也从生理上转移到心理、社会、精神等方面,成为指导临终老年人家庭护理方向的一个重要途径。

3. 尊重死亡,提倡自然死亡　现代医疗崇尚"人道主义",即突出人文关怀,就是要关心和尊重患者的生存价值和人格,尊重患者的尊严和适当要求。人们可以根据个人意愿选择临终前的生活方式,从而达到高质量的"自然死亡",这与安乐死有所不同。安乐死是指当患者有不治之症,身心都处于极度的痛苦,经医生同意之后,使用人为的医学方法,使患者快速、无痛苦地结束生命。不论是主动安乐死还是被动安乐死,都有加速死亡的倾向。自然死亡是指不延缓、不加速的死亡,让其回归自然的状态。自然死亡从定义上是为患有危及生命疾病的老年人及其家庭提高生活质量的一种措施,是通过医护人员帮助其减轻症状,关注老年人及家庭成员的心理痛苦,让老年人和家属在走向生命终点的整个过程中能够得到安宁。现代医疗技术的进步,可以为患者提供各种治愈疾病的机会,帮助患者减轻疾病带来的痛苦,这是医学的价值与意义。若当治疗已经失去逆转生命进程的作用的时候,减轻症状带来的痛苦,不以延缓生命为目的,是对生命最大的尊重。

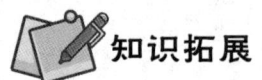 知识拓展

安乐死

安乐死是指对无法救治的患者在濒死状态停止治疗或使用药物,让患者无痛苦地死去。安乐死一词源于希腊文,意思是"无痛苦地、幸福地死亡"。它包括两层含义,一是安乐的无痛苦死亡,二是无痛致死术。对临近死亡、身患绝症极度痛苦之中的患者,由医务人员采取某种措施,实施促使其迅速、无痛苦死亡的一种方式,如给患者口服或注射致命的药物,又称为无痛苦死亡。

安乐死一直是备受争议的话题,由于涉及社会文明、文化背景、政治、经济、法律等各方面的问题,所以医学界对安乐死的问题仍存在异议,在大多国家还没有被合法化。荷兰是第一个将安乐死合法化的国家。在我国实施安乐死是违法行为,需要承担刑事责任。

二、老年人对待死亡的心理类型

老年人对待死亡的态度受到许多因素的影响,如文化程度、社会地位、宗教信仰、心理成熟程度、经济情况和身边重要人物的态度等。老年人对待死亡的心理类型主要有以下表现。

1. 理智型　当老年人意识到死亡即将来临时,能从容地面对死亡,并在临终前安排好自己的工作、家庭事务及后事,这类老年人一般文化程度和心理成熟程度比较高,他们能够比较镇定地对待死亡,能意识到死亡对配偶、孩子和朋友是最大的生活事件,因而总是尽量避免自己的死亡给亲友带来太多的痛苦和影响。他们往往在精神尚好时,就已经认真地写好了遗嘱,交代自己死后的财产分配、遗体处理或器官捐赠等事宜。

2. 积极应对型　老年人有强烈的生存意识,他们能从人的自然属性来认识死亡首先取决于生物学因素,也能意识到意志对死亡的作用。因此,能以顽强的意志与病魔做斗争,如忍受着病痛的折磨和诊治带来的痛苦,寻找各种治疗方法以赢得生机。这类老年人大多是低龄老年人,并且有很强的斗志和毅力。

3. 接受型　这类老年人分为两种表现,一种是无可奈何地接受死亡的事实,如在农村,有些老年人一到60岁,子女就开始为其准备后事,做寿衣、做棺木、修坟墓等。老年人只能沉默,无可奈何地接受。另一种是老年人把此事看得很正常,多数是属于信仰某一种宗教的,认为死亡是到天国去、到另一个世界去。因此,自己要亲自过问后事准备,甚至做棺木的寿材都要亲自看着买,坟地也要亲自看着修,担心别人办不好。

4. 恐惧型　老年人极端害怕死亡,十分留恋人生。这类老年人一般都有较好的社会地位、经济条件和良好的家庭关系,期望能在老年享受天伦之乐,看到儿女成家立业、兴旺发达。往往会表现为不惜代价,冥思苦想,寻找"起死回生"的药方,全神贯注于自己机体的功能上,如喜欢服用一些滋补、保健药品,千方百计延长生命。

5. 解脱型　此类老年人大多有着极大的生理、心理问题,可能是家境贫苦、饥寒交迫、衣食无着,缺乏子女的关爱,或者身患绝症、病魔缠身而极度痛苦。他们对生活已毫无兴趣,觉得活着是一种痛苦,因而希望早些了结人生,得以解脱。

6. 无所谓型　有些老年人不理会死亡,能坦然面对生死,采取既不回避也不积极的无所谓态度。当死亡来临,他们可以一如既往地生活,即使不能下床,也会安静地等待死亡。

三、临终老年人及家属生命教育的内容

(一) 优死教育

优死教育,又称为死亡教育,是指向社会大众传达适当的死亡相关知识,并因此造成人们在态度和行为上有所转变的一种持续的过程。人的全优生命质量系统工程,不仅需要优生、优育、优活,而且需要优死。优死教育是实施安宁疗护的先决条件,其最终目的是提高人们的生活质量。优死教育的内容包括死亡基本知识教育、死亡与生命辩证关系教育、死亡心理教育、死亡权利教育等。在优死教育中,老年人与其亲属是比较特殊的对象,亦是最需要立见效果的对象。对老年人进行优死教育的内容主要有以下几点。

1. 克服怯懦思想　目前,在老年人中,因疾病迁延无法治愈或生活质量低导致的自杀是一个值得重视的问题。护理人员应该引导教育老年人,自杀本身就是怯懦的表现,从一定意义上讲,生比死更有意义。

2. 正确地对待疾病　疾病是人类的敌人,它危及人的健康和生存。和疾病做斗争,某种意义上

是和死亡做斗争。医护人员对于临终患者应以"患者为中心",而不是以"疾病为中心",以支持患者、控制症状、姑息治疗、全面照护为主,让他们知道积极的心理活动有利于提高人的免疫功能,良好的情绪、乐观的态度和充足的信心是战胜疾病的良药。

3. 树立正确的生命观　任何人都不是为了等待死亡而来到这个世界上的。因此,正确的人生观、价值观是每个人心理活动的关键。生活、学习、工作、娱乐等构成了人生的意义。唯物主义的观点认为,提出生命有尽头,可以使人们认识到个人的局限性,从而思考怎样去追求自己的理想,怎样去度过自己的岁月。从这个意义上说,对"死"思考,实际上是对"整个人生观"的思考。医护人员应注重老年患者的尊严与价值,提高他们临终期的生命质量。通过关心和照护,减缓临终患者的孤独感、失落感,增加舒适感,帮助他们树立正确的"死亡观",提高生命质量,维护尊严。同时,注重满足患者的情感与精神需求,适时有效地进行心理疏导,营造家庭式关爱的氛围,以利于患者的精神平和与愉快。

4. 做好充分的心理准备　人们步入老年期以后,面临的是走向人生的终极——死亡。人们追求优生、优活,也希望善终、优死,即使临近暮年、濒死,也希望在剩余的时间里过得有意义。认识和尊重临终的生命价值,对于临终的老年人非常重要,也是优死教育的真谛所在。

(二) 生前预嘱

1. 概念　生前预嘱是指人在健康或意识清楚时签署的,说明在不可治愈的伤病末期或临终时要或不要某种医疗护理的指示文件。随着医疗的发展,介入性治疗和急救操作的科技性提高,当患者的生命即将走到尽头时,不能安详离去,反而要忍受心脏按压或电击、气管插管、心内注射等一系列创伤性的急救措施。即使急救成功,患者也不能摆脱痛苦甚至死亡,急救措施还会对患者造成精神及心理的重创,更甚者患者只是依赖生命保障系统维持毫无质量的植物状态。

2. 由来　生前预嘱源于美国,由美国律师路易斯·库特纳于1969年提出,他的目的是尝试给予临终患者更多的医疗自主权。如果在未来某一时刻,患者无法决定自己临终时的问题,自愿发出能清楚表达患者个人意愿的声明。美国慈善基金会草拟的参考样本这样写道:"如果我康复无望,那么我要求死亡,不要用人工方式和其他极端方式维持我的生命。我认为,死亡与出生、成长、成熟和年老一样是一种现实、一种必然。我害怕每况愈下、依赖别人和痛苦绝望所带来的屈辱远远超过害怕死亡。我请求从怜悯出发为我缓解晚期痛苦,即使这些做法也许会缩短我的生命。"在医院里,越来越多的临终患者被复杂的智能设备滞留在死亡过程中。生命保障系统仅是延长了人的生命,但是在耗费了巨额费用和消耗了无谓的医疗资源之后,生命终将痛苦地走向尽头。生前预嘱提倡尊重生命,为了让患者在安详、平静中度过余生而存在。

3. 内容　我国目前尚未通过生前预嘱相关法案,人们是在"选择与尊严"网站签订生前预嘱。签署人可登录该网站填写自己的生前预嘱,可随时修改或者撤销。其内容称为"我的5个愿望",每个愿望下方列举多个选项,可以进行多选。如果选项中没有自己的需求,签署人可以选择"其他"进行填充。

(1) 我要或者不要相关医疗服务:"我知道我的生命宝贵,所以希望在任何时候都能保持尊严。当我不能为自己医疗问题做决定时,我希望以下这些愿望能得到尊重和实行。"条目下有10个选项,主要内容包括:①患者是否忍受疼痛,即使药物使患者精神恍惚,处在熟睡或朦胧状态,也依然选择使用药物解除或减轻痛苦;②患者是否忍受各种形式的痛苦,如呕吐、谵妄、恐惧等,如不希望忍受,医生和护理人员尽力帮助使患者舒适;③患者是否接受任何可能痛苦的治疗和检查,即使临床指导认为这样可以缓解症状或明确诊断;④希望在护理时个人隐私可以得到保护;⑤希望所剩时间里身体和床铺保持清洁无特殊气味;⑥希望可以定期进行生活护理,如理发、剪指甲、刷牙等;

⑦希望进食的食物和水是干净温暖的;⑧希望有人需要时可以捐赠器官等。

(2) 我希望使用或不使用生命支持治疗:"我知道生命支持治疗有时候是维持我存活的唯一手段,但当我的存活毫无质量,生命支持治疗只能延长我的死亡过程时,我要谨慎考虑我是否使用它。"条目下有6个选项,主要内容包括:①放弃心肺复苏;②放弃使用呼吸机;③放弃使用管饲;④放弃输血;⑤放弃使用昂贵药物。

(3) 我希望别人怎么对待我:"我理解我的家人、朋友、医生和其他相关人士,可能由于某些原因不能完全实现我写在这里的愿望,但我希望他们至少知道这些有关精神和情感的愿望,对我来说也很重要。"条目下有11个选项,主要内容包括:①希望当患者在疾病或年老的情况下,如果出现对他人的恶意对待,请周围人原谅;②希望有人陪伴,即使看不见、听不到或者触不到;③希望患者喜欢的画或照片摆放在接近床的位置;④希望更多地接受或不接受志愿者服务;⑤希望可以在家里去世;⑥希望临终时有患者喜欢的音乐;⑦希望临终时举办或不举办宗教仪式。

(4) 我想让我的家人和朋友知道什么:"请家人和朋友平静对待我的死亡,这是每人都必须经历的生命过程和自然规律,你们这样做可使我的最后日子变得有意义。"条目下有6个选项,主要内容包括:①希望家人和朋友知道患者对他们的爱至死不渝;②希望在患者死后,家人和朋友能尽快恢复正常生活;③希望丧事办理程度;④希望追悼会只通知家人、朋友,并注明他们的名字与联系方式。

(5) 我希望谁帮助我:"我理解在这份文件中表达的愿望,暂时没有现行法律保护它们必然实现,但我还是希望更多人在理解和尊重的前提下帮我实现它们,我以我生命的名义感谢所有帮助我的人,还要在下面选出至少一个我不能为自己做决定的时候帮助我的人。之所以这样做,是我要在他或他们的见证下签署这份'我的5个愿望',以证明我的郑重和真诚。"

当患者的主治医生没办法再做决定,那么选择一位了解和关心患者本人的、能做决定的成年亲属。关系良好的配偶或直系亲属通常比较合适。无论选择了谁,患者最好确认已经充分与之谈论了这些愿望,而他们尊重并能够履行。

4. 意义 生前预嘱的不断完善,是对我国人文医学进步发展的一次巨大推动,也会成为一项利国利民的切实政策。临终老年人个人意愿得到完善,可以减少其焦虑和不安。在告知老年人何为生前预嘱及人如何准备生前预嘱之后,可以引导老年人进行生前预嘱的尝试,列举一些自己渴望达到却尚未达到的状态或是托付,无关生死,只为在死后不要留有遗憾和未了的心愿。同时,也可以让家属清楚地知道老年人的心愿和嘱托,尽其所能在老年人生命弥留之际多给予陪伴和支持,让老年人走得平静、安详。

第三节 临终老年人身心舒适的促进技术

案例与思考

患者,男,73岁,直肠癌晚期全身转移,治疗效果不佳,排便排尿困难、便血。体格检查:体温37.7℃,脉搏114次/min,呼吸13次/min,血压96/52 mmHg,触诊腹部膨胀,听诊肠鸣音亢进,伴有阵发性绞痛。患者消瘦,乏力,主诉骶尾和腰部疼痛,并因此感到痛苦,情绪极度低落。曾向医生哀求放弃治疗,以减轻家里负担。请思考:①患者现在的生理及心理状态如何?②作为护理人员,你将如何护理患者?③如何鼓励患者积极参与治疗?

一、临终老年人的生理特点

1. 呼吸系统　表现为呼吸困难,呼吸由深变浅、急促,或呼吸由快变慢而费力,出现张口呼吸、鼻翼扇动、潮式呼吸、间断呼吸等症状;因无力咳嗽,分泌物潴留于支气管,出现痰鸣音及鼾声呼吸。

2. 循环系统　表现为皮肤苍白、湿冷或发绀,大量出汗,脉搏细速而无规则,逐渐变弱甚至消失,血压下降或测不出,心音低弱、心律出现紊乱,最终心脏搏动消失。

3. 消化系统　表现为食欲减退、呃逆、恶心、呕吐、腹胀、口干甚至脱水等症状。还可出现大便失禁、便秘。

4. 泌尿系统　可出现小便失禁或尿潴留等症状。

5. 神经系统　语言由清楚表达变得词不达意或说话困难,如神经系统未被侵犯,患者意识可以保持清楚状态;如被病灶侵入,则可出现嗜睡、意识模糊、昏睡、昏迷。

6. 肌张力　表现为全身软弱无力、吞咽困难,大小便失禁,不能自主改变躯体活动,无法维持舒适的体位,面部外观改变呈希氏面容(也称病危面容,即面肌消瘦、面部呈铅灰色、眼眶凹陷、双眼半睁、目光呆滞、下颌下垂、嘴微张)。

7. 感知觉　表现为瞳孔散大,视觉逐渐减退,由视觉模糊发展成只有光感,最后视力消失。眼睑干燥,分泌物增多。听觉是最后消失的感觉。

二、临终老年人生理舒适促进技术

(一)疼痛

1. 概念　疼痛是与组织损伤或潜在损伤相关的不愉快的主观感觉和情感体验。

2. 症状　疼痛可产生血压升高、心率增快、呼吸频率增快、神经内分泌及代谢反应,慢性及剧烈疼痛使血管活性物质和炎性物质的释放加重原病灶的病理变化,如局部缺血、缺氧、炎性渗出、水肿。

3. 护理措施

(1)药物疗法:控制疼痛应及时、有效,正确使用"三阶梯法"。镇痛药应规律、足量,定时使用。使用药物镇痛要注意,对持续存在的疼痛,预防性地定时给予镇痛药;要取得老年人的合作,要为老年人和家属写出服药方法、服药时间、药物名称、使用的理由(因疼痛)和剂量(片或毫升),如现在的药物或剂量不能达到解除或减轻症状,应及时告诉医护人员,以及时增加剂量或更换其他药物;动态评估镇痛药的效果,询问老年人有无恶心、呕吐、便秘等不良反应;对无法口服镇痛药者,可使用皮肤贴片、舌下含化、静脉或肌内注射等方式给予镇痛药。

(2)冷疗:在疼痛部位及其周围采用冰袋冷敷,逐渐使局部变冷直到患者感到舒适,持续 10 min 左右。

(3)热疗:在疼痛部位及周围采用湿热敷、红外线等,持续 20~30 min。

(4)按摩:可在身体的某个部位进行按摩,按摩时鼓励患者平稳呼吸,并与患者进行沟通,一次按摩时间一般为 1 h 左右。

(5)转移注意力:是指把注意力放在疼痛以外的刺激上。这样的刺激可以是听觉的、视觉的、触觉的、动觉的。

(6)音乐疗法:选择老年人喜欢的音乐,把注意力集中到音乐上,目光集中在某一固定的点或物体上,跟着音乐在脑海中想象。

(7)呼吸疗法:①尽可能让自己感到舒适,可以闭上眼睛;②深吸气,屏气,然后慢慢呼气;③呼气的时候放松自己;④再吸气,慢慢呼气;⑤正常呼吸,不要继续深呼吸;⑥睁眼睛,平静地、舒适地盯着房间里的某个地方。

(二)呼吸困难

1. 概念　呼吸困难时气体交换不足,机体缺氧,导致呼吸频率、节律或深度的异常,是临终阶段常见的症状和体征。

2. 症状　患者主观感觉空气不足、呼吸费力,客观上可见张口呼吸、抬肩、鼻翼扇动、呼吸活动时用力,口唇、甲床甚至皮肤发绀,并有呼吸频率、节律和深度的改变。

3. 护理措施

(1)定时开窗或使用风扇通风,保证室内空气新鲜;调整环境,物品摆放有序,活动程序合理,操作简化,以减少不必要的活动。

(2)教会患者有效呼吸的方法(腹式呼吸、缩唇呼吸),教会患者放松及分散注意力的方法,减轻患者的焦虑和疼痛。

(3)帮助患者调整活动量,根据患者需要的优先顺序,对一些日常活动(如清洗、打电话、弯腰等)进行排序。

(4)按摩患者背部,使肌肉放松,协助患者在舒适位置上休息,如坐在椅子上或床上,可用枕头支撑背部及头部,让患者头部抬高 45°~90°,两腿放松,或利用小桌放在患者身前,使患者两臂伏于上面。

(5)临终老年人床旁应备好吸引器,帮助他们及时吸出痰液和口腔分泌液。

(6)当患者呼吸表浅、急促、困难或呈潮式呼吸时,立即给予吸氧;对张口呼吸者,用湿巾或棉签湿润口腔,也可用凡士林或护唇膏湿润嘴唇,入眠时用薄湿纱布遮盖口部,能避免口腔黏膜干燥、痰痂形成。

(7)濒死期的老年人口腔肌肉变得松弛,呼吸时,积聚在喉部或肺部的分泌物会发出咯咯的响声,这种随着呼气和吸气摆动时产生的喉鸣音即所谓的"临终喉鸣",通常出现在生命的最后 48 h。以下措施可起到缓解症状的作用:①变换体位,抬高床头 30°,头偏向一侧,会减少这些声音,使家属感觉老年人不是很痛苦而安心。②当呼吸频率>20 次,皮下注射吗啡,通过减慢呼吸频率来减少哮鸣音。必要时用镇静药如咪达唑仑,使老年人没有痛苦。吗啡和其他镇静剂可能会引起呼吸抑制,使用前需要和家属进行充分沟通,签署医患沟通同意书后方可使用。③通过负压吸出分泌物,负压吸引的压力要低,抽吸时间不要超过 15 s,以免出现气道黏膜出血和呼吸停止。④医护人员向家属解释,老年人不会因大量分泌物而不适,目前的针对性治疗可能没有益处甚至有潜在的危害性,使其没有顾虑。

(三)恶心、呕吐

1. 概念　恶心是一种特殊的主观感觉,表现为紧迫欲吐的不适感觉,常为呕吐的先兆。

2. 症状　如上腹不适、欲吐,多伴有面色苍白、出汗、流涎、血压降低及心动过缓等迷走神经兴奋症状。

3. 护理措施

(1)药物控制:止吐药应从小剂量开始,常联合用药,可预先给药,如甲氧氯普胺、氯丙嗪、昂丹司琼等。

(2)提供清洁的环境:室内物品过多、人员嘈杂、食物气味过重、油腻,以及浊气等均可引起患者的恶心、呕吐感,因此,保持环境清洁安静、空气清新,清除一切引起恶心、呕吐的刺激。

(3)饮食护理:少食多餐,不应有饱腹感;避免一次饮用大量水,餐后 1 h 尽量不平卧;宜选用碳水化合物含量高的食物,如馒头、包子、饼干、红薯等,便于快速通过胃;呕吐时协助患者坐起,或改为侧卧位,头偏向一侧;可用黑色袋子装呕吐物,以降低患者的不舒适感;呕吐停止后,使用患者喜欢的漱口水或新鲜的茶叶水漱口,以去除口腔异味。

(四)吞咽困难

1. 概念　吞咽困难是指咽下食物或饮水时有哽噎感,致吞咽功能障碍。

2. 症状　患者主观感觉有"黏住""停住""挡住""下不去"等症状,以及口干、口腔溃疡、口腔黏膜白斑等。

3. 护理措施

(1)给予易吞咽的食物:改变食物的质地,将固体改为软食或流质;少量、多次、缓慢进食,告知患者小心咀嚼;可将食物做成米糊进食;进食前可以用少量温水试喝;经常进行嘴唇控制和舌头移动的锻炼。

(2)注意体位:进食时患者保持坐位或头高侧卧位,以协助食物下咽,不宜采取压迫胃及胸部的体位。喉返神经和脑神经麻痹时有误咽的危险,进食时要特别注意。患者误吸发生呛咳时,可轻叩其后背或做体位引流、气管内吸引等,防止发生吸入性肺炎。

(五)大小便失禁

1. 概念　尿失禁是指膀胱括约肌损伤或神经功能障碍而丧失控制排尿的能力,尿液不自主地经尿道流出。大便失禁又称为肛门失禁,是指肛门括约肌失去意识的控制,气体、液体和固体粪便不由自主地排出肛门外,为排便功能紊乱的一种症状。

2. 症状　患者发生尿失禁,当膀胱胀满时,无法感受到膀胱胀满的感觉,也没有尿意感冲动,而尿液不自觉持续流出,临床症状有尿频、不定时尿漏、持续尿漏等。患者发生大便失禁,排便无次数、无定时,肠蠕动时,粪便由肛门排出,咳嗽、睡眠时不知不觉有稀便外流,污染衣裤、被褥。

3. 护理措施

(1)加强皮肤护理:大小便失禁者,应及时擦洗干净,保持会阴部皮肤清洁、干燥,必要时留置导尿。

(2)给予高维生素、高热量饮食,若便秘,则进食含纤维素多的食物。

(3)保持床单位清洁、干燥、平整。

(六)谵妄

1. 概念　谵妄是一种非特定性的大脑功能紊乱,伴有意识水平、注意力、思维、认知、记忆、精神行为、情感和觉醒规律的改变。

2. 症状　老年人会出现注意力下降、回忆及记忆下降;愤怒、焦虑、抑郁、精神异常;躁动不安、激动、有攻击性、讲话语无伦次、不连贯;行为无组织、无目的。

3. 护理措施

(1)环境:室内保持安静、空气流通、温度适宜;尽可能提供单独的房间;降低说话的声音;降低照明;使用日常和熟悉的物品。

(2)引起谵妄的原因:最常见的是药物的不良反应(通常由阿片类和抗组胺类药物引起)和代谢失衡(如脱水)等。感染、环境的变化、过度刺激(太热、太冷)、全身衰竭、疲劳、焦虑、抑郁、疼痛、大便嵌塞、尿潴留、颅脑肿瘤、生物化学失衡(高钙血症、低钠血症)、药物等都是引起谵妄的危险因素。要告知家属可能引起谵妄的原因和危险因素,以减少家属的恐慌,并多加安抚。

(3)安全防护:创造一个安全的环境,以防止老年人跌倒或受到伤害,如移去一些老年人会拿来伤害自己的物品或设备。老年人躁动不安时需要24 h专人守护,密切观察,保证老年人的安全。

(七)恶病质

1. 概念　恶病质是指体重不断减轻及肌肉逐渐耗损的症候群,是一种以食欲减退、体重下降、全身衰竭及碳水化合物类、脂类、蛋白质代谢异常为特征的临床综合征。

2. 症状　老年人常表现为厌食、长期恶心、便秘、四肢无力、抑郁、身体外形改变,如极度消瘦衰竭、眼窝深陷、皮肤干燥松弛等。

3. 护理措施

(1)药物:使用药物增加老年人食欲及体重,改善其精神状态,如黄体酮、类固醇等。

(2)营养支持:每日及每餐应注意食物的种类变化和颜色搭配,增加食欲,少食多餐;提供一些不需要过多咀嚼的食物,以软烂易消化的食物为主;鼓励患者多喝水;当患者感到饥饿时就提供食物,在两餐间准备点心或添加消夜;在进餐时减少治疗和其他导致情绪紧张的因素。

三、临终老年人的心理特点及心理舒适促进技术

老年人临终前的心理反应取决于他的人格特点、信仰、教育及有关的传统观念,也同他在疾病中所体验到的痛苦与不适程度、医护人员和家人对其关心程度及以前的生活状况、生活满意程度等密切相关。临终老年人大多要经历否认、愤怒、协议、忧郁、接受等复杂的心理变化过程。除此之外,还具有以下心理特征。

1. 求生心理　大多数临终老年人,由于对死亡恐惧和不接纳,往往有着较强烈的求生心理,希望能安享晚年、善待余生。有些病情较重的老年人,对死亡惶恐不安,拒绝接受现实,时常哀痛地求救和呻吟,将希望寄托在医护人员的治疗、同情和医疗技术支持上,期盼能得到有效治疗。当医护人员积极努力救治时,其心理也会得到安慰,并树立一定的信心。此时对待这类老年人要做好心理诱导工作,尊重他们的想法,尽量满足其要求,尽力理解并配合他们的行为,经常与之谈心、交流,给予关怀,并指导他们调节自身情绪,以获得最佳身心状态。

2. 积极心理　一些性格开朗、做事积极的老年人,对待事物比较客观,对自己的病情有一定的认知和理解,在病情无法转好情况下,积极投身于其他事情,转移疾病带来的不良情绪,进行自我调节和安慰亲人。

3. 绝望心理　出现绝望心理的老年人不占多数,但这样的心理往往让医护人员感到棘手。这类老年人自我意识非常强,但又接受不了病情危重的事实,特别是在治疗一段时间后仍不见好转,便会产生绝望和轻生的念头。被病痛折磨,可能使他们缺少安全感,从而认为命运充满了威胁,进而出现攻击行为,向亲人及子女无理智地肆意发泄。有些老年人发泄过后转为抑郁,表现出极大的不合作,或者出现拔管、自我伤害等行为。此时,医护人员要有足够的耐心陪伴老年患者,不要愤怒地回击,要允许其发泄并注意保护患者,发泄过后应让其感受到关怀和被关爱,从而获取安全感。

4. 挫折心理　随着病情加重,一些老年人的情绪、性格等会出现改变,如孤僻、抑郁或自卑,表现出意志薄弱、依赖增强、自我调节和控制能力差等。心情好时,愿意与人交谈。心情不好时,则孤僻寡言,变得敏感。当遇到不顺心的事时就发脾气,过后又追悔莫及而道歉。当进入临终期,身体日益衰竭,精神和肉体忍受着双重折磨。感到对死亡的力不从心,"求生不得,求死不能",这时心理特点以忧郁、绝望为主。

5. 焦虑心理　此时的老年人多半倾向于对死亡的重重顾虑和对生活的思考,关心死后的后事问题。比如,如何安葬、办丧事、捐献器官等;考虑书写遗嘱、家人财产分配问题,配偶的生活照料和子女工作问题,甚至会考虑怎样抓紧最后的日子完成一些心愿,尽可能不留遗憾地离开;还会尽力反向安慰家人,让家人在其走后尽快摆脱悲痛心理。

四、对丧偶老年人的哀伤辅助

丧偶是生活中震撼心灵的事件之一,尤其对老年人来说更是沉重的打击。一旦配偶亡故,老年人常会悲痛欲绝、不知所措,持续下去可能引发包括抑郁症在内的各种精神疾病,加重原有的躯体疾病,甚至导致死亡。有资料报道,在近期内失去配偶的老年人因心理失衡而导致死亡的人数是一般老年人死亡的7倍。

(一)丧偶老年人的心理反应

心理承受能力、夫妻关系等都可能影响丧偶老年人的心理。一般来说,丧偶老年人的心理反应要经历4个阶段。

1. 麻木 很多老年人在得知配偶亡故的消息后,都会表现得麻木不仁、呆若木鸡。这种麻木不仁并不意味情感淡漠,而是情感休克的表现。麻木不仁可以看作是对噩耗的排斥,也是对自己无力驾驭的强烈情感的制服。这个阶段可能持续几小时至1周。

2. 内疚 在接受了配偶亡故的消息后,很多老年人会出现内疚、自责的现象,总觉得对不起逝者,甚至认为对方的死自己要负主要责任。内疚在所有丧偶的老年人中或多或少都存在,只要不太强烈,这一阶段最终会度过的。

3. 怀念 丧偶的老年人在强烈的悲哀之情稍稍平息后,又会产生对死者的深深怀念。这时,在他们的头脑中会反复出现配偶的身影,经常感到失去他(她)之后,自己是多么孤独。这种状态可能持续几周甚至几年。

4. 恢复 当丧偶的老年人逐渐认识到"人的生、老、病、死是无法抗拒的自然规律""对配偶最好的寄托和思念是保重身体、更好地生活下去",理智战胜了感情,身心也就能逐渐恢复常态。

(二)对丧偶老年人的关怀

1. 安慰与支持 对于绝大多数处于居丧期的老年人而言,他们很难从丧偶之痛中恢复过来,他们的心理和生理由于长时期的煎熬和纠结而倍感憔悴,如不及时恢复或予以治疗都有可能诱发多种其他疾病。因此,临终医护人员对其及时予以照护与协助是非常必要的。在实际操作中,安宁疗护护理人员可以从协助办理丧事、陪伴与聆听、协助表达内心的悲伤情绪、协助处理具体问题和促进适应新生活等几个方面来进行照护。比如,陪伴在老年人身旁,轻轻握住他(她)的手,或扶住他(她)的肩。由于承受了巨大的打击,丧偶的老年人往往难以对关心和安慰做出适当的反应或表示感激,甚至拒绝他人的好意。这是因为丧偶者往往把悲哀的时间和强度等同于对死者的感情。这时,千万不要放弃对老年人的安慰,应该让老年人明白,痛苦和悲哀不是衡量某种关系价值的指标,正常的悲哀反应会随着时间的推移逐渐淡化,悲哀的正常淡化并不意味着对死者的背叛。坚持安慰,可以使老年人感到并非独自面对不幸,进而增强战胜孤独的信心。此外,应及时帮助老年人料理家务、处理后事,提醒老年人的饮食起居,保证充分的休息。

2. 诱导发泄 对丧偶老年人进行悲伤护理并不是以消除悲伤为目的,而是帮助他们在承受死亡离别的痛苦时更加坚强地生活下去。所以此时应给予老年人足够的情感支持,鼓励丧亲者之间相互安慰;进行电话随访,并帮助老年人解决实际困难,协助他们建立新的人际关系,缓解他们的丧亲之痛。允许并鼓励丧偶老年人痛哭、诉说和回忆,或鼓励用写日记的形式寄托自己的哀思。有些老年人强忍悲伤,从不失声痛哭,只能更加压抑或消沉。此时,应该告诉老年人,哭泣是一种很自然的情感表现,不是软弱,而是一种很好的纾解内心抑郁情绪的方法,诱导老年人把悲哀宣泄出来。同时,鼓励老年人说出自己的内疚感和引起内疚感的想法、事件等,并帮助老年人分析,学会原谅自己,避免自责。

3. 转移注意力 丧偶老年人易睹物思人,可让老年人把已故配偶的遗物暂时收藏起来,这样可以减轻精神上的痛苦。心理学家认为,利他行为可以有效地减轻丧偶者的悲哀,从而缓解紧张、焦虑的情绪,使自己尽早摆脱孤独和抑郁,增进健康。建议老年人多参与外界交往,多与子孙交谈,或到亲戚朋友家小住一段时间,或到外面走一走;鼓励老年人培养一些业余爱好,如书法、绘画、垂钓等,或做一些有利于他人的力所能及的事,以转移注意力,减轻悲伤情绪。

4. 建立新的生活方式 心理学研究表明,老年人最怕的就是孤独。丧偶后,老年人需要在家庭生活中寻找一种新的依恋关系,这种依恋关系可补偿丧偶后的心理失落感。配偶过世后,原有的某种生活方式和规律几乎全部破坏了。此时,应该帮助老年人调整生活方式,使之与子女、亲友重新建立和谐的依恋关系,使老年人感受到虽然失去了一个亲人,但家庭成员间的温暖与关怀依旧,感到生活的连续性和安全感,从而使他们尽快走出丧偶的阴影,投入新的生活。大量的事实证明,做好老年人的再婚工作,对社会、对家庭、对老年人的健康长寿均是有益的,应当从法律上予以保护,从道义上给予支持。老年人是否再婚是他们自己的权利,家庭和社会只能给他们提供参考意见。对于丧偶老年人,应该让其子女更多地关心老年人的生活,支持老年人的正当要求和需要。

总之,了解丧偶老年人的心理状态,进行有效的心理干预,使他们尽快摆脱丧偶后因过度悲伤而引起的心理失衡,对维护丧偶老年人的心身健康十分重要。

安宁疗护是一门新学科,对护士来说是护理观念和护理方式上新的变革和发展。因而从事安宁疗护工作的护理人员除了掌握本专业的知识外,还必须掌握与安宁疗护密切相关的知识,包括安宁疗护原理、临终心理学、死亡学等。护士被称为"白衣天使",护理工作被视为对"生命的守候",更应当在安宁疗护这一生命的最终关怀领域当中大有作为,进一步推动我国安宁疗护事业的完善和发展。

实训情景

【实训目的】 ①体会临终老年人的情感痛苦。②灵活运用理论知识劝导和照顾临终老年人。

【实训情景一】 李大爷,75岁,肝癌患者。近日因右上腹疼痛半月余入院。患者半个月前出现右上腹持续性钝痛,并伴有食欲减退及饭后上腹饱胀、嗳气、消化不良、恶心等症状,继而入院治疗。体格检查:体温37.3 ℃,脉搏89次/min,呼吸18次/min,血压135/85 mmHg,面色晦暗,营养差,消瘦,肝区叩击痛,CT显示9.4 cm×11.3 cm肝脏肿块。

经一段时间治疗后,李大爷情况仍不见好转。持续性低热,呼吸增快,脉搏细弱,血压下降,体重减轻,乏力,并出现下肢水肿、便血等症状,呈病危面容。

李大爷有3个儿女,起病期间由大儿子照料,生活起居陪伴左右,小女儿时常探望,并给大爷擦身按摩,讲笑话逗老人开心,做老人平日爱吃的食物送到医院。当小女儿离开时,护理人员经常看到老人沉默不语,郁郁寡欢,问之不应。老人疼痛剧烈时,会向大儿子和医护人员发脾气、摔东西。经与家人沟通,李大爷多半因感到自己时日不多,想念二女儿引起情绪变化。其家人联系二女儿后,二女儿来医院探望,但态度冷淡,表现出不耐烦。自此,李大爷整日流泪,拒绝治疗,并要求出院回家,以减轻儿女负担。李大爷回家后,死亡的威胁日渐加重,晚上经常梦到自己离去,每日不敢入眠。近几日开始烧香拜佛,恳求菩萨多宽容几日,并在佛前忏悔。

【实训要点】 ①请学生模拟该情景,并体会李大爷的感受。②假如你是李大爷的子女,请试着与李大爷沟通。内容包括:死亡和生命的意义;询问李大爷是否愿意接受最后的气管插管、电除颤等抢救措施,并简要描述这些措施的可能感受及对延长生命有无价值;询问李大爷还有什么愿望。③10 d后,李大爷的身体已经极其虚弱,生命已经走到了尽头。作为护理人员,你应当怎样判断李大爷此时有哪些不适？应该采取哪些措施来减轻李大爷的痛苦,以帮助他舒适及有尊严地度过人生最后的阶段?

【实训目的】 ①消除对死亡的恐惧,理解死亡权利,体会临终老年人的状态。②熟悉生前预嘱的内容及法律相关要求。

【实训情景二】 死亡是永远无法回避的自然法则。通过对本章内容的学习,同学们对死亡有何看法？如果死亡即将来临,你最恐惧、担心、忧虑的又是什么？根据内心想法,结合所掌握的知识,给自己列一份生前预嘱单。先自我进行一次优死教育,感受临终老年人的心理。

(1)请学生模拟:假如被告知因癌症我还有3个月的时间就要离开这个世界,请列出我的生前预嘱及5个愿望。

(2)请学生现场分享自己的遗愿清单和内心感受。

【实训要点】 ①注意情景模拟的严肃性,注重维护他人隐私。②通过情景模拟,重新思考自己的人生目标和学习规划。

(田丽颖)

自测题

附 录

附表1　Katz 日常生活功能指数评价量表

项目	生活能力	分值
A. 进食	1. 用餐不需要帮助	2
	2. 需帮助备餐,能自己进餐	1
	3. 需帮助进食或经胃管、静脉给营养	0
B. 如厕(如厕大小便自如,便后能自洁及整理衣裤)	1. 无须帮助,或能借助辅助器具进出厕所	2
	2. 需帮助进出厕所、便后清洁或整理衣裤	1
	3. 不能自行进出厕所完成排泄过程	0
C. 更衣(取衣、穿衣、系扣、系带)	1. 能穿衣、脱衣,自己从衣橱里选衣服	2
	2. 仅需要帮助系鞋带	1
	3. 取衣、穿衣需要帮助	0
D. 控制大小便	1. 能完全控制	2
	2. 偶尔大小便失控	1
	3. 排尿、排便需要别人帮助,需要导尿管或大小便失禁	0
E. 移动(起床、卧床、从椅子上站立或坐下)	1. 自如(可以使用手杖等辅助器具)	2
	2. 需要帮助	1
	3. 不能起床	0
F. 沐浴(擦浴、盆浴或淋浴)	1. 独立完成	2
	2. 近期需要部分帮助	1
	3. 需要帮助(不能自行沐浴)	0

注:1. 此量表由 Katz 等人设计制定,用于评价老年人的基本自理能力,同时可用于评价慢性病的严重程度及治疗效果,也可用于预测某些疾病的发展。

2. 此量表将日常生活活动分为6个方面,即进食、如厕、更衣、控制大小便、移动和沐浴,以决定各项功能完成的独立程度。

3. 通过与被测者、照顾者交谈或被测者自填问卷,确定各项评分,计算总分。

4. 总分为 0~12 分,分值越高,表示被测者的日常生活活动能力越高。

附表2 Lawton 工具性日常生活活动能力量表

项目	生活能力	分值
A. 你能自己做饭吗?	1. 无须帮助	2
	2. 需要一些帮助	1
	3. 完全不能自己做饭	0
B. 你能自己做家务或勤杂工作吗?	1. 无须帮助	2
	2. 需要一些帮助	1
	3. 完全不能自己做家务	0
C. 你能自己服药吗?	1. 无须帮助(能准时服药,剂量准确)	2
	2. 需要一些帮助(别人帮助备药和/或提醒服药)	1
	3. 没有帮助完全不能自己服药	0
D. 你能去超过步行距离的地方吗?	1. 无须帮助	2
	2. 需要一些帮助	1
	3. 除非做特别安排,否则完全不能旅行	0
E. 你能去购物吗?	1. 无须帮助	2
	2. 需要一些帮助	1
	3. 完全不能自己出去购物	0
F. 你能打电话吗?	1. 无须帮助	2
	2. 需要一些帮助	1
	3. 完全不能自己打电话	0
G. 你能自己理财吗?	1. 无须帮助	2
	2. 需要一些帮助	1
	3. 完全不能自己理财	0

注:1. 此量表由美国 Lawton 等人设计制定,主要用于评定被测者的工具性日常生活活动能力。

2. 此量表将工具性日常生活活动分为7个方面。

3. 通过与被测者、照顾者等知情人的交谈或被测者自填问卷,确定各项评分,计算总分。

4. 总分为0~14分,分值越高,表示被测者工具性日常生活活动能力越高。

附表3 社会功能活动问卷(FAQ)

单位:分

项目	正常或从未做过,但能做	困难,但可单独完成或从未做过	需要帮助	完全依赖他人
1. 使用电话或手机	0	1	2	3
2. 整理家庭物品井井有条、不凌乱	0	1	2	3
3. 自行购物(如购买衣服、食品及家庭用品)	0	1	2	3
4. 参加需技巧性的游戏或活动(如打扑克牌、下棋、绘画、打麻将、摄影、练书法等)	0	1	2	3
5. 使用各种电器(如电视、空调、微波炉、电饭煲)	0	1	2	3
6. 准备和烧一顿饭菜(包括加工蔬菜、使用炉子、调味品用量恰当)	0	1	2	3
7. 关心和了解新鲜事物(国家大事或邻居中发生的重要事情)	0	1	2	3
8. 持续1 h以上注意力集中地看电视或小说,或听收音机,并能理解、评论或讨论其内容	0	1	2	3
9. 记得重要的时间点(如领退休金日期、按时服药、接送幼儿等)	0	1	2	3
10. 独自外出活动或走亲访友(指较远距离,如相当于公共车辆3站路的距离)	0	1	2	3
总分				

注:总分≤5分为正常;总分>5分表示被测者在家庭和社区中不可能独立。

附表4 汉密尔顿焦虑量表

项目	主要表现	评分
1. 焦虑心境	担心、担忧,感到最坏的事情将要发生,容易被激惹	
2. 紧张	紧张感,易疲劳,不能放松,情绪反应,易哭,颤抖,感到不安	
3. 害怕	害怕黑暗、陌生人、一人独处、动物、乘车、旅游及人多的场合	
4. 失眠	难以入睡,易醒,睡眠浅,多梦,夜惊,醒后感觉疲倦	
5. 认知功能	注意力不能集中,记忆力差	
6. 抑郁心境	丧失兴趣,对以往爱好的事物缺乏快感,忧郁	
7. 躯体性焦虑(肌肉系统)	肌肉酸痛,活动不灵活,肌肉和肢体抽动,牙齿打战,声音发抖	
8. 躯体性焦虑(感觉系统)	视物模糊,发冷、发热,软弱无力感,浑身刺痛	
9. 心血管系统症状	心动过速,心悸,胸痛,血管跳动感,昏倒感,心搏脱漏	
10. 呼吸系统症状	胸闷,窒息感,叹息,呼吸困难	
11. 胃肠道症状	吞咽困难,嗳气,消化不良(如进食后腹痛、腹胀、恶心、胃部饱胀感),肠鸣,腹泻,体重减轻,便秘	
12. 泌尿生殖系统症状	尿频,尿急,停经,性冷淡,早泄,阳痿	
13. 自主神经系统症状	口干,潮红,苍白,易出汗,紧张性头痛,毛发竖起	
14. 会谈时行为表现	(1)一般表现:紧张,不能松弛,忐忑不安,咬手指,紧握拳,面肌抽动,手发抖,皱眉,表情僵硬,肌张力高,叹息样呼吸,面色苍白 (2)生理表现:吞咽,频繁打嗝,安静时心率快,呼吸加快,腱反射亢进,震颤,瞳孔放大,眼睑跳动,易出汗,眼球突出	

注:1. 每项按0~4分计分。0分=无症状;1分=轻度;2分=中度,有肯定的症状但不影响生活和劳动;3分=重度,症状重且已影响生产和劳动,需要处理;4分=极重度,症状极重且严重影响生活。

2. 总分>29分为严重焦虑;总分>21分为明显焦虑;总分>14分为有肯定的焦虑;总分>7分为可能有焦虑;总分≤7分为没有焦虑。

3. 精神性焦虑因子分=(第1~6条与第14条分数之和)÷7;躯体性焦虑因子分=(第7~13条分数之和)÷7。

附表5　状态-特质焦虑问卷

指导语：下面列出的是一些人们常常用来描述他们自己的陈述，请阅读每一项陈述，然后在右边适当的圈上打钩，来表示你现在最恰当的感觉，也就是你此时此刻最恰当的感觉。没有对或错的回答，不要对任何一项陈述花太多的时间去考虑，但所给的回答应该是你现在最恰当的感觉。

项目	程度计分			
	完全没有	有些	中等程度	非常明显
1. 我感到心情平静*	①	②	③	④
2. 我感到安全*	①	②	③	④
3. 我是紧张的	①	②	③	④
4. 我感到紧张束缚	①	②	③	④
5. 我感到安逸*	①	②	③	④
6. 我感到烦乱	①	②	③	④
7. 我现在正在为可能发生的不幸而烦恼	①	②	③	④
8. 我感到满意*	①	②	③	④
9. 我感到害怕	①	②	③	④
10. 我感到舒适*	①	②	③	④
11. 我有自信心*	①	②	③	④
12. 我觉得神经过敏	①	②	③	④
13. 我极度紧张不安	①	②	③	④
14. 我优柔寡断	①	②	③	④
15. 我是轻松的*	①	②	③	④
16. 我感到心满意足*	①	②	③	④
17. 我是烦恼的	①	②	③	④
18. 我感到慌乱	①	②	③	④
19. 我感觉镇定*	①	②	③	④
20. 我感到愉快*	①	②	③	④

续附表5

项目	程度计分			
	完全没有	有些	中等程度	非常明显
21. 我感到愉快*	①	②	③	④
22. 我感到神经过敏和不安	①	②	③	④
23. 我感到自我满足*	①	②	③	④
24. 我希望能像别人那样高兴	①	②	③	④
25. 我感到我像衰竭一样	①	②	③	④
26. 我感到很宁静*	①	②	③	④
27. 我是平静的、冷静的和泰然自若的*	①	②	③	④
28. 我感到困难成堆,无法克服	①	②	③	④
29. 我过分忧虑一些无关紧要的事情	①	②	③	④
30. 我是高兴的*	①	②	③	④
31. 我的思想处于混乱状态	①	②	③	④
32. 我缺乏自信心	①	②	③	④
33. 我感到安全*	①	②	③	④
34. 我容易做出决定*	①	②	③	④
35. 我感到不合适	①	②	③	④
36. 我是满足的*	①	②	③	④
37. 一些不重要的思想总缠绕着我,并打扰我	①	②	③	④
38. 我产生的沮丧是如此强烈,以致我不能从思想中排除它们	①	②	③	④
39. 我是一个镇定的人*	①	②	③	④
40. 一想到当前的事情和利益,我就陷入紧张状态	①	②	③	④

注:1. *表示该项为反序计分。
　　2. 此表是由Spielberger等人编制的自我评价问卷,能直观地反映被测者的主观感受。
　　3. 该量表包括40个条目,第1~20条为状态焦虑分量表,评价状态焦虑;第21~40条为特质焦虑分量表,评价特质焦虑。
　　4. 每一个条目进行1~4级评分。由受测者根据自己的体验选择最合适的分值。凡正性情绪条目均为反序计分,分别计算状态焦虑分量表与特质焦虑分量表的累加分,最小值为20分,最大值为80分。分值越高,说明焦虑程度越严重。

附表6 汉密尔顿抑郁量表

项目	主要表现	评分
1. 抑郁情绪	①只在问到时才诉述。②在访谈中自发地表达。③不用语言也可以从表情、姿势、声音或欲哭中流露出这种情绪。④患者的自发言语和非语言表达(表情、动作)几乎完全表现为这种情绪	
2. 有罪感	①责备自己,感到自己连累了他人。②认为自己犯了罪,或反复思考以往的过失和错误。③认为目前的疾病是对自己错误的惩罚,或有罪恶妄想。④罪恶妄想伴有指责或威胁性幻觉	
3. 自杀	①觉得活着没有意义。②希望自己已经死去,或常想到与死有关的事。③消极观念(自杀念头)。④有严重自杀行为	
4. 入睡困难	①主诉入睡困难,上床半小时后仍不能入睡(要注意患者平时入睡的时间)。②主诉每晚均有入睡困难	
5. 睡眠不深	①睡眠浅,多噩梦。②半夜(晚上12时以前)曾醒来(不包括上厕所)	
6. 早醒	①有早醒,比平时早醒1 h,但能重新入睡(应排除平时的习惯)。②早醒后无法重新入睡	
7. 工作和兴趣	①提问时才诉说。②自发地直接或间接表达对活动、工作或学习失去兴趣,如感到无精打采、犹豫不决,不能坚持或需强迫自己去工作或劳动。③活动时间减少或成效下降,住院患者每日参加病房劳动或娱乐小于3 h。④因目前的疾病而停止工作,住院患者不参加任何活动或者没有他人帮助便不能完成病房日常事务(注意不能凡住院就打4分)	
8. 阻滞(指思维和言语中主动性减退)	①精神检查中发现轻度阻滞。②精神检查中发现明显阻滞。③精神检查进行困难。④完全不能回答问题(木僵)	
9. 激越	①检查时有些心神不定。②明显心神不定或小动作多。③不能静坐,检查中曾起立。④搓手、咬手指、扯头发、咬嘴唇	
10. 精神性焦虑	①问及时才诉说。②自发地表达。③表情和言谈流露出明显忧虑。④明显惊恐	
11. 躯体性焦虑(焦虑的生理症状,如口干、腹胀、腹泻、心悸、尿频等)	①轻度。②中度,有肯定的上述症状。③重度,上述症状严重,影响生活或需要处理。④严重影响生活和活动	
12. 胃肠道症状	①食欲减退,但不需他人鼓励便自行进食。②进食需他人催促或请求和需要应用泻药或助消化药	
13. 全身症状	①四肢、背部或颈部有沉重感,背痛,头痛,肌肉疼痛,全身乏力或疲倦。②症状明显	
14. 性症状(指性欲减退、月经紊乱)	①轻度。②重度。③不能肯定,或该项对被测者不适合(不计入总分)	
15. 疑病	①对身体过分关注。②反复考虑健康问题。③有疑病妄想。④伴幻觉的疑病妄想	
16. 体重减轻	①患者叙述可能有体重减轻(或1周内体重减轻超过0.5 kg)。②肯定体重减轻(或1周内体重减轻超过1 kg)	

续附表6

项目	主要表现	评分
17.自知力	①知道自己有病,表现为抑郁。②知道自己有病,但归咎于伙食太差、环境问题、工作过忙、病毒感染或需要休息。③完全否认有病	
18.日夜变化	(如果症状在早晨或傍晚加重,先指出是哪一种,然后按其变化程度评分)①轻度变化:晨1分,晚1分。②重度变化:晨2分,晚2分	
19.人格解体	①问及时才诉说。②自发诉说。③有虚无妄想。④伴幻觉的虚无妄想	
20.偏执症状	①有猜疑。②有牵连观念。③有关系妄想或被害妄想。④伴有幻觉的关系妄想或被害妄想	
21.强迫症状	①问及时才诉说。②自发诉说	
22.能力减退感	①仅于提问时方引出主观体验。②患者主动表示有能力减退感。③需鼓励、指导和安慰才能完成病室日常事务或个人卫生。④穿衣、梳洗、进食、铺床、个人卫生均需他人协助	
23.绝望感	①有时怀疑"情况是否会好转",但解释后能接受。②持续感到"没有希望",但解释后能接受。③对未来感到灰心、悲观和失望,解释后不能接受。④自动地反复诉说"我的病好不了"等	
24.自卑感	①仅在询问时诉说有自卑感(我不如他人)。②自动地诉说有自卑感。③主动诉说"我一无是处"或"低人一等",与选项"自动地诉说有自卑感"相比,程度重一些。④自卑感达到妄想的程度,有时称自己是"废物"等	

注:1.序号与分数对应,如选择序号②的主要表现,则评为2分;如个体没有序号中描述的表现,则评为0分。

2.大部分项目采用0~4分的5级评分法:0分为无;1分为轻度;2分为中度;3分为重度;4分为极重度。

3.少数项目采用0~2分的3级评分法:0分为无;1分为轻至中度,2分为重度。

附表7 老年抑郁量表

问题	回答"是"或"否"
1. 你对生活基本上满意吗?*	
2. 你是否已放弃了许多活动和兴趣?	
3. 你是否觉得生活空虚?	
4. 你是否感到厌倦?	
5. 你觉得未来有希望吗?*	
6. 你是否因为脑子里一些想法摆脱不掉而烦恼?	
7. 你是否大部分时间精力充沛?*	
8. 你是否害怕会有不幸的事落到你头上?	
9. 你是否大部分时间感到幸福?*	
10. 你是否感到孤立无援?	
11. 你是否经常坐立不安、心烦意乱?	
12. 你是否愿意待在家里不愿去做些新鲜事?	
13. 你是否常常担心将来?	
14. 你是否觉得记忆力比以前差?	
15. 你觉得现在活着很惬意吗?*	
16. 你是否感到心情沉重、郁闷?	
17. 你是否觉得像现在这样活着毫无意义?	
18. 你是否总为过去的事忧愁?	
19. 你觉得生活很令人兴奋吗?*	
20. 你开始一件新的工作很困难吗?	
21. 你觉得生活充满活力吗?*	
22. 你是否觉得你的处境已毫无希望?	
23. 你是否觉得大多数人都比你强得多?	
24. 你是否常为一些小事伤心?	
25. 你是否常觉得想哭?	
26. 你集中精力有困难吗?	
27. 你早晨起来很快活吗?*	
28. 你希望避开聚会吗?	
29. 你做决定很容易吗?*	
30. 你的头脑像往常一样清晰吗?*	

注:1. 每项条目要求被测者回答"是"或"否",其中 * 表示该条目为反序计分(回答"否"表示存在抑郁)。每项表示抑郁的回答得1分。

2. 总分0~10分为正常;11~20分为轻度抑郁;21~30分为中重度抑郁。

附表8 中文版简易智力状态检查量表

问题	正确	错误
1.今年是哪一年?	1	5
2.现在是什么季节?	1	5
3.今天是几号?	1	5
4.今天是星期几?	1	5
5.现在是几月份?	1	5
6.现在我们在哪里?	1	5
7.你住在什么区(县)?	1	5
8.你住在什么街道?	1	5
9.我们现在在几楼?	1	5
10.这里是什么地方?	1	5

11.现在我要说3种物品的名称,在我讲完之后请你复述一遍(请仔细说清楚,每一种物品1 s):"皮球""国旗""树木"。请你把这3种物品说一遍(以第一次答案计分)

	正确	错误	拒绝回答
皮球	1	5	9
国旗	1	5	9
树木	1	5	9

12.现在请你从100减去7,然后将所得的数目再减去7,如此一直计算,把每个答案告诉我,直到我说"停"为止(若错了,但以下答案都是对的,只记一次错误)

	正确	错误	说不会做	其他原因不做
100-7	1	5	7	9
93-7	1	5	7	9
86-7	1	5	7	9
79-7	1	5	7	9
72-7	1	5	7	9

13.刚才我让你记住的3种物品是什么?

	正确	错误	说不会做	拒绝回答
皮球	1	5	7	9
国旗	1	5	7	9
树木	1	5	7	9

14.请问这是什么(评估者手指手表)?

	正确	错误	拒绝回答
手表	1	5	9

续附表8

请问这是什么(评估者手指铅笔)？			
	正确	错误	拒绝回答
铅笔	1	5	9

15. 现在我说句话,请你清楚地复述一遍。"四十四只石狮子"(只说一遍,咬字清楚计1分)				
	正确	错误	说不会做	拒绝回答
四十四只石狮子	1	5	7	9

16. 请按照卡片上的要求做(评估者把写有"闭上你的眼睛"的卡片交给被测者)					
	有	没有	说不会做	拒绝	文盲
闭眼睛	1	5	7	9	8

17. 请右手拿纸,再用双手把纸对折,然后把纸放在大腿上				
	正确	错误	说不会做	拒绝
用右手拿纸	1	5	7	9
把纸对折	1	5	7	9
放在大腿上	1	5	7	9

18. 请你说一句完整的有意义的句子(句子必须有主语、动词)				
所述句子	句子合乎标准	句子不合乎标准	不会做	拒绝
	1	5	7	9

19. 照这张图把它画出来				
	正确	错误	说不会做	拒绝
	1	5	7	9

注：1. 回答或操作正确得1分,错误得5分,说不会做得7分,拒绝得9分。全部正确总分为30分。

2. 根据总分评判被测者的认知功能应结合其受教育情况,划分为：未受教育者17分,教育年限≤6年者20分；教育年限>6年者24分；低于分界值的表示有认知功能缺陷。

附表9 简易操作智力状态问卷

问题	注意事项	对或错
1. 今天是几号？	年、月、日都对才算正确	
2. 今天是星期几？	星期对才算正确	
3. 这是什么地方？	对所在地有任何的描述都算正确：说"我的家"或正确说出城镇、医院、机构的名称都算正确	
4-1. 你的电话号码是多少？	确认号码无误即算正确；或在会谈时，能在两次间隔较长时间内重复相同的号码即算正确	
4-2. 你住在什么地方？	如没有电话才问此问题	
5. 你几岁了？	年龄与出生年、月、日符合才算正确	
6. 你的出生年、月、日是多少？	年、月、日都对才算正确	
7. 现任国家主席是谁？	姓氏正确	
8. 前任国家主席是谁？	姓氏正确	
9. 你的孩子叫什么名字？	不需要特别证实，只需要说出一个与自己不同的名字	
10. 从20减3开始，一直减3减下去	其间如出现任何错误或无法继续进行即算错误	

注：1. 需结合被测者的教育背景做出判断。

2. 错0~2题为认知功能完整；错3~4题为轻度认知功能损害；错5~7题为中度认知功能损害；错8~10题为重度认知功能损害。

附表10 老年人居家环境安全评估要素

居家环境		评估要素
一般居室	光线	是否充足？
	温度	是否适宜？
	地面	是否平整、干燥、无障碍物？
	地毯	是否平整、不滑动？
	家具	放置是否稳固、固定有序，有无障碍通道？
	床	高度是否在老年人膝盖下，与其小腿长度基本相等？
	电线	安置如何？是否远离火源、热源？
	取暖设备	设置是否妥善？
	电话	紧急电话号码是否放在易见、易取的地方？
厨房	地板	有无防滑措施？
	燃气	"开""关"的按钮标志是否醒目？
浴室	浴室门	门锁是否内外均可打开？
	地板	有无防滑措施？
	便器	高低是否合适？有无扶手？
	浴盆	高度是否合适？盆底是否垫防滑胶毡？
楼梯	光线	是否充足？
	台阶	是否平整、无破损？高度是否合适？台阶之间色彩差异是否明显？
	扶手	有无扶手？

附表 11　APGAR 家庭功能评估表

项目	经常	有时	很少
1. 当我遇到困难时,可以从家人处得到满意的帮助 补充说明:	☐	☐	☐
2. 我很满意家人与我讨论各种事情及分担问题的方式 补充说明:	☐	☐	☐
3. 当我希望从事新的活动或发展时,家人能接受并给予支持 补充说明:	☐	☐	☐
4. 我很满意家人向我表达情感的方式及对我愤怒、悲伤等情绪的反应 补充说明:	☐	☐	☐
5. 我很满意家人与我共度美好时光的方式 补充说明:	☐	☐	☐

注:1. "经常"得 2 分;"有时"得 1 分;"很少"得 0 分。

2. 总分在 7~10 分,表示家庭功能无障碍;4~6 分,表示家庭功能中度障碍;0~3 分,表示重度家庭功能不足。

附表12　生活满意度指数 A

指导语:下面的一些陈述涉及人们对生活的不同感受。请阅读下列每一个问题的陈述,如果你同意该观点,就请在"同意"下面画"√";如果你不同意该观点,请在"不同意"下面画"√";如果无法肯定是否同意,则在"?"下面画"√"。请务必回答每一个问题。

项目	同意	?	不同意
1. 当我老了以后,发现事情似乎比原来想象得要好			
2. 与我所认识的多数人相比,我更好地把握了生活的机遇*			
3. 现在是我一生中最沉闷的时期			
4. 我现在和年轻时一样幸福*			
5. 我的生活原本应该更好			
6. 现在是我一生中最美好的时光*			
7. 我所做的事情多半是令人厌烦和单调乏味的			
8. 我估计最近能遇到一些有趣的和令人愉快的事情			
9. 我现在做的事和以前做的事一样有趣*			
10. 我感到老了,有些累了			
11. 我感到自己确实上了年纪,但我并不为此而烦恼			
12. 回首往事,我特别满足			
13. 即使能改变自己的过去,我也不愿有所改变*			
14. 与其他同龄人相比,我曾做出较多愚蠢的决定			
15. 与其他同龄人相比,我外表比较年轻			
16. 我已经为1个月甚至1年后该做的事制订了计划*			
17. 回首往事,我有许多想得到的东西未得到*			
18. 与其他人相比,我惨遭失败的次数太多了			
19. 我在生活中得到了特别多我所期望的东西*			
20. 不管人们怎么说,许多普通人是越过越糟,而不是越过越好			

注:1. "同意"得2分;"?"得1分;"不同意"得0分。

2. 总分为0(满意度最低)~20分(满意度最高)。

3. *表示该项为反序计分。

附表13 纽芬兰纪念大学幸福度量表

指导语：在最近几个月里，你是否有以下感受？如果有，请回答"是"；如果没有，请回答"否"。

项目	是	否	不知道	备注
1. 满意到极点				PA
2. 情绪很好				PA
3. 对生活特别满意				PA
4. 很幸运				PA
5. 烦恼				NA
6. 非常孤独或与人疏远				NA
7. 忧郁或非常不愉快				NA
8. 担心，因为不知道将来会发生什么情况				NA
9. 感到生活处境变得艰苦				NA
10. 一般来说，生活处境变得使我感到满意				PA
11. 这是我一生中最难受的时期				NE
12. 我像年轻时一样高兴				PE
13. 我所做的大多数事情都令人厌烦或单调				NE
14. 我所做的事情像以前一样使我感兴趣				PE
15. 当回顾我的一生时，我感到特别满意				PE
16. 随着年龄的增加，一切事情更加糟糕				NE
17. 感到孤独				NE
18. 今年一些事情令我烦恼				NE
19. 如果你能到你想去的地方去，你愿意到那儿去住吗？				PE
20. 有时我感到活着没意思				NE
21. 我现在像我年轻时一样高兴				PE
22. 大多数时候我感到生活是艰苦的				NE
23. 你对你当前的生活满意吗？				PE
24. 我的健康状况和我的同龄人相同甚至还好些				PE

注：1. 对每项答"是"，计2分；答"不知道"，计1分；答"否"计0分。第19项答"现在住地"，计2分；答"别的住地"，计0分。第23项答"满意"，计2分；答"不满意"，计0分。

2. PA 为正性情感；NA 为负性情感；PE 为一般正性体验；NE 为一般负性体验。

3. 总分=PA-NA+PE-NE，得分范围为-24～24分。为了便于计算，加上常数24，得分范围为0～48分。

附表14　老年人生活质量评定表

	项目		得分
身体健康	1. 疾病症状	(1) 无明显病痛	3
		(2) 间或有病痛	2
		(3) 经常有病痛	1
	2. 慢性病	(1) 无重要慢性病	3
		(2) 有,但不影响生活	2
		(3) 有,影响生活	1
	3. 畸形、残疾	(1) 无	3
		(2) 有(轻、中度驼背),不影响生活	2
		(3) 畸形或因病致残,丧失部分生活能力	1
	4. 日常生活活动能力	(1) 能适当劳动、爬山、参加体育活动,生活完全自理	3
		(2) 做饭、管理钱财、料理家务、上楼、外出坐车等有时需人帮助	2
		(3) 丧失独立生活能力	1
	本项合计得分		
心理健康	5. 情绪、性格	(1) 情绪稳定,性格开朗,生活满足	3
		(2) 有时易激动、紧张、忧郁	2
		(3) 经常忧郁、焦虑、压抑、情绪消沉	1
	6. 智力	(1) 思维能力、注意力、记忆力都较好	3
		(2) 智力有些下降,注意力不集中,遇事易忘,但不影响生活	2
		(3) 智力明显下降,说话无重点,思路不清晰,健忘,呆板	1
	7. 生活满意度	(1) 夫妻、子女、生活条件、医疗保障、人际关系等都基本满意	3
		(2) 某些方面不够满意	2
		(3) 生活满意度差,到处看不惯,自感孤独苦闷	1
	本项合计得分		
社会适应	8. 人际关系	(1) 夫妻、子女、亲戚朋友之间关系融洽	3
		(2) 某些方面虽有矛盾,仍互相往来,相处尚可	2
		(3) 家庭矛盾多,亲朋往来少,孤独	1
	9. 社会活动	(1) 积极参加社会活动,在社团中任职,关心国家、集体大事	3
		(2) 经常参加社会活动,有社会交往	2
		(3) 不参加社会活动,生活孤独	1
	本项合计得分		

续附表 14

	项目		得分
环境适应	10.生活方式	(1)生活方式合理,无烟、酒嗜好	3
		(2)生活方式基本合理,已戒烟,酒不过量	2
		(3)生活无规律,嗜烟、酗酒	1
	11.环境条件	(1)居住环境、经济收入、医疗保障较好,社会服务日臻完善	3
		(2)居住环境不尽如人意,有基本生活保障	2
		(3)住房、经济收入、医疗费用等造成生活困难	1
	本项合计得分		
共计得分			

注:1.第一项"身体健康"的判断标准,12分为优良,8~11分为良好,5~7分为较差,4分为差。第二项"心理健康"的判断标准,9分为优良,6~8分为良好,4~5分为较差,3分为差。第三项"社会适应"的判断标准,6分为优良,4~5分为良好,3分为较差,2分为差。第四项"环境适应"的判断标准,6分为优良,4~5分为良好,3分为较差,2分为差。

2.以上各项相加即为总分。总分在30~33分者,说明生活质量良好,应继续采取原有的合理的生活方式,积极防治心脑血管疾病和癌症,力争健康长寿;总分在20~29分者,说明生活质量处于中等水平,应进一步检查自己的生活方式是否合理,自我保健措施是否有力,是否做到戒烟、少酒,是否每日坚持适当的体育锻炼,是否注意情绪的调整,对慢性病是否遵医嘱坚持治疗等,以及时发现问题并予以纠正和改善,不断提高生活质量;总分在11~19分者,说明生活质量差,应争取保持或恢复生活自理功能,提高生活质量,延长寿命。

参考文献

[1] 葛均波,徐永健.内科学[M].8版.北京:人民卫生出版社,2013.

[2] 郝伟,陆林.精神病学[M].8版.北京:人民卫生出版社,2018.

[3] 化前珍,胡秀英.老年护理学[M].4版.北京:人民卫生出版社,2017.

[4] 黄健,张旭.中国泌尿外科和男科疾病诊断治疗指南(2022版)[M].北京:科学出版社,2022.

[5] 李乐之,路潜.外科护理学[M].6版.北京:人民卫生出版社,2017.

[6] 李小寒,尚少梅.基础护理学[M].6版.北京:人民卫生出版社,2017.

[7] 孙玉梅,张立力,张彩虹.健康评估[M].5版.北京:人民卫生出版社,2021.

[8] 孙铮,张静,宋润珞.老年护理学[M].郑州:郑州大学出版社,2017

[9] 杨宝峰,陈建国.药理学[M].9版.北京:人民卫生出版社,2018.

[10] 尤黎明,吴瑛.内科护理学[M].6版.北京:人民卫生出版社,2017.

[11] 张雪霞,初晓艺.现代老年护理技术[M].北京:中国医药科技出版社,2019.

[12] 中国营养学会.中国居民膳食指南(2022)[M].北京:人民卫生出版社,2022.

[13] 邓慧芳,颜文贞.国内外临终关怀研究进展及启示[J].全科护理,2017,15(13):1555-1558.

[14] 冯梅,陈杰,喻思红,等.急诊科开展临终关怀面临的挑战与对策[J].护士进修杂志,2022,37(6):529-533.

[15] 付洋,吴美璇,马俊玲,等.基于CiteSpace的中国养老护理人才领域研究热点探析[J].中国医学伦理学,2021,34(12):1581-1585.

[16] 国家心血管病中心,国家基本公共卫生服务项目基层高血压管理办公室,国家基层高血压管理专家委员会.国家基层高血压防治管理指南2020版[J].中国循环杂志,2021,36(3):209-220.

[17] 郝彬,杨蓓,刘义兰,等.国内外养老模式研究现状[J].护理研究,2019,33(20):3530-3534.

[18] 黄丹丹,刘伟.我国老年专科护士发展现状[J].护理研究,2019,33(2):278-281.

[19] 李思思,韩世范,朱瑞芳,等.美国养老服务研究热点的可视化分析[J].护理研究,2019,33(10):1686-1691.

[20] 李玉芝,高洁,徐素芝,等.国内外老年护理人才体系培养现状[J].河北医药,2020,42(7):1079-1082,1087.

[21] 刘丽嫔,陈志喜,张嘉丽.美国长期护理保险的发展经验、制度特点及其对我国的启示[J].卫生软科学,2019,33(6):63-67.

[22] 刘倩汝,王梦娜,耿力.我国医养结合养老背景下老年康复护理模式研究进展[J].护理学杂志,2022,37(5):20-23.

[23] 刘尚昕,李佳蔚,周白俞,等.中国健康老年人标准评估指标体系的构建[J].中华老年医学杂志,2022,41(6):725-730.

[24] 刘宇.美国老年护理发展状况及对我国的启示[J].中国护理管理,2016,16(8):1022-1024,1025.

[25] 刘宗壮,井力加,王鑫,等.我国长期护理保险评估体系存在的问题及发展对策[J].医学与社会,2022,35(6):101-105.

[26] 罗琦,王安琪,陈红,等.美、英、日、澳居家养老服务发展概况及启示[J].卫生软科学,2020,34(6):91-96.

[27] 马丽娜.老年衰弱综合征的发病机制[J].中华老年医学杂志,2021,40(3):379-382.

[28] 彭爱霞,卢庆晖,罗秋婷,等.基于《孝经》的"课程思政"在中职老年护理教学中的实践[J].中华护理教育,2020,17(7):625-629.

[29] 任汝静,殷鹏,王志会,等.中国阿尔茨海默病报告2021[J].诊断学理论与实践,2021,20(4):317-337.

[30] 孙燕霞,俞海萍.老年长期护理服务研究现状[J].护理研究,2021,35(12):2176-2180.

[31] 谢立黎,郝小峰,韩文婷.老年照护服务供给模式国际比较与启示[J].中国卫生政策研究,2020,13(4):31-37.

[32] 徐昊楠,鸠野洋子,王德文,等.日本老年护理人才培养现状及启示[J].中华护理教育,2020,17(5):477-480.

[33] 徐志芳,周涛,彭蓓,等.服务性学习在高职《老年护理》实践教学中的应用[J].中国护理管理,2019,19(7):1035-1039.

[34] 闫勇,赵彦丽.发达国家老年长期护理人才队伍建设与启示[J].卫生经济研究,2022,39(1):69-72,77.

[35] 原彰,廖韵婷,李建国.我国长期护理保险典型发展模式研究[J].卫生软科学,2020,34(4):60-64.

[36] 岳兆峰,胡晓燕,查富芹,等.反馈互动教学联合思维导图在《老年护理学》教学中的应用[J].护理实践与研究,2019,16(18):134-136.

[37] 中国老年医学学会高血压分会,国家老年疾病临床医学研究中心中国老年心血管病防治联盟.中国老年高血压管理指南2019[J].中国心血管杂志,2019,24(1):1-23.

[38] 中华医学会,中华医学会杂志社,中华医学会全科医学分会,等.冠心病心脏康复基层指南(2020年)[J].中华全科医师杂志,2021,20(2):150-165.

[39] 中华医学会骨科学分会关节外科学组,中国医师协会骨科医师分会骨关节炎学组,国家老年疾病临床医学研究中心(湘雅医院),等.中国骨关节炎诊疗指南(2021年版)[J].中华骨科杂志,2021,41(18):1291-1314.

[40] 中华医学会呼吸病学分会慢性阻塞性肺疾病学组,中国医师协会呼吸医师分会慢性阻塞性肺疾病工作委员会.慢性阻塞性肺疾病诊治指南(2021年修订版)[J].中华结核和呼吸杂志,2021,44(3):170-205.

[41] 中华医学会神经病学分会帕金森病及运动障碍学组,中国医师协会神经内科医师分会帕金森病及运动障碍学组.中国帕金森病治疗指南(第四版)[J].中华神经科杂志,2020,53(12):973-986.

[42] ELIOPOULOS C. Gerontological nursing[M]. 8th edition. Philadelphia: Lippincott Williams & Wilkins,2014.

[43] MORISKY D E, ANG A, KROUSE-WOOD M, et al. Predictive validity of a medication adherence measure in an outpatient setting[J]. J Clin Hypertens(Greenwich),2008,10(5):348-354.